总主编　邵湘宁　何清湖

湖湘当代名医医案精华第一辑

王行宽医案精华

主编　范金茹

副主编　陈彤　游柏稳　刘建和

编委　范金茹　陈彤　游柏稳　刘建和
石好　刘剑勇　高晓峰　李金洋　胡羽萌

人民卫生出版社

U0392091

图书在版编目(CIP)数据

王行宽医案精华/范金茹主编. —北京:人民卫生出版社,
2014

(湖湘当代名医医案精华. 第1辑)

ISBN 978-7-117-18610-0

Ⅰ. ①王… Ⅱ. ①范… Ⅲ. ①医案-汇编-中国-现代
Ⅳ. ①R249.7

中国版本图书馆 CIP 数据核字(2014)第 010048 号

人卫社官网	www. pmph. com	出版物查询,在线购书
人卫医学网	www. ipmph. com	医学考试辅导,医学数据库服务,医学教育资源,大众健康资讯

版权所有,侵权必究!

湖湘当代名医医案精华(第一辑)
王行宽医案精华

主　　编:范金茹
出版发行:人民卫生出版社(中继线 010-59780011)
地　　址:北京市朝阳区潘家园南里 19 号
邮　　编:100021
E - mail: pmph @ pmph. com
购书热线:010-59787592　010-59787584　010-65264830
印　　刷:北京铭成印刷有限公司
经　　销:新华书店
开　　本:710×1000　1/16　**印张:**13
字　　数:240 千字
版　　次:2014 年 2 月第 1 版　2015 年 7 月第 1 版第 2 次印刷
标准书号:ISBN 978-7-117-18610-0/R・18611
定　　价:30.00 元

打击盗版举报电话:010-59787491　E-mail:WQ @ pmph. com
(凡属印装质量问题请与本社市场营销中心联系退换)

《湖湘当代名医医案精华》

丛书编委会

总 主 编　邵湘宁　何清湖

副总主编　李国忠　易法银　周　慎　毛泽禾

编　　委（按姓氏笔画排序）

卜献春　万贤明　王　超　王贤文　匡继林　朱文芳
朱明芳　乔　江　乔玉山　刘百祥　刘朝圣　孙绍卫
孙绍裘　阳春林　李　旭　李　志　李　炜　李　点
李东芳　李振光　杨文洲　肖　燕　肖文明　吴利龙
沈智理　宋原敏　张　健　张　潋　张祥福　陈栋材
范伏元　范金茹　罗红云　周　青　周利峰　周景灏
胡方林　聂　伟　席建元　谈珍瑜　黄立中　彭　巍
彭长文　彭筱平　舒　兰　谢　军　谢文军　雷　波
蔡铁如　廖怀章　熊小冬　潘　博

学术秘书　刘朝圣　阳春林

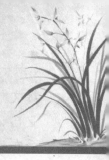

序

在中医学的发展长河中，湖湘中医秉承湖湘文化之精神底蕴，心忧天下疾，敢为杏林先，治病救人，著书遗说，谱写了湖湘中医的光辉历史篇章。据《湘医源流论》初步统计，除马王堆出土的14种医书外，湖湘医家通计著述达480部之多，内容涉及医经、伤寒、金匮、温病、诊法、本草、方剂、针灸、内科、外科、妇科、儿科、眼科、喉科、医史、医案、医话、养生等诸方面，涉猎之广泛，议论之精辟，见解之独到，令人瞩目。传承至以湖南"五老"而名扬全国的李聪甫、谭日强、欧阳锜、刘炳凡、夏度衡时代，更是开创了湖湘中学的新辉煌。

时至今日，湖湘中医人才辈出，业已形成了新一代医学湘军的强大阵容。尤其是一批优秀的湖湘名老中医，医术精湛，医德高尚，正引领着湖湘中医发展的潮流，构建着湖湘中医的新标杆。在国家遴选的第一、二、三、四、五批全国老中医药专家学术经验继承工作指导老师中，湖南共有96人次入选。湖南省也分别于1999年、2007年两次评选出"湖南省名中医"78人。这一批湖湘名老中医，其学术思想和临证经验，是湖湘中医发展的宝贵财富，理应得到继承，发扬光大。

收集整理当代湖湘名医的医案精华，并将它们编辑出版，无疑是一件非常有意义的事。湖南省中医药管理局自2011年起，就列出专项经费，委托湖南中医药大学牵头，编印《湖湘当代名医医案精华》系列丛书。

名老中医代表着当前中医学术和临床发展的最高水平，是当代中医药学术发展的杰出代表，他们的学术思想和临证经验是中医药学术特点、理论特质的集中体现，与浩如烟海的中医古籍文献相比，它更加鲜活，更具可视性。而中医药学术发展史业已证明，中医学术思想和临证经验主要是通过一代又一代中医在读书、临证、实践中不断继承、不断创新而发展的，所以历代名医的学术思想和临证经验，形成了中医药学的重要组成部分。

通过设定准入条件，自愿申报，《湖湘当代名医医案精华》编辑委员会在全省遴选了50位名医立项研究。其中湖湘名医入选标准是：①湖湘中医"五老"；②国家遴选的湘籍第一至四批全国老中医药专家学术经验继承工作指导老师；③湖南省第一、二批"省名中医"；④湖南省"农村名中医"。

本次名医医案整理，每册医案由名医传记和医案精选两部分组成。名医传记主要介绍名医的成才之路及学术思想、临证经验。医案精选真实记录名医的临证医案，有比较完整的病历资料，有清晰的辨证思路和理、法、方、药诊疗步骤；系名医的临证精华，体现了名老中医的诊断和治疗特色，每则医案均有名医亲自点评或编者点评。

经过两年多的收集整理，《湖湘当代名医医案精华》第一辑（10本）即将由人民卫生出版社付梓出版。我们欣喜地看到，在第一批付梓出版的名医医案中，内、外、妇、儿、五官、皮肤各科内容都有涉及，内容广泛；既有国家级名中医，也有省级名中医，还有农村名中医，名医具有代表性；医案内容翔实，理、法、方、药俱备，点评精当，很有启发性，便于读者学习借鉴。我们坚信，这套丛书的出版，将为湖南中医药事业的发展带来积极影响。

《湖湘当代名医医案精华》的收集整理、出版发行，得到了湖南省人民政府和国家中医药管理局的高度重视和支持，湖南省财政厅、湖南中医药大学在经费、管理等方面也给予了大力帮助，在此，对一直关心、关注、支持本套丛书的各位领导、专家一并表示诚挚的感谢。这些医案选粹，更是当代湖湘名医及其弟子智慧和心血的结晶，对他们的辛勤劳动和无私奉献致以崇高的敬意,也希望本套丛书的编印能为推动湖湘中医的更快发展做出新的贡献。

湖南省中医药管理局局长　邵湘宁

湖南中医药大学副校长　何清湖

2013 年 12 月

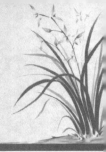

前　言

　　王行宽教授为全国老中医学术经验继承指导老师,全国名老中医传承工作室专家,湖南省名中医,湖南中医药大学第一附属医院首届终身教授,博士研究生导师,主任医师。我等分别为第二、三、四、五批全国老中医药专家王行宽学术经验继承人,有幸师从其门下,侍诊左右,抄录医案无数,今撷取其中200余案编辑成书,其内容遍及内、妇、男、五官、皮肤诸科,尤重内科,按肺系病、心系病、脑系病、脾胃肝胆病、肾系病、气血津液病、肢体经络病等分类,涉猎百余种病证。案虽几百,但案案凸显老师"杂病治肝、多脏调燮、综合治理"的学术思想和"善用经方、不乏验方、用药平和、易于效仿"的学术特点。叹吾辈才疏学浅,不能尽释我师遣方用药之玄机,冀读者阅后有所顿悟,并解其奥秘,正如王师所言:神而明之,存乎其人。

范金茹

2013 年 12 月

目 录

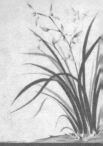

名医传记

医案精选

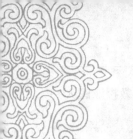
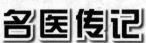
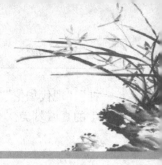

名医传记

一、医家小传

王行宽,男,江苏省镇江市人,汉族,中国共产党党员。1939年3月1日出生。1965年6月由南京中医学院医疗系6年制本科毕业后,分配到湖南中医学院第一附属医院工作至今。现任湖南中医药大学第一附属医院内科教授、主任医师、博士研究生导师,内科学术带头人。全国第二、三、四、五批老中医药专家学术经验继承指导老师。1997年获国务院颁发享受政府特殊津贴。1999年被湖南省人事厅和卫生厅评为湖南省名中医。2010年被聘为湖湘名医俱乐部首批成员,且被收录于湖南科学技术出版社出版的《当代湖湘名医》中。2011年成为全国名老中医药专家传承工作室专家。2012年被聘为湖南中医药大学第一附属医院终身教授。曾任湖南中医学院第一附属医院门诊部主任、急诊科主任、大内科及内科教研室主任、业务副院长等职务。其社会兼职曾为湖南省中医药学会内科专业委员会副主任委员、湖南省中医药学会资深委员、湖南省中医药高级职称评选委员会评委、中华中医药学会急诊分会委员、中华中医药学会全国脾胃病急诊协作组成员、中华中医药学会内科分会委员、中华中医药学会科学会科学技术奖评审委员会专家、国家药品监督管理局药品评审委员会专家等。耕耘杏林50余载,精于心脑系、脾胃系及疑难杂症诊治。德艺双馨,闻名遐迩。

王行宽教授在繁忙的诊疗工作之余,不忘撰文著书,已发表学术论文近60余篇、著作9部,主持厅级以上科研课题6项,获湖南省科技进步奖二等奖等4项。王教授先后培养了硕士、博士研究生30余名;为全国第二批、第三批、第四批、第五批老中医药专家经验继承指导老师,全国优秀中医临床人才培养项目指导老师,并荣获国家中医药管理局颁发的"优秀指导老师荣誉证书"。获林宗扬医学教育奖。被湖南省教育工会评为"医德标兵"。多次被评为大学、医院的优秀共产党员,先进工作者。

年已74岁的王教授,虽然已到了颐养天年之时,但仍坚持每周5天门诊,诊务繁忙。在王行宽教授的诊室里,映入眼帘的是挂满墙壁的字画,如"医神"、"现代华佗""行善孚人望,宽宏德益彰"等,字里画间就是对王教授业医人生的真诚赞美。

学 术 精 华

1. 学术思想

"杂病治肝,多脏调燮,综合治理"的学术思想是王行宽教授在继承发扬孟河医派并吸取湖湘医派特色的基础上提出的,其学术思想的理论源于《灵枢》、《素问》,发扬于后世各大医家,其中受丁甘仁的教诲影响最大。肝主疏泄,司血道,与其他脏器最为关切。如肝用过旺可以下竭肾水,上冒为眩晕,母病及子,累及于心,横克脾胃,厥气上逆木叩金鸣等。肝属风木在五行中序列为三,"三生万物"、"三而成天,三而成地,三而成人",风木应春时,木气条达则状若阳春三月万物俱生,欣欣向荣,生机盎然;情志中以郁怒为常见,此又为肝水所独主,故诸多身心疾病中调畅情志尤为重要,故提出"杂病治肝"。如《丁甘仁医案续编·胃脘痛》列举 12 例医案,竟有 11 例分别提出"和肝胃"、"平肝理气"、"柔肝运脾"等治法。在其《胸痹》案例中提出了胸痹多因"厥气上逆"、"肝气怫郁"、"肝气上逆"、"厥气升腾"等而致;在《丁甘仁医案续编·咳嗽》案例中又强调许多久咳常因"水亏不能涵木,木叩金鸣","气郁化火、上迫于肺、肺失清肃、肝升太过","木火犯肺"所致等。均指出肝木失疏成为诸多内伤杂病重要的病因病机之一。

"多脏调燮"充分体现了中医学说的整体性,人体脏腑、表里之间相生相克,表里相合,气血阴阳,相互化生,相互消长,"见肝之病,知肝传脾,当先实脾",一脏一腑既病必然会罹及其他相关脏腑,故治病绝不能仅仅囿于一脏一腑,常须"多脏调燮"、"综合治理"。其内涵不仅包括"隔脏治疗",还寓有标本、虚实、寒热兼治,外治内治结合;饮食、寒温、情志的调养等,充分体现中医"天人相应"、"脏腑相关"、"整体一统" 学说。

2. 临证经验

王行宽教授推崇从肝论治杂病,创杂病治肝验方近十首,如:

(1)宁心定悸汤:由白参 8g,麦冬 15g,五味子 5g,柴胡 10g,黄芩 10g,枳实 10g,竹茹 10g,陈皮 10g,茯苓 15g,法半夏 10g,丹参 10g,郁金 10g,全栝楼 10g,炙远志 6g,紫石英 15g,炙甘草 10g 组成,能补气豁痰化瘀,疏肝解郁安神,适用于多种心律失常,属气阴两虚,痰热内蕴证。症见心悸气短,神疲乏力,胸闷胀满,纳呆,口苦口干,夜寐不安。舌淡黯红,苔薄,脉弦细或参伍不调等。

(2)百合安神汤,由百合 30g,生地黄 15g,知母 10g,炒酸枣仁 15g,川芎 10g,茯神 10g,柴胡 10g,黄芩 10g,陈皮 10g,法半夏 10g,五味子 5g,龙齿

15g,煅牡蛎20g,石菖蒲6g,炙远志6g,炙甘草5g组成。功效安神、静魂、定魄,用于心肺气阴两虚,肝胆疏泄失常,痰热内扰之不寐、脏躁、郁证(更年期综合征、神经官能症)。症见夜寐艰难,心烦易躁,坐卧不宁,咯吐痰浊,或自觉喉中有痰,口干口苦,舌淡红,苔薄,脉弦细。

(3)清肝宁肺汤,由青黛5g,栀子10g,海浮石15g,诃子10g,栝楼皮10g,炙麻黄5g,杏仁10g,石韦15g,忍冬藤20g组成。具有清肝泻火,化痰宁肺之功效,应用于木火刑金之咳嗽、咳血、哮病、喘证(肺炎、急慢性支气管炎、咳嗽变异型哮喘)。咳嗽,吐痰黄黏,或痰中带血,喉中痰鸣作响,喘息气促,舌红,苔腻,脉弦滑。

(4)大瘕泄方,由防风8g,白术10g,白芍15g,陈皮10g,薏苡仁30g,葛根20g,川黄连4g,败酱草15g,当归10g,广木香5g,槟榔6g,马齿苋15g,甘草3g组成。具有抑木扶土,清化湿滞,调气和血。适用于大瘕泄,包括溃疡性直肠、结肠炎。大便不成形,夹黏液脓血,每日数次,腹痛肠鸣,口干口苦,舌淡红,苔黄腻,脉濡弦等。

3.特色医案

王教授治学严谨,非常注重医案写作,将中医精髓与文学技巧融会贯通,文笔优美,行文流畅,形式多变,不拘一格,辨证论治思路缜密,通篇贯穿自己鲜明的学术特色,独具风格,自成一景。其医案形式简述如下:

(1)常规格式:直叙记录诊治的一般过程,即症状—舌脉—辨证—治则—方药。先汇总四诊收集的信息,然后分析病因病机,辨证论治。既充分体现中医传统的辨证论治特色,又采用西医理化检查及诊断病名。处方遣药,条理清晰,层次分明,是最常用的基本格式,也是变换其他格式的基础。

(2)"脉案"式:先述脉象、舌质,然后进一步以舌脉结合临床症状,阐释寓意,反推病机,后续治则治法。临证之时往往需要反应迅速,构思敏捷,一般用于典型脉证合一者。

(3)直言病机:开文倒叙,先从中医基础理论来分析病机渊源,陈述辨证思路,然后引出本例的临床症状等直叙内容,最后呼应开始的理论引导,环环相扣,点出病机与治法,分析比较详实,思维跨度较大,是丰富经验的体现。

(4)突出治法:一般为个人观点的推介,首先直叙症状、舌脉象作为发挥铺垫,继之简要介绍常多用之治法,加以评论,析其优势与不足,而后阐明自己的治疗特色。

(5)点评主药:在直叙症状、病因、病机及总的治则之前或之后,突出强调某几味药,或某一味药(一般为主药),分析对此药功效的独到认识与体会,或对此药平时容易被忽略之处,加以提示,特色鲜明。

(6)总结经验:对复诊已经取得显著疗效的患者,因前案中已有详细记载,故宜直入正题,总结原方疗效切中之关键。

(7)剖析不足:分析原方不足,指导此次用药思路理由,承前启后。

(8)弃繁从简:医案仅寥寥数语,却是辨证关键,用药之根柢。

(9)详解缘由:夹叙夹议,在叙述症状的同时,间夹讨论与总结病机、治法及治疗心得。用于多次复诊、症状典型的慢性病患者,将治法寓于病机分析之中。此形式一般用于已取得显著疗效的复诊患者,是宝贵的经验体现。

(10)引经据典:对某些常见疾病,症状不多或不典型者,可直接引述历代著名医家的理论,或个人胸有成竹,经过临床反复验证的治疗经验,以冀言之有理,用之有据,且不赘述,简单明了。

本书所录案例,均为王教授近年诊治疾病的临床实例,每一份医案都是教授的临诊实录,吉光片羽,弥足珍贵,可视为临床医生和医学生学习的上好教材。

范金茹整理

2013 年 7 月

二、医家自述

神而明之　存乎其人
——我的从医之道及悟觉　王行宽

我于 1959 年考入原南京中医学院医疗系本科(6 年制),1965 年毕业后分配至湖南中医药大学第一附属医院内科从事医疗、教学、科研工作,至今已 47 年。现任内科主任医师、教授、博士研究生导师。为全国老中医学术经验继承第二批、第三批、第四批及第五批指导老师;全国名老中医传承工作室专家;湖南省名中医等。从医数十载,我体验到要学好中医必须具有深厚的中医理论基础、兼以熟谙现代的相关学科知识并坚持长期的临床实践,除此之外,尚应有聪颖的悟性,否则很难达到继承创新的境地。有人曾问我,你学习中医的最大感悟是什么? 我的回答是"神而明之,存乎其人"。兹就有关问题阐述如下。

1. 神而明之,存乎其人

"神"是指神秘、奥妙、高深莫测;"明"是明白、明了,即一经道白,则明白易懂。如中医学最基础的阴阳学说,阴阳虽不可测见,然日常生活中却处处可见,历历可数。如火为阳,水为阴;日为阳,月为阴;男为阳,女为阴;热为阳,冷为阴;六腑为阳,五脏为阴;光明为阳,黑暗为阴,等等,不胜枚举。我曾问学生和医师:什么是"神明之府"? 不是回答不出,就是答非所问。"神明之府"就是指的"阴阳","阴阳者,天地之道也,万物之纲纪,变化之父母,生杀之本始,神明之府也",可见学习中医是要悟性的。所谓"悟性",就是要能一隅三反,触类旁通,善于思考,悟出新的道理。而悟性的高低又存乎其人。如对"心痹"的理解,如今许多医师都认为为西医所指的冠心病心绞痛,其实误矣,因"心痹"之名出自《素问·痹论》:"脉痹不已,复感于邪,内舍于心……心痹者,脉不通,烦则心下鼓,暴上气而喘,嗌干,善噫……"可见"心痹"指的是现今的风湿性心脏病,绝非是冠心病。又如对经文的理解,决不能局限于一般的字面上,而应该从中悟出对临床有何指导意义。《素问·痹论》:"风寒湿三气杂至,合而为痹",这里的关键词是"杂至"和"合",如何理解"杂至"和"合"呢?"杂至"是指风湿病的病因必须是风、寒、湿三邪互结而袭入,单纯的风邪,寒邪或湿邪的侵袭未必会发生风湿病。简称为风湿病,实际上是举风湿寒邪赅于其中。故临床诊治风湿病往往是祛风、散寒、胜湿的药物同时应用,所异者,仅是视风、寒、湿的偏胜不同,有所侧重而已。"合"是指纵有风、寒、湿三气的侵袭是否会罹患风湿病,还要结合人体正气的强弱、气血的盛衰而定。"邪之所凑,其气必虚",故只有在人体正气不支、气血不足的情况下,风寒湿邪的侵袭才有可能致病。风湿病一般俗称筋骨病,"肝主筋""肾主骨",正气虚,常指肝肾亏虚。这启迪我们在祛除风、寒、湿邪的同时还必须兼以选用补肝肾、调气血的药物。学者若能从独活寄生汤中为什么用党参、当归、白芍、熟地以及桑寄生、杜仲、牛膝等的道理中加以思考,自能悟出其奥秘。故不同的人,学习同一经文,由于各人的悟性不一,其获益的差异是极不相同的。

2. 从医经历及体验

我学医 6 年,从事中医临床工作 47 年,长期在病房、急诊室工作,因年岁大而卸任行政兼职后,始以门诊诊疗为主。参加病房和急诊工作,对于一个医师的成长、成熟和老练是极为重要的,它不仅可以使医师观察到疾病的全过程,更能锻炼、提高医师处理急症以及疾病发生猝变时的应急能力。中医一般多属于大器晚成,诚如已故当代中医大师任继学教授所说,他 60 岁以后始明白悟觉到了中医的真谛。

(1)学习中医应具有良好的古文基础

中医是中国的国粹之一,毛主席认为中医是中国对世界三大贡献之一,这激励我们中医工作者更有责任应该学好中医。但清代以前的中医著作大多是用古文撰写的,因此不具有一定的古文基础是很难直接学习的,更难对其进行深入的研究,更谈不上有所提高和创新。一位医师中文底蕴的深浅,从其所书写的医案即可看出,许多名医、大家所撰写的医案不仅字很漂亮,而且文辞优美,胜似一篇朗朗上口的短文,这一特色曾博得国学大师章太炎的盛赞:中医最大的贡献是其脉案。所以从某种角度上讲,我提倡我们应该向做儒医的方向去努力。秦始皇、汉武帝、唐太宗、宋高祖、成吉思汗等都是一代叱咤风云的人物,而毛主席却惋惜地称他们"秦皇汉武,略输文采;唐宗宋祖,稍逊风骚,一代天骄成吉思汗,只识弯弓射大雕"。由此可见,具有文化底蕴是何等重要,同样一名医师尽管病看得很好,但医案书写字迹潦草,病史过于简略,脉证不全,辨证、治则、治法全无,具体方药及剂量不写,等等,这岂能称得上治学严谨,学验俱丰? 我从当学生实习时期至参加工作近 50 年来,一直坚持用中医传统脉案的形式来书写病历,形式多样化,不拘一格,以体现中医的文化底蕴。归纳起来大概有以下几种形式:常规格式;脉案式;直入病机;突出治法;点评主药;总结经验;剖析不足;弃繁从简;评述缘由;引经据典。

(2)基本概念清晰

要学好中医,必须首先对其名词概念理解正确,绝不能似是而非。如:①什么是中医学? 一般多回答为中国传统的医学。如果从区别西洋医学而言,并无可厚非,但若仔细推敲,则此说未必严谨,因中国的医学很多,如藏医、蒙医、苗医等,他们为什么不能称中医呢? 如果称他们为民族医学,那么中医就算是汉医学了,汉医学为什么不能也称民族医学? 所以我认为应该给"中医学"下一个科学的定义。"中"者,不偏不倚谓之中;"医"者,医理、医术之道也。"中医学"是以阴阳、五行等学说为基础理论,通过调燮阴阳,使之重新达到"阴平阳秘",用以防病治病的一门医学科学。②五行的编码次序:我曾问过许多学生及老师,五行的编码次序如何书写? 竟无一人能正确写出。不是仅仅写出五行的五个名称,就是按相生、相克的规律写出五行的五个名称。《尚书·洪范》:"一曰水、二曰火;三曰木;四曰金;五曰土"。《医宗金鉴·运气要诀》也提到"天一生水、地二生火、天三生木、地四生金、天五生土"。这就明确地指出了五行的排列次序是:水为一;火为二;木为三;金为四;土为五。明白五行的排列次序有何意义呢? 这里仅举一例以说明之:《道德经》谓:"道生一,一生二,二生三,三生万物";《素问·三部九候》说:"三而成天、三而成地、三而成人"。如何释之三能生万物? 三能够成天、成地、成人? 因为五行中木列为三数,木应春。《素问·四气调神大论》说:"春三月,此谓发陈,天地俱生,万物以荣"。春季万物俱兴,播种、发芽、生长,天地间呈现一派欣欣向荣,生机盎然之象,故谓之三生万物。若不谙五行排列之序,则恐难以释之。③脉象的临床意义:看病号脉是中医的一大特色,中医诊病通过望闻问切四种方法将搜集到病人的信息资料进行综合分析、辨证,然后得出病名、证候的诊断,再予以相应的治疗,这一过程即谓之辨证论治。脉诊在四诊中位列第四,"切而知之谓之巧"。细研医圣张仲景所撰著《伤寒杂病论》,体会到张仲景对脉象的应用一般有两种含义:一种如浮、紧、缓、数、弦、细、洪大、沉迟、沉实、结、代等客观所表现的脉象,以反映其疾病的属性。如太阳病为外邪在肌表,故脉浮。其中太阳伤寒证为外感风寒之邪,故脉主浮紧,紧则为寒。而同一感受风寒之邪的太阳中风证,却因营卫不和或虚弱而现脉浮缓。若再仔细思考一下,发热的病人一般心脏搏动都会加快,脉象呈现数脉,为什么张仲景不将麻黄汤证的脉象写为浮数或浮紧数? 也不将桂枝汤证的脉象写成浮数? 因为数脉一般多主热,纵然脉率增快,亦不能写成浮数,否则就成为外感风热证或温病的卫分证了。由此可悟出张仲景应用脉象第二种含义是用以阐述病机的。脉浮主表是客观的脉象,而紧与缓脉则用以阐述寒邪与营卫不和或虚的病机。又如《金匮要略·胸痹心痛短气病脉证治》将胸痹的典型症状写为:"胸痹之病,喘息咳唾,胸背痛,短气,寸口脉沉而迟,关上小紧数……"这里的脉象显然是主要用以阐述病机的,因为同一个寸关尺脉,怎么可能会出现沉而迟与小紧数如此截然不同的脉象? 此脉象在于阐述胸痹的病机是"阳微阴弦",即上焦心胸阳气不振而导致中焦胃脘水饮结聚,上逆心胸,且有化热之象,故予栝楼薤白白酒汤主之,以通阳散寒、豁痰洞胸。

(3)审病辨证应仔细认真

病人寻医看病,就好比将自家的健康乃至生命重托于医师,因此医师的责任重大,不可掉以轻心,更不能马虎草率,人命之重,贵于千金。张仲景在《伤寒论·序》中,针对此类不良的医疗作风进行了尖锐的批评:"观今之医,不念思求经旨,以演其所知,各承家技,终始顺旧,省病问疾,务在口给,相对斯须,便处汤药。按寸不及尺,握手不及足,人迎趺阳,三部不参,动数发息,不满五十,短期未知决诊,九候曾无仿佛,明堂阙庭尽不见察,所谓窥管而已,夫欲视死别生,实为难矣。"对照当今许多医师看病时的种种陋习,非但不以违背张仲景的要求为憾,反而自诩看病神速,病人尚未陈述完毕,处方即已开出,一个上午可以诊治六七十名病人,甚者可诊治百名以上病人,若能重温张仲景此训,不知会汗颜否?!

(4)背诵是基础,理解是升华

学习中医不熟读经典著作,则难以登堂入室。中医的许多功课是强调背诵的,如《内经》、《伤寒论》、《金匮要略》、《外感温热论》、《药性赋》、《汤头歌诀》以及各家著作中的警言格语,都要背诵如流,这样临床识病辨证时便有据可依,遣方选药则得心应手,左右逢源。诸如"痰在胁下非白芥子不能达;痰在皮里膜外非姜汁、竹沥不可导达;痰在四肢非竹沥不开","痰之为物,随气升降,故无处不到";"气有余便是火,不足者是气虚";"调血者,当求之于肝";"治湿不利小水,非其治也";"气之源头在乎脾;血之源头在乎肾";"治节不行,则一身之气皆滞;肝气逆,则诸气皆逆"等。然而仅仅背诵,不熟谙其理,洞悉其奥秘也是远远不够的。如逍遥散能背出其由当归、白芍、柴胡、茯苓、甘草、白术、生姜、薄荷等组成固然是好,但尚须细析其组方意义及对临床的指导价值,才算是理解得以升华。"肝欲散,急食辛以散之",故用柴胡疏肝解郁,更佐以生姜、薄荷协助疏肝,故由此悟出,疏肝为治疗肝病的通法,逍遥散、柴胡疏肝散等肝气郁滞证,自当疏肝为主;肝火炽盛证,亦应佐以疏肝,如龙胆泻肝汤中用柴胡即是此理;治疗肝血瘀阻证的复元活血汤,方中也用柴胡以疏肝;即使肝阴虚证亦须辅以疏肝,如一贯煎中用川楝子即是此意,只是回避柴胡劫肝阴之说不用而已。肝体阴用阳,体阴指肝藏阴血,肝阴血虚可导致肝用偏旺,反之肝用过旺,亦可致使阴血暗耗,故治疗肝病,养其阴血为常用之法。逍遥散中用当归、白芍其意就在于此;《难经》《金匮要略》中均提及"见肝之病,知肝传脾,当先实脾",故逍遥散中用白术、茯苓,一以健脾燥湿,一以渗湿健脾,故从中应悟出,凡治肝病必须兼顾实脾、健脾,而实脾、健脾之药,最好兼有燥湿或渗湿的双重功效;"肝苦急,急食甘以缓之",逍遥散中用甘草不仅是调和诸药,更寓缓解肝急之意,故从中又可悟出治肝病,甘缓药必不可少。

3. 熟悉经典、博览群书、通晓古今中外

一个高明、上乘的医师,除了熟悉经典著作及各家学说外,还应博览群书,通晓古今中外,学习现代科学,这样才能与时俱进,汲取各种知识精华,丰富和充实自己,掌握更多的本领和技术来为广大的病者服务,同时还可以应用现代的科技方法来阐明和验证中医理论的正确性。

(1)通晓古今中外

《素问·举痛论》:"善言天者,必有验于人;善言古者,必有合于今;善言人者,必有厌于己";《素问·气交变大论》:"善言古者,必有验于今。"可见远在《内经》时代就教诲人们在学习谈论古代知识时,应与自己所处的时代相结合,并加以验证。有些医师不屑学习现代科学知识,包括西医知识,甚至连病人都知道的东西也全然不知,这绝不值得称道,应引以为憾事。学习和掌握一些现代的科学知识(包括西医知识),对于从事中医的工作者来说,绝对是利大于弊,但可不能数典忘祖。通俗地讲,就是要招赘入门,而非嫁女。王冰注释《素问·灵兰秘典》曾说:"人身之要者,道也,然以消息异同,求诸物理"。《质问本草》也指出:"能知物理,能晓医宗"。物理就是事物的原理,它是有据可凭的。革命老人徐特立曾说:"把古今结合、中外结合,变为我的",这是多么具有远见卓识。毛主席亦提倡老的中医学习解剖学、生理学、细菌学和病理学之类,要能用现代科学阐明中医的理论。这更为我们指明了学习现代科学知识的重要性。

(2)学习现代科学知识,提高中医对疾病的辨识水平

目前一般多倾向将冠心病心绞痛以中医的"胸痹"或"胸痹心痛"称之。如若这样,则胸痹心痛的病位应定位在心络;其病机关键有二:一是心气营亏虚,"络虚则痛"(《临证指南医案·诸痛》)为本;二是痰瘀互结于心络,心络经隧不畅,或狭隘乃至瘀塞为标。心痛的直接原因是心络、心肌缺乏气营的煦养,即

"络虚则痛"(《临证指南医案·胃脘痛》),而非"不通则痛",除非心肌梗死,发生心络窒塞。张仲景在《金匮要略·胸痹心痛短气》篇中曾简要的提到"人参汤亦主之"即是此意。心络经隧不畅或狭隘实为心络、心肌缺乏煦养的病理基础。这启示我们临证诊治胸痹心痛时,应标本、虚实并治,即"间者并行",予以补气营、化痰瘀、通心络兼施。又如对哮喘的认识,其病位应在肺管及气道,而不能泛指在肺。发生的病机关键是"气道涩滞"、"肺管不利"。发病的诱因通常与饮食不慎、外感时邪、劳累过度及病有夙根有关。这在历代有关论著中早有记载,如隋·巢元方《诸病源候论·上气鸣息候》:"肺主于气,邪乘于肺则肺胀,胀则肺管不利,不利则气道涩,故气上喘逆,鸣息不通。"《赤水玄珠》也指出"有自童幼时被酸咸之味,或伤脾,或抢肺,以致痰积气道,积久生热,妨碍升降而成哮证,一遇风寒即发。"《景岳全书》则记述:"喘有夙根,遇寒即发,或遇劳即发者,亦名哮喘。"这表明中医对哮喘的认识与现今西医对支气管哮喘机理并无不同之处,充分体现了我们祖先的智慧,远在隋代、明代即有创见了,委实是一件了不起的事情。

(3)挖掘新的病名,熟谙某些药物的特殊功效

鉴于现今教材中所介绍的中医病名有限,极不适应临床需要,而中医历代医学著作中蕴藏着很多疾病名称可以挖掘加以应用。但疾病的命名依据应遵循继承、发掘、延伸、创新的原则。继承:凡传统的、公认的并符合规范的病名予以保留。如中风、感冒、消渴、肺痨、痢疾、心痹、肺痿等;发掘:历代医学文献中有记载,目前仍切合实用的予以发掘。如肺热病、干胁痛、大瘕泄、肠覃、肝叶硬、心动悸等;延伸:历代医学著作中有记载,但其内涵与现在所指的疾病不尽相同,则取其名称,赋予新的内涵,扩展其外延。如心衰、肺衰、肝衰、肾衰、癌、肺水等。《备急千金要方》曰:"心衰则伏"。《圣济总录·心脏病门》曰:"心衰则健忘"。清·程杏轩在其《医述》中论述更详:"肾主骨,齿落则肾衰矣……心主脉,爪甲不华,则心衰矣;肺主皮毛,皱纹多且深,则肺衰矣……"又如"癌"首见于宋·东轩居士《卫济宝书·痈疽五发一曰癌》,将癌作为痈疽五发之一。之后宋·《仁斋直指附遗方·发癌方论》中对癌的形态抽述与现代的癌证极为相似,"上高下深,若岩穴之状,颗颗累垂……"创新:为了适应当前扩增病种的需要,历代医学文献中又无相适合的病名,可根据该病的特性,创立新的病名,故精癃、肺络张、胃疡、脑络痹、肠痹等,可由此而创立并经临床试用。

药物的一般性味、归经、功效及适应病症,《中药学》教材及有关药物书中都有介绍,但有些药物的特殊功效则少见于部分医学著作中。如《别录》中称石韦有"补五虚,安五脏,去恶风,益精气"之功;清·王学权《重庆堂随笔》记述:"栝蒌实,润燥开结、荡热、涤痰,夫人知之,而不知其舒肝郁、润肝燥、平肝逆、缓肝急之功有独擅也";在《本草疏证》中记述桂枝"盖其用之道有六:曰和

营、曰通阳、曰利水、曰下利、曰行瘀、曰补中,其功之最大、施之最广,无如桂枝汤,则和营为其首功也";莲子心交通心肾之功尤佳,《温病条辨》说:"莲心,由心走肾,能使心火下通于肾,又回环上升,能使肾水上潮于心",等等。

4. 标新立异,刻意创新

任何学科有无生命力就在于是否有创新,年轻医师主要的精力应放在继承方面,已取得了高级职称的医师,则应在继承的基础上努力创新,要有自己的特色,否则你讲的东西教材上都有,与下级医师并无异同之处,又怎能起指导和传承作用?我数十年来本于阴阳五行学说,依据脏腑的相关性以及气血阴阳相互生长学说,对于内科杂病倡导"多脏调燮、综合治理、杂病治肝"的理念,以冀体现中医的整体学说,下面列举数例疾病说明之:

(1)胃痛

又称胃脘痛。"脘"的读音有二:若已明确是胃病,则读"管"音,意即指胃为腔状物体;若尚未完全确诊,则权以"胃脘痛"名之,"脘"读婉音,指腹部有上、中、下三部之分。胃脘痛有时与心脏病的症状相似,如噫气常为胃病的主症,然《内经》中又说:"五气为病,心为噫……"故胃病与心脏病有时易于混淆,连一代名医朱丹溪亦云"心痛即胃脘痛"(《丹溪心法·心脾痛》)。胃痛病虽在胃,分辨其寒热虚实而治之,此乃一般通常治法,然胃与肝、肺的关系极为密切,《素问·六元正纪大论》说:"木郁之发……民病胃脘当心而痛";叶天士谓:"肝为起病之源,胃为传病之所"、"肝木必侮胃土"(《临证指南医案》)。《杂病源流犀烛·胃痛篇》也说:"胃痛,邪干胃脘病也",均指出胃痛与木气偏盛,肝胃失和有关;然肺主气,司治节,为相傅之官,王孟英说:"治节不行,则一身之气皆滞",故肺的宣肃功能失司,不仅可致使胃气郁滞,而且还会因制木不力,导致肝木偏旺而横克胃脾,故胃痛的治疗须根据脏腑相关学说,予以多脏调燮,采用两和肝胃、佐金制木法,自拟柴百连苏饮加减,方由柴胡、百合、黄连、吴茱萸、白蔻仁、苏叶等组成。

(2)胸痹

前文讲到胸痹的病机关键是心气营亏虚为本;痰瘀互结,心络经隧不畅或狭隘为标,然心与肝的关系密切,《明医杂著·绪论》谓:"肝气通则心气和;肝气滞则心气乏",极为简要地概括了心与肝的关系。陈士铎在《石室秘录·偏治法》中倡导"心痛治肝","偏治者,乃一偏治之法,譬如人病心痛,不治心痛偏治肝"。在《石室秘录·双治法》又提出心肝双治,"如人病心痛,不可只治心痛,必须兼治肝……"故我诊治胸痹心痛,习常用柴胡陷胸汤合生脉散加活血化瘀通络药治之,侧重疏泄肝木,使"肝气通,则心气和",每获良效。

(3)消渴

一般多认为消渴的病机关键为阴虚燥热,大多从肺、胃、肾,上、中、下三消辨证，肺燥、胃热为消渴之标，肾虚为其病之本。我却认为纵有肺燥、胃热之象，然究其源，实由心肝郁热移于肺胃而成。《素问·气厥论》："心移热于肺，传为鬲消"；《灵枢·本脏》亦说："心脆则善病消瘅热中。"《灵枢·五变》更进一步指明"五脏皆柔弱者，善病消瘅"。故《内经》实开消渴从心肝论治之先河。张仲景在《伤寒论》中将消渴列为厥阴病的主症之首，"厥阴之为病，消渴，气上撞胸，心中疼热……"张景岳也说："上焦渴，是心火刑金所致，宜降火清金。"迨至清代以来，倡导消渴从心或肝论治者，更大有人在，如叶天士谓："肝风厥阳，上冲眩晕，犯胃为消"，又"心境愁郁，内火自燃，乃消渴大病"（《临证指南医案·三消》）。黄坤载在其《四圣心源·消渴》中直言不讳地指出："消渴者，足厥阴之病也"，又在《素问微蕴·消渴解》中称："消渴之病，则独责肝木，而不责肺金"等。丁甘仁则主张心肝并论，"心为君主之官，肝为将军之官，曲运劳乎心，谋虑劳乎肝，心肝之阴既伤，心肝之阳上亢，消灼胃阴……"（《丁甘仁医案·消渴》）。我诊治消渴倡导以肾精气亏虚为发病之本；心肝郁热移易肺胃为病变之标，力主标本兼治，"间者并行"，治宜补肾益精、清肝泻心、滋阴润燥。自拟清肝泻心汤，药如黄芪、干地黄、山药、山茱萸、茯苓、丹皮、泽泻、黄连、黄芩、栀子、天花粉、百合、知母、葛根等，用之临床，疗效尚称满意。

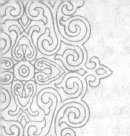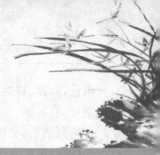

医案精选

一、内 科 病

（一）肺系病

1. 哮病（支气管哮喘2案）

案1：熊某某，男，78岁。

2010年3月9日初诊：

自幼年起即患哮病，间歇发作，此次发作约1周。刻下见：咳嗽，吐白黏痰，胸闷喘促，喉中痰鸣，不能平卧，口干，纳一般，二便调。舌黯，苔薄黄，脉弦滑，尺脉沉弱。BP 165/80mmHg。哮病，风眩，肺肾气虚为本；痰热匿伏肺管，气道涩滞，肺失肃降为标，复加肝木偏旺，既可上冒为眩，又可刑金为喘哮，发时以祛邪为主，拟清热豁痰，疏泄肝木，降气定喘。青黛5g^{冲兑}，炒栀子10g，诃子10g，瓜蒌皮10g，海浮石15g，炙麻黄5g，杏仁10g，炒葶苈子10g，桑白皮10g，黄芩10g，法半夏10g，浙贝母10g，射干10g，炙甘草3g，石决明20g^{先煎}。10剂。

2010年3月20日二诊：

咳嗽已减轻，呼吸通畅，无痰鸣声，略感口干。舌淡黯，苔薄黄，脉弦滑。原法合拍，巩固续进。青黛5g^{冲兑}，炒栀子10g，诃子10g，瓜蒌皮10g，海浮石15g，炙麻黄5g，杏仁10g，炒葶苈子10g，桑白皮10g，黄芩10g，法半夏10g，浙贝母10g，射干10g，炙甘草3g，石决明20g^{先煎}。7剂。

按语：

朱丹溪《格致余论》曰："司疏泄者，肝也。"若肝失条达，肝气郁结，气机不畅，从而影响肺之肃降，导致肺气升多降少，而发哮喘。"气有余便是火"，肝火犯肺，气火循经上逆于肺，木火刑金，肺失肃降，以致气逆而哮喘阵作。王老选用清肝宁肺汤以清肝泻肺，再佐以化痰止咳平喘之品，使气降痰消，则哮喘自平。

案2：刘某，女，42岁。

2012年10月8日初诊：

间发咳嗽、喘息3年余。刻下症见咳嗽，痰少黏稠，咽痒，喉中痰鸣，胸闷气短，口不渴，喜饮，纳食馨，大便成形。舌淡红，苔薄黄，脉小弦滑。哮喘，痰热蕴肺，气管不利，气道涩滞，发时治标，以清热化痰，宣肃肺金，清利气道为主。炙麻黄5g，杏仁10g，牛蒡子10g，蝉蜕10g，白蒺藜15g，忍冬藤20g，炒葶苈子10g，桑白皮10g，黄芩10g，射干10g，地龙10g，浙贝母10g，瓜蒌皮10g，天竺黄10g，法半夏10g，炙甘草5g。10剂。

2012年10月19日二诊：

药后咳嗽咯痰已明显缓减，胸闷、气短、咽痒等症已除，原方加减巩固。炙麻黄5g，杏仁10g，牛蒡子10g，忍冬藤20g，炒葶苈子10g，桑白皮10g，黄芩10g，射干10g，地龙10g，浙贝母10g，瓜蒌皮10g，法半夏10g，炙甘草5g。7剂。

按语：

《丹溪心法》曰"哮喘专主于痰"，指出痰聚于体内如伏藏于肺，则可成为哮喘之夙根。或因外感风寒湿邪，未能及时发散，则内郁成痰；或因脾虚失运，不能制水；或因肺虚通调水道失职，津液难于上输下归，滞而为饮，凝而为痰。痰浊阻滞肺管，气流不行，遂失清肃之用而为咳为喘。痰浊化热名为热哮，肺热兼有表邪，故在大剂清热化痰，泻肺平喘的同时，佐以牛蒡子、蝉蜕、射干等疏风清热利咽以祛邪。

2. 喉痹（慢性咽喉炎）

梁某某，男，67岁。

2010年10月21日初诊：

目前以夙疾咽中痰堵不适，咽微痒，咯之不爽，咽口水不下为苦。舌淡红，苔薄黄，脉弦细。病喉痹，肝气夹痰，凝结于咽，拟疏肝解郁，清热豁痰以利咽。柴胡10g，黄芩10g，枳壳10g，白芍10g，木蝴蝶10g，青果10g，马勃10g，射干5g，桔梗10g，甘草3g，郁金10g，海浮石10g，浙贝母10g，瓜蒌皮10g。10剂。

2010年11月2日二诊：

咽痒已除，吞咽自如，咳吐少量白痰，略感咽干。舌淡红，苔薄黄，脉弦细。原方已见疗效，加麦冬10g，石斛10g。10剂。

按语：

喉痹常因风热邪毒，郁滞咽喉，气血不通，水湿不行，经脉痹阻而成；或因嗜食辛燥刺激之品，致热邪上蒸咽喉；或因病久肺肾阴虚，虚火上炎，熏蒸咽喉所致。咽喉为一身之总要，为经脉循行交汇之处，少阳肝胆经循于咽喉，风热邪毒侵犯肝胆经脉，故肝之经气亦可上灼咽喉，阻滞脉络，加重喉痹，故《素问》又曰："少阳司天，客胜则嗌肿"。王老针对本案着重从肝肺论治,以四逆散加味疏肝解郁;海浮石、浙贝、瓜蒌皮等清热豁痰;木蝴蝶、马勃、射干等清利咽喉。木蝴蝶一味既能利咽润肺;又能疏肝和胃,运用于此,再恰当不过。

3. 肺痨,肺络张(肺结核,支气管扩张)

谭某,男,62岁。

2009年6月23日初诊:

肺结核,支气管扩张咯血患者,现症咳嗽,痰中夹鲜血,无胸痛,乍热汗出,口干且苦,纳食及二便如常,舌淡黯,苔薄黄,脉细弦。肺痨,咳血,肺气阴亏虚为本,肝木刑金,肺络受损为标,宜标本同治。北沙参15g,百合20g,炒栀子10g,诃子10g,海浮石15g,瓜蒌皮10g,茯苓10g,青黛5g^{冲兑},薏苡仁30g,白及10g,藕节10g,白茅根20g,茜草炭10g,紫菀10g,川黄连4g,甘草3g。10剂。

2009年7月4日二诊:

已不咯血,咳嗽也已轻微,无发热,舌淡红,苔薄黄,脉细弦。北沙参15g,百合20g,炒栀子10g,诃子10g,海浮石15g,瓜蒌皮10g,茯苓10g,青黛5g^{冲兑},薏苡仁30g,白茅根20g,紫菀10g,川黄连4g,甘草3g。7剂。

按语:

肺痨、肺络张以咳嗽咯血为主症,王老认为此病位在肺,但应注重综合治理,多脏调燮。提出了"止咳不独治肺,重在治肝"的学术观点。《内经》中也早有"五脏六腑皆令人咳,非独肺也"之论。叶天士更精辟指出:"有木叩金鸣者,当清金制木,佐以柔肝入络。"该案以朱丹溪咳血方清肝宁肺,化痰止咳,佐以白及、藕节、白茅根、茜草炭等凉血止血,其效甚速。

4. 咳嗽

咳嗽(上呼吸道感染)

赵某,女,33岁。

2009年4月23日初诊:

咳嗽4日,鼻微塞,咽痒微痛,吐白痰微黏,胸闷微痛,无气促,口干,形寒,一身冷痛,二便调。舌淡红,苔薄黄,脉浮。胸透(一)。病外感咳嗽(上呼吸道感染),风毒上受,肺卫不和,痰热内蕴,肺失清肃,拟疏风泄毒,清热化痰。桑叶10g,炙麻黄5g,杏仁10g,银花15g,浙贝母10g,牛蒡子10g,瓜蒌皮10g,黄芩10g,前胡10g,郁金10g,天竺黄10g,紫菀10g,板蓝根10g,白前10g,甘草3g。4剂。

2009年4月28日二诊:

服上方后现仅轻咳,咳吐少量白黏痰,无鼻塞、咽痒痛、畏冷等。舌淡红,苔薄白,脉滑。原方加减续进。炙麻黄 5g,杏仁 10g,连翘 8g,浙贝母 10g,牛蒡子 10g,瓜蒌皮 10g,黄芩 10g,紫菀 10g,板蓝根 10g,白前 10g,甘草 3g。3 剂。

按语:

《内经》云"风淫于内,治以辛凉,佐以苦甘,热淫于内,治以咸寒,佐以甘苦"。本案邪气在肺卫,故咽痒,形寒,身痛,方中以轻清宣散之品以祛邪,以苦辛肃肺化痰之品以止咳。药证合拍,故数剂显效。

咳嗽(支气管炎 7 案)

案 1:周某,女,53 岁。

2007 年 4 月 23 日初诊:

咳嗽 10 余日,吐黏痰,或白或黄,胸闷气短,口干苦,纳食减少,二便尚调,舌淡红,苔薄黄,脉弦。咳嗽(支气管炎)。炙麻黄 5g,杏仁 10g,炒栀子 10g,炒葶苈子 10g,甘草 3g,诃子 10g,青黛 5g^{冲兑},海浮石 15g,瓜蒌皮 10g,天竺黄 10g,紫菀 10g,黄芩 10g,矮地茶 15g,前胡 10g,炙枇杷叶 10g。7 剂。

2007 年 4 月 30 日二诊:

咳嗽减缓十之有六,痰少色白,胸闷气短,口微干不苦,头稍晕,舌淡红,苔薄黄,脉小弦滑。仍宜肝肺并治以清肝宁肺。炒栀子 10g,天麻 10g^{蒸兑},白蒺藜 10g,诃子 10g,瓜蒌皮 10g,海浮石 15g,法半夏 10g,炙麻黄 5g,杏仁 10g,炒葶苈子 10g,炙甘草 5g,浙贝母 10g,紫菀 10g,陈皮 10g,炙枇杷叶 10g。7 剂。

2007 年 5 月 8 日三诊:

微咳,咽痒,清涕,余均可。舌淡红,苔薄黄,脉弦细。天麻 10g^{蒸兑},炒栀子 10g,瓜蒌皮 10g,诃子 10g,法半夏 10g,陈皮 10g,紫菀 10g,款冬花 10g,浙贝母 10g,炙麻黄 5g,炙甘草 3g,炙枇杷叶 10g,百部 10g。10 剂。

按语:

王老认为久咳之疾多由肝气乘肺而得,木火刑金,肺津受灼,炼液为痰,痰阻于肺,清肃失司,肺气上逆,故为咳嗽。此即汪昂及吴崑所言:"肝者将军之官,肝火上逆,能烁心肺,故咳嗽痰血也。""肺者,至清之脏,纤芥不容,有气有火则咳,有痰有血则嗽。"故王老以朱丹溪的咳血方为主清肝泻热,加用三拗汤宣肺解表。一诊热象明显,故方中加天竺黄,黄芩清热;二诊痰少色白,热象已减,故药减青黛,黄芩。三诊续以清肝降气化痰,药后诸症悉除。

案 2:周某,女,55 岁。

2009 年 12 月 7 日初诊:

咳嗽近半月,目下干咳无痰,咽微痒疼,胸闷气短,口不渴,纳食可,大便偏干,舌淡红,苔薄黄,脉弦滑。胸透:左下肺纹理增粗。咳嗽(支气管炎),风痰伏肺,娇脏失肃,拟疏风清热,化痰止咳。忍冬藤 15g,炙麻黄 5g,杏仁 10g,浙贝母 10g,瓜蒌皮 10g,牛蒡子 10g,马勃 10g,甘草 3g,桑白皮 10g,黄芩 10g,炒葶苈子 10g,郁金 10g,前胡 10g,白前 10g,紫菀 10g。7 剂。

2009 年 12 月 15 日二诊:

咯痰较前畅通,痰吐白微黏,咽痒痛已不著,胸闷气短,口微干,头不晕痛,二便调。舌淡红,苔薄白,脉弦细。BP 130/85mmHg,原法出入。桑叶 10g,菊花 10g,杏仁 10g,浙贝母 10g,瓜蒌皮 10g,黄芩 10g,忍冬藤 20g,法半夏 10g,甘草 3g,炙麻黄 5g,紫菀 10g,炒葶苈子 10g,海浮石 10g,郁金 10g,白前 10g。7 剂。

按语:

肺乃清虚之府,脏腑华盖,客气干之则呛而咳也。肺若悬钟,邪侵则鸣。邪者,何也? 风也,何以为凭? 痒为风之象,风邪夹热,故咽痛,便干,故以疏风清热,宣肺化痰止咳为主。

案 3:张某某,女,28 岁。

2010 年 3 月 12 日初诊:

咳嗽月余,鼻微塞,咽痒间疼,痒则欲咳,痰少白黏,口微干,无胸闷痛及气短,纳食、二便可。舌淡红,苔薄黄,脉小弦滑。胸片(一)。咳嗽,肺气阴不足,痰热内蕴,肺失清肃。百合 15g,太子参 10g,北沙参 15g,炙麻黄 5g,杏仁 10g,诃子 10g,桑白皮 10g,黄芩 10g,浙贝母 10g,瓜蒌皮 10g,法半夏 10g,炒葶苈子 10g,炙甘草 3g,紫菀 10g,白前 10g,矮地茶 15g。7 剂。

电话随访,患者药后已不咳,咽部痒痛不显。嘱其避风寒,慎饮食,避免复发。

按语:

木叩金鸣,咳嗽乃作,何以为据? 无表证,脉弦滑为凭。故以清肝泻肺,化痰止咳为主,药用杏仁、诃子、桑白皮、黄芩、浙贝母、瓜蒌皮、法半夏、炒葶苈子、紫菀、白前、矮地茶之属;又因久咳耗气,肺热伤阴故而口干,痰少,气短,乃气阴两虚之象,方中加北沙参,太子参以益气滋阴。

案 4:张某,男,48 岁。

2012 年 3 月 8 日初诊:

咳嗽 2~3 个月,吐白黏痰,量一般,咯之不爽,胸闷气短,口不渴,纳食不多,夜寐不谧,二便调,舌淡红,苔薄黄腻,脉弦。心电图示正常;胸片示双肺纹理增多增粗。支气管炎,咳嗽,痰热蕴肺,清肃失司,肺气不足。拟方补肺气,清痰热,肃肺止咳。北沙参 15g,黄芪 15g,忍冬藤 20g,炙麻黄 5g,杏仁 10g,百合 15g,炒葶苈子 10g,炙甘草 3g,桑白皮 10g,黄芩 10g,天竺黄 10g,瓜蒌皮 10g,浙贝母 10g,白前 10g,鱼腥草 15g。10 剂。

2012 年 3 月 20 日二诊：

咳嗽减轻，痰吐白黏，量不多，咯之爽。胸闷气短，咽微痒。舌淡红，苔薄黄，脉弦滑。再拟疏风清热，化痰止咳。忍冬藤 20g，炙麻黄 5g，杏仁 10g，法半夏 10g，陈皮 10g，浙贝母 10g，瓜蒌皮 10g，桑白皮 10g，黄芩 10g，炒葶苈子 10g，苏子 10g，紫菀 10g，款冬花 10g，甘草 5g。10 剂。

按语：

久咳之疾多由肝气乘肺而得，木火刑金，肺津受灼，炼液为痰，痰阻于肺，清肃失司，肺气上逆，故为咳嗽。肺气亏虚，则气短无力咯痰。故一诊清肝化痰补肺并举，药后症减，痰湿仍存，拟肺脾同治，以资巩固。

案 5：廖某某，男，41 岁。

2012 年 3 月 3 日初诊：

咳嗽 1 周，吐黏痰，量少，色黄或白，胸痛，无气短，咳甚则呕，鼻塞，头痛，纳食馨，口干，大便调。舌淡红，苔薄黄，脉小弦滑。咳嗽，风邪上受，痰热蕴肺，肺胃不和，拟疏风散邪，清热化痰，和胃降逆。忍冬藤 20g，炙麻黄 3g，桑叶 10g，杏仁 10g，黄芩 10g，鱼腥草 15g，浙贝母 10g，瓜蒌皮 10g，法半夏 10g，天竺黄 10g，前胡 10g，紫菀 10g，炙枇杷叶 10g，炒葶苈子 10g，炙甘草 5g。4 剂。

2012 年 3 月 7 日二诊：

咳嗽已减轻十之八九，咯吐少量白黏痰，无胸痛、鼻塞、头痛等，余同前，舌淡红，苔薄黄，脉弦滑。痰热余邪尚存，原方加减巩固。桑白皮 10g，杏仁 10g，黄芩 10g，鱼腥草 15g，浙贝母 10g，瓜蒌皮 10g，法半夏 10g，前胡 10g，紫菀 10g，炙枇杷叶 10g，炒葶苈子 10g，炙甘草 5g。4 剂。

按语：

手太阴肺经起于中焦，环循胃口，上行而达肺中。《灵枢·营卫生会》曰："以受气于谷，谷入于胃，以传于肺，五脏六腑，皆以受气"阐明了肺胃之间的密切关系。《素问·咳论》谓"胃咳之状，咳而呕"，痰热停滞于胃，胃气不和，必沿手太阴肺经上逆，波及气道，使肺气上逆而引起咳嗽咳痰，本案疏风散邪，清热化痰为主，同时亦体现了肺胃同治之法。

案 6：易某，女，56 岁。

2011 年 7 月 7 日初诊：

咳嗽半月许，吐黄黏痰，量多，咯之欠爽，咽痒，痒则欲咳，口干微苦，鼻塞。舌淡红，苔薄黄，脉小弦滑。咳嗽，风痰伏肺，郁久化热，肺失清肃，拟疏风散邪，清热化痰。忍冬藤 20g，桑叶 15g，牛蒡子 10g，蝉蜕 10g，僵蚕 10g，炙麻黄 5g，杏仁 10g，黄芩 10g，浙贝母 10g，瓜蒌皮 10g，炒葶苈子 10g，白前 10g，天竺黄 10g，炙甘草 3g，鱼腥草 15g。7 剂。

2011 年 7 月 14 日二诊：

仅轻咳,吐痰、咽痒已不明显,觉口干,大便偏干,舌淡红,苔薄黄,脉弦。酌加滋阴润肺之品。玄参10g,麦冬10g,生地黄15g,桔梗10g,浙贝母10g,杏仁10g,海浮石15g,瓜蒌仁10g,牛蒡子10g,桑白皮10g,甘草3g。7剂。

按语:

肺主秋令,有肃降功能,喜清虚和降。肺中如有逆气、痰浊、逆火、瘀血等阻滞气道脉络,导致肺失清肃,气逆不降而生咳嗽,治以肃肺止咳。一诊以清泻肺中伏火立法,兼以疏风化痰。二诊痰热已基本清彻,但肺热伤阴,故改养阴生津,清宣润肺以善后。

案7:张某,男,48岁。

2012年2月8日初诊:

咳嗽2～3月,吐白黏痰,量一般,咯之不爽,胸闷气短,口不渴,纳食不多,夜寐不谧,二便调。舌淡红,苔薄黄腻,脉弦。心电图正常。胸片:双肺纹理增多增粗。咳嗽,痰热蕴肺,清肃失司,肺气不足,拟方补肺气,清痰热,肃肺止咳。北沙参15g,黄芪15g,忍冬藤20g,炙麻黄5g,杏仁10g,百合15g,炒葶苈子10g,炙甘草3g,桑白皮10g,黄芩10g,天竺黄10g,瓜蒌皮10g,浙贝母10g,白前10g,鱼腥草15g。14剂。

2012年3月20日二诊:

咳嗽减轻,痰吐白黏,量不多,咯之不爽,胸闷气短,咽微痒。舌淡红,苔薄黄,脉小弦滑,再拟疏风清热,化痰止咳。忍冬藤20g,炙麻黄5g,杏仁10g,法半夏10g,陈皮10g,浙贝母10g,瓜蒌皮10g,桑白皮10g,黄芩10g,炒葶苈子10g,苏子10g,紫菀10g,款冬花10g,炙甘草5g。10剂。

2012年4月12日三诊:

咳嗽已微,吐白黏痰,量不多,易咯,有时咽痒,胸闷气短已除,头晕。舌淡红,苔薄黄,脉小弦滑。原方出入。忍冬藤20g,炙麻黄5g,天麻10g,杏仁10g,法半夏10g,陈皮10g,浙贝母10g,瓜蒌皮10g,黄芩10g,桑白皮10g,炒葶苈子10g,紫菀10g,天竺黄10g,款冬花10g,炙甘草3g。7剂。

按语:

《医学真传》云:"诸病易治,咳嗽难医。"本案患者已咳嗽数月,辗转多方治疗,未得以控制,综观其舌脉症,乃肺失清肃,痰热内蕴,久咳已致肺气亏虚。刘河间有"治咳者化痰为先,化痰者下气为上"之旨,王肯堂曰:"痰随气升降,气壅则痰聚,气顺则痰消。"王老治疗本案注重补益肺气,清化痰热,肃肺理气止咳。所用方为三拗汤、二陈汤、桑白皮汤等加减而来。

咳嗽(支气管炎并感染)

余某,女,63岁。

2010 年 2 月 28 日初诊:

咳嗽月余,吐痰白黏,不易咯出,咽痒,痒时欲咳,咳甚胸痛,无胸闷气短,口干微苦,纳食、二便均可。舌微红,苔薄黄腻,脉小弦滑。中医病咳嗽(西医诊断为支气管炎并感染),咳嗽、咽痒者风之象,然此风目下应以肝木化风辨证,木叩金鸣,咳嗽乃作,何以为据? 无表证,口苦,参以脉弦足以为凭,拟清肝宁金法。青黛 5g^{冲兑},诃子 10g,瓜蒌皮 10g,炒栀子 10g,海浮石 15g,炙麻黄 5g,杏仁 10g,浙贝母 10g,天竺黄 10g,牛蒡子 10g,蝉蜕 10g,甘草 3g,炒葶苈子 10g,紫菀 10g,黄芩 10g。7 剂。

2010 年 3 月 5 日二诊:

咳嗽明显减轻,微有咽痒,痰吐白黏,胸痛已除,纳食馨,口干苦不著,二便调,舌淡红,苔薄黄,脉小弦滑。再拟清肝宁金法。炙麻黄 5g,杏仁 10g,炒栀子 10g,青黛 5g^{冲兑},诃子 10g,瓜蒌皮 10g,法半夏 10g,浙贝母 10g,陈皮 10g,牛蒡子 10g,蝉蜕 10g,海浮石 15g,炒葶苈子 10g,紫菀 10g,炙甘草 5g。7 剂。

按语:

肝脉布胁肋,上注于肺。肝气升发,肺气肃降,相互制约,相互协调,则人体气机升降正常。若肝失条达,气郁化火,火气循经上逆犯肺,肺失肃降,则致咳嗽,称为"木火刑金"。本案所用为王老之经验方清肝宁肺汤(青黛,栀子,海浮石,诃子,瓜蒌皮,炙麻黄,杏仁,石韦,忍冬藤)加减化裁而来。方中青黛泻肝理血,散五脏郁火;栀子凉心清肝,使邪热下行,两者合用,澄本清源,共为君药。瓜蒌润燥化痰,为治咳嗽要药;海浮石软坚止嗽,清水之上源,两者降火而行痰。诃子敛肺而定痰喘。炙麻黄、杏仁降气平喘,且取麻黄之发散,郁火宜发,发则火泄而喘停,不然,唯用苦寒则火无从泄,必遭冰伏内闭之虞。

咳嗽(上呼吸道感染,支气管炎 3 案)

案 1:彭某,女,32 岁。

2012 年 2 月 2 日初诊:

咳嗽已 5 日,吐白黏痰,易咯,咽微痒,痒则欲咳,饮食、二便均可。舌淡红,苔薄黄,脉弦滑。拟疏风散邪,清热化痰,肃肺止咳。诊断咳嗽(上呼吸道感染,支气管炎)。桑叶 10g,杏仁 10g,牛蒡子 10g,蝉蜕 10g,忍冬藤 20g,炙麻黄 5g,法半夏 10g,黄芩 10g,甘草 3g,浙贝母 10g,瓜蒌皮 10g,桔梗 10g,前胡 10g,紫菀 10g,鱼腥草 15g。4 剂。

2012 年 2 月 7 日二诊:

服上方 4 剂已基本不咳,唯喉中少量黏痰,易咯出,咽干不痒,余同前。舌淡红,苔薄黄,脉弦滑。玄参 10g,牛蒡子 10g,蝉蜕 10g,忍冬藤 20g,法半夏 10g,黄芩 10g,甘草 3g,浙贝母 10g,瓜蒌皮 10g,桔梗 10g,前胡 10g,紫菀

10g。3剂。

按语：

肺乃五脏之华盖，有"娇脏"之称，主清肃，其气贯百脉而通他脏，不耐邪侵。邪气入里易化热灼津，炼液为痰，痰热胶结，阻于气道，肺失清肃，肺气上逆则咳嗽；咽痒乃风之象，正如《医约·咳嗽》所论："咳嗽，毋论内外寒热，凡形气病气俱实者，宜散宜清，宜降痰，宜顺气。"故本案王老治以疏风清热，宣肺化痰止咳为主，药效神速。

案2：张某，女，43岁。

2011年3月1日初诊：

鼻塞3天，咽部干有热辣感，咳嗽，吐黄黏痰，咯之不爽，气短，干呕，口不渴，大便软溏。舌淡红，苔薄黄，脉浮。咳嗽，风邪上受，痰热蕴肺，胃失和降，拟疏风散邪，清热化痰，和胃降逆。病咳嗽（上呼吸道感染，支气管炎）。桑叶10g，菊花10g，杏仁10g，薄荷3g，牛蒡子10g，蝉蜕10g，前胡10g，枳壳10g，竹茹10g，浙贝母10g，瓜蒌皮10g，玉竹15g，黄芩10g，炙枇杷叶10g，甘草3g。4剂。

2011年3月11日二诊：

咳嗽明显减轻，鼻微塞，无痰，咽干痒，胸微闷，气短，头晕，舌淡红，苔薄黄，脉小弦滑。原法加减。桑叶10g，忍冬藤15g，牛蒡子10g，蝉蜕10g，僵蚕10g，杏仁10g，浙贝母10g，瓜蒌皮10g，黄芩10g，紫菀10g，白前10g，前胡10g，炙甘草3g，炙枇杷叶10g。4剂。

按语：

肺主宣降，司呼吸，肺气宣则浊气得以呼出，降则清气得以吸入，升已而降，降已而升，升降相因，秩序井然，邪气侵扰使肺气失于宣肃而发为咳嗽。外感风邪，肺失宣降，痰热内蕴。本案以桑菊饮加减疏风清热；以竹茹、浙贝母、瓜蒌皮、黄芩等清热化痰；以白前、枇杷叶等降肺气止咳。《医约·咳嗽》中"咳嗽勿问内外寒热，凡形气病气俱实者宜清宜散，宜降痰，宜顺气。"所言极是。

案3：刘某，女，39岁。

2012年9月20日初诊：

咳嗽20日许，鼻流脓涕，咽中痰堵，咯痰不爽，痰黏稠，形寒畏风，胸闷气短不著，口干，纳食一般，二便调。舌淡红，苔薄黄，脉小弦滑。感冒，咳嗽，风热夹毒上受，痰热蕴肺，娇脏有失清肃，拟疏风泄毒，清热化痰。忍冬藤20g，炙麻黄5g，杏仁10g，桑叶15g，苍耳子10g，辛夷10g，牛蒡子10g，黄芩10g，鱼腥草15g，前胡10g，浙贝母10g，瓜蒌皮10g，天竺黄10g，炒葶苈子10g，重楼15g。7剂。

2012年9月28日二诊：

上方服用 5 剂,所述症候已去除大半,现仅轻咳,咯少量白稀痰,无畏寒怕冷。舌淡红,苔薄白,脉滑。原方加减巩固。炙麻黄 5g,杏仁 10g,桑叶 15g,牛蒡子 10g,紫菀 10g,前胡 10g,浙贝母 10g,瓜蒌皮 10g,法半夏 10g。5 剂。

按语:

《灵枢·五阅五使》云:"鼻者,肺之官也。"《灵枢·脉度》又云:"故肺气通于鼻,肺和则鼻能知臭香矣。"说明肺与鼻在生理上关系密切。两者在病理上也相互影响,《灵枢·本神》云:"肺气虚则鼻塞不利,少气,实则喘喝,胸盈仰息。"本方在清热化痰止咳的同时,用苍耳子、辛夷等祛风开窍通鼻,体现了肺鼻同治之法。

咳嗽,风眩(支气管炎并感染,高血压病)

黄某,女,76 岁。

2012 年 1 月 9 日初诊:

咳嗽 8 日,吐黄黏痰,咯之不畅,咽痒微痛,胸闷气短,纳差,口干,大便成形,有时偏溏。舌淡红,苔薄黄,脉弦滑。BP 148/92mmHg。胸片:双肺纹理增粗紊乱。有高血压病史。咳嗽,风眩,以前者为主,风邪上受,痰热蕴肺,娇脏失肃,拟疏风散邪,清热化痰。忍冬藤 20g,炙麻黄 5g,杏仁 10g,牛蒡子 10g,蝉蜕 10g,僵蚕 10g,甘草 3g,浙贝母 10g,瓜蒌皮 10g,炒葶苈子 10g,黄芩 10g,鱼腥草 15g,天竺黄 10g,前胡 10g,白前 10g。7 剂。

2012 年 1 月 16 日二诊:

依然咳嗽,胸闷痛,气短,痰多易咯,痰转白黏,咽痒微痛,纳食不多,口不渴,大便偏溏。舌淡红,苔薄黄,脉小弦滑。BP 140/80mmHg。原法出入。炙麻黄 5g,杏仁 10g,法半夏 10g,陈皮 10g,浙贝母 10g,瓜蒌皮 10g,天竺黄 10g,桑白皮 10g,黄芩 10g,炒葶苈子 10g,茯苓 10g,炙甘草 5g,牛蒡子 10g,僵蚕 10g,蝉蜕 10g,射干 5g,紫菀 10g,白参 10g^{煎兑},薏苡仁 20g。10 剂。

2012 年 2 月 3 日三诊:

咳嗽、胸闷痛、喉中痰鸣、气短改善,仍然痰多,泡沫状,咯之不爽,口干不渴,大便间或软溏。舌黯红,苔薄黄,脉小弦滑。肺中痰热渐化,宣肃得以复司,然口苦、脉弦,示肝木尤旺,为此转方清泄肝木以宁肺金。炒栀子 10g,青黛 5g^{冲兑},诃子 10g,瓜蒌皮 10g,海浮石 15g,浙贝母 10g,法半夏 10g,炙麻黄 10g,杏仁 10g,薏苡仁 20g,茯苓 15g,炒葶苈子 10g,黄芩 10g,桑白皮 10g,天麻 10g^{蒸兑},炙甘草 3g。10 剂。

按语:

本案患者发病一派痰热蕴肺之象,所谓"治痰者必降其火,治火者必顺其气",故病初以清热化痰,宣肺利咽为主,后期清泻肝火以宁肺。方中蝉蜕、僵蚕这一药对均入肺经,气味俱薄,禀金水之精,浮而升,纯走气分,既能清宣肺气,疏散风热,又能镇静解痉,化痰散结。为治风热咳嗽之要药。

5. 久咳

久咳,肺胀(慢性支气管炎并感染,肺气肿3案)

案1:刘某某,男,76岁。

2010年10月14日初诊:

近来咳嗽较著,吐白色泡沫痰,胸闷,动则心悸气短,头晕,夜寐尚谧。纳食不多,口干不著,大便偏干,尿急,尿频。舌淡红,苔薄黄,脉小弦滑。西医诊断为慢支并感染,肺气肿。久咳并肺热病,肺胀,肺肾气虚,痰热蕴肺,肺失清肃,虚实并见,治宜兼顾,补肺肾,益气阴,清痰热以宣肃肺气。白参10g^{煎兑}麦冬15g,当归10g,熟地黄10g,法半夏10g,陈皮10g,浙贝母10g,瓜蒌皮10g,炒葶苈子10g,桑白皮10g,桔梗10g,黄芩10g,鱼腥草15g,忍冬藤20g,炙麻黄5g,杏仁10g,炙甘草3g。10剂。

2010年11月1日二诊:

上方甚合病机,仅服3剂,咳嗽基本已止,夜寐安谧。目下偶咳,痰少,或黄或绿,胸闷心忡气短减轻,纳食一般。口微干,大便转正常。舌淡红、少苔,脉小弦滑。原法调整以巩固。白参10g^{煎兑}麦冬15g,当归10g,熟地黄15g,浙贝母10g,瓜蒌皮10g,桑白皮10g,黄芩10g,法半夏10g,炒葶苈子10g,苏子10g,天竺黄10g,忍冬藤20g,炙麻黄5g,杏仁10g,炙甘草5g。10剂。

随访,患者诸症已消失,生活起居如常。

案2:莫某,女,75岁。

2010年3月2日初诊:

咳嗽反复数十年,吐白黏痰,胸微闷,气短,心微悸,纳食一般,口不渴,手足心热,夜寐不谧,二便调,舌淡红,苔薄黄,脉弦滑。有糖尿病史,久咳、消渴,以前者为主,肺气阴亏乏,易感外邪,痰热蕴肺,清肃失司,拟益气阴,清痰热为法。白参10g^{煎兑}麦冬15g,五味子5g,炙麻黄5g,杏仁10g,炒葶苈子10g,桑白皮10g,黄芩10g,浙贝母10g,瓜蒌皮10g,法半夏10g,紫菀10g,白前10g,天竺黄10g,诃子10g。10剂。

2010年3月14日二诊:

药后仅轻咳,痰易咯出,白黏,胸闷、气短、心悸已不显。舌淡红,苔薄黄,脉弦滑。血糖控制尚平稳。方药对症。太子参10g,麦冬15g,五味子5g,炙麻黄5g,杏仁10g,炒葶苈子10g,桑白皮10g,黄芩10g,浙贝母10g,瓜蒌皮10g,紫菀10g,白前10g,天竺黄10g,诃子10g。7剂。

按语：

古有"肺为气之主,肾为气之根"之说。久咳耗气,久病及肾,加之患者年高,肺肾亏损,则肺不主气,肾不纳气,咳喘、胸闷、动则气喘足以证明。方中白参、麦冬、当归、熟地黄等益气养阴,肺肾同补;桑白皮性寒且降,入肺经,泻肺平喘,与苏子、葶苈子相合则温肺与清热化痰并进;炙麻黄辛散苦泄,宣肺止咳平喘;杏仁味苦降泄,一是协同桑白皮降气止咳平喘,二是肺热下移大肠,经润肠通便以泄热,三是配炙麻黄,一宣一降,加强宣肺降气止咳之功;紫苏子、桔梗祛痰利气,宣肺降气以通便,且桔梗"一为诸药之舟楫,一为肺部之引经",载药上行;黄芩专泻肺热;瓜蒌皮、浙贝母苦泄清热化痰。诸药相伍,肺肾同调,标本兼顾,辨证立法用药丝丝入扣,故收效显著。

案3:郑某,男,77岁。

2008年11月20日初诊:

凤疾久咳,历30余年,吐黏痰,量多色黄,咯之不爽,胸闷痛,动则气短,头晕,纳差,口干且苦,大便干结,2～3日一更。舌微黯红,苔薄黄,脉弦细。Bp 140/90mmHg。胸片:慢性支气管炎并肺气肿改变。肺气阴亏虚,痰热内蕴,肺失清肃为标,久病多郁,肝木刑金势必参与,故宜肝肺并治。青黛5g冲兑、全瓜蒌15g,诃子10g,炒栀子10g,海浮石15g,炙麻黄5g,杏仁10g,炒葶苈子10g,浙贝母10g,天竺黄8g,苏子10g,紫菀10g,炙甘草3g,白参10g煎兑,麦冬10g。10剂。

2008年12月1日二诊:

久咳并肺热病,肺胀,系本虚标实之证,前方益气养阴、清肝宁金、豁痰定喘止咳,咳、痰、喘等续见改善,舌淡黯红,苔薄,黄白相兼,脉小弦滑,示原法合拍,守方续进。白参10g煎兑,麦冬15g,五味子5g,炒栀子10g,诃子10g,海浮石15g,青黛5g冲兑,全瓜蒌20g,炙甘草5g,炙麻黄5g,杏仁10g,炒葶苈子10g,法半夏10g,浙贝母10g,苏子10g,黄芩10g。14剂。

按语：

《珍本医术集成》中提到:"肝为将军之官,则于一身上下,其气无所不乘,和则为诸脏之赡养,衰与亢则为诸脏之残贼。"《读医随笔》言:"医者善于调肝,乃善治百病。"王老治疗久咳、肺胀、哮喘等常能从肝治肺,以其清肝宁肺汤为代表,组成为:青黛,栀子,海浮石,诃子,瓜蒌皮,炙麻黄,杏仁,石韦,忍冬藤。栀子、青黛、海浮石、诃子、瓜蒌皮,本方出自朱丹溪"咳血方",为肝火灼肺而设。青黛泻肝理血,散五脏郁火;栀子凉心清肝,使邪热下行,两者合用,澄本清源,共为君药。瓜蒌润燥滑痰,为治嗽要药;海浮石软坚止嗽,清水之上源,两者降火而化痰。诃子敛肺而定痰喘,不用治血之药,火退则血自止。炙麻黄、杏仁降气平喘,且取麻黄之发散,郁火宜发,发则火泄而喘停,不然,但事苦寒则火无从泄,必遭冰伏内闭之虞。石韦上清肺热,下利膀胱,止咳祛痰。诃子与麻黄配对,一散一收,相反相成。用忍冬藤,不用金银花者,因藤能入络,专以清泄痰热,使其不致于阻遏肺管而肺管不利、气道涩滞。本方虽肝肺并治,然重在清泄肝木以宁肺金,故名"清肝宁肺汤"。

久咳(慢性支气管炎2案)

案1:黄某,男,60岁。

2010年1月28日初诊:

咳嗽反复历20余年,吐白黏痰,量多,咽堵不适,胸闷气短,头晕,纳食尚馨,口不渴,有时胃痛,二便调。舌淡红,苔薄,脉小弦滑。久咳,肺肾气虚,痰热内蕴,肺失清肃,拟益肺补肾,清热化痰。白参10g煎兑,麦冬15g,炙麻黄5g,杏仁10g,当归10g,熟地黄15g,桑白皮10g,黄芩10g,浙贝母10g,瓜蒌皮10g,法半夏10g,陈皮10g,炒葶苈子10g,天竺黄10g,紫菀10g,诃子10g。14剂。

2010年3月2日二诊:

前方药后咳嗽、气短显减,然仍易于感冒,咳嗽,吐白黏痰,胸闷气短,夜寐不易入睡,口不渴,纳食馨,舌淡红,苔薄黄,脉小弦滑,原方出入。白参10g煎兑,黄芪20g,炙麻黄5g,杏仁10g,桑白皮10g,黄芩10g,浙贝母10g,瓜蒌皮10g,法半夏10g,陈皮10g,炒葶苈子10g,紫菀10g,白前10g,诃子10g,炙甘草5g。14剂。

案2:瞿某,男,30岁。

2012年3月7日初诊:

咳嗽2年,痰极少,咽痛不痒,胸不闷痛,登楼气短,纳食馨,口微干。夜寐谧,尿黄尿痛,余沥不尽,大便调。舌淡红,苔薄黄,脉小弦滑。胸片未见明显异常。久咳,痰热蕴肺,肺失清肃,久而不愈者,肺气阴不足,托邪乏力也。百合20g,北沙参15g,忍冬藤20g,炙麻黄5g,杏仁10g,桑白皮10g,黄芩10g,茯苓15g,薏苡仁30g,诃子10g,炒葶苈10g,白前10g,浙贝母10g,海浮石15g,炙甘草5g,款冬花10g。10剂。

2012年3月22日二诊:

咳嗽减缓过大半,无痰,咽痛亦除。舌淡红,苔薄黄,脉弦滑。原法进退。黄芪15g,百合15g,北沙参15g,炙麻黄5g,杏仁10g,桑白皮10g,黄芩10g,炒葶苈10g,浙贝母10g,瓜蒌皮10g,紫菀10g,白前10g,甘草3g,海浮石15g,款冬花10g。10剂。

2012年4月24日三诊:

微咳阵作,无痰,咽痛气短已除。口微干。舌淡红,苔薄黄,脉小弦滑。原法增损,以冀全功。北沙参 15g,百合 20g,炙麻黄 5g,杏仁 10g,桑白皮 10g,黄芩 10g,浙贝母 10g,瓜蒌皮 10g,炒葶苈子 10g,炙甘草 3g,冬瓜仁 15g,紫菀 10g,款冬花 10g,诃子 10g,炙枇杷叶 10g。10 剂。

按语:

《内经》所言"五脏六腑皆令人咳,非独肺也"。王老认为咳嗽之脏腑病位多涉及肺肾肝,故补肺、益肾、清肝常贯穿治疗之始终。咳嗽虽可由多种原因引起,但无非外感或内伤,王老治疗内伤咳嗽多从痰、火论治,桑白皮汤、咳血方等为其常用方。肺病迁延不愈导致肺虚,阴伤气耗,肺肃降无权,咳嗽更难治愈,此两案均体现"标本兼治"之则,全程紧扣肺气阴亏虚之本,或侧重清化,或加强敛肺,以期邪祛正安。

久咳(喘息性支气管炎 2 案)

案 1:何某,女,51 岁。

2012 年 10 月 10 日初诊:

有夙痰咳喘,又发 3 月许,症见咳嗽,吐黏痰,色绿,量多,易咯,咽痒,喉中痰鸣,无胸闷及气短,纳食不多,口干不苦,少寐,二便调。舌淡红,苔薄黄,脉小弦滑。久咳为主,肺气阴亏虚,痰热蕴肺,肺管不利。拟益气养阴,清化痰热,宣肺金。北沙参 15g,百合 15g,杏仁 10g,忍冬藤 20g,浙贝母 10g,瓜蒌皮 10g,炒葶苈子 10g,僵蚕 10g,牛蒡子 10g,桑白皮 10g,黄芩 10g,炙甘草 5g,射干 10g,天竺黄 10g,紫苏子 10g。7 剂。

2012 年 10 月 18 日二诊:

咳嗽、咽痒已除,咯痰减少,口干已不著,余同前。舌淡红,苔薄黄,脉小弦滑。太子参 10g,北沙参 15g,百合 15g,杏仁 10g,浙贝母 10g,瓜蒌皮 10g,炒葶苈子 10g,桑白皮 10g,黄芩 10g,炙甘草 5g,法半夏 10g,紫苏子 10g。7 剂。

按语:

咳喘发作的关键病机为"风盛痰阻,气道挛急",清·蒋宝素在《问斋医案》中指出"哮喘屡发,发时以散风为主",故对于哮喘急性发作者,王老在清热化痰,降气平喘的同时加用祛风解痉之品以使表邪外达,肺气清肃得行,气道通利,痰去络通而喘自平。

案 2:李某某,男,84 岁。

2010 年 3 月 15 日初诊:

2 型糖尿病,高血压病,喘息性支气管炎,目前以后者为主,咳嗽,吐白黏痰,胸闷气促,口干,咳甚二便失禁,舌淡黯红,苔薄黄,脉弦。目前以久咳、喘证为主,肺肾气阴两虚,痰热蕴肺,肺管不利,气道涩滞,拟益气阴,清痰热,利气道,佐以平肝清肝以宁肺金。青黛 5g^{冲兑},炒栀子 10g,诃子 10g,瓜蒌皮

10g,浙贝母10g,桑白皮10g,黄芩10g,石决明20g(先煎),天竺黄10g,炒葶苈子10g,百合20g,苏子10g,紫菀10g。10剂。

2010年3月25日二诊：

咳嗽咯痰已去之大半，胸闷气促已除，舌淡黯红，苔薄黄，脉弦。原方加丹参10g，青黛5g冲兑，炒栀子10g，诃子10g，瓜蒌皮10g，浙贝母10g，桑白皮10g，黄芩10g，石决明20g(先煎)，天竺黄10g，炒葶苈子10g，百合20g，苏子10g，紫菀10g，丹参10g。10剂。

按语：

治病求本，患者虽以咳喘为主，但其本为肺肾阴虚，肝阳偏旺，木气亢逆，升动太过，木火刑金，发为咳喘。故以青黛、黄芩、栀子清肝宁肺为主，佐以清热化痰、平肝潜阳为治。

久咳并肺热病，肺胀(慢性支气管炎并感染，慢性阻塞性肺气肿，肺心病)

宣某某，男，72岁。

2012年3月27日初诊：

咳嗽月余，吐白黏痰，量多，咯之欠爽，胸不闷痛，动则气喘，无心忡，头不晕，夜寐不谧，夜尿频，腰膝酸软，大便成形。舌淡黯红，苔薄黄腻，脉小弦滑。胸片：支气管炎并双下肺局限性肺气肿。心电图：肺型P波。久咳，肺胀，肺肾两虚，气阴不足，痰热蕴肺，肺气失利。拟补肺肾，益气阴，清痰热，肃肺金。忍冬藤20g，西洋参5g煎兑，百合15g，紫河车10g研末兑，炙麻黄5g，麦冬15g，杏仁10g，浙贝母10g，瓜蒌皮10g，炙甘草3g，天竺黄10g，炒葶苈子10g，桑白皮10g，黄芩10g。10剂。

2012年4月13日二诊：

药后咳嗽吐痰显著改善，胸闷气短亦获好转。舌淡黯红，苔薄黄，脉小弦滑。小者气阴两虚，弦滑者痰热尤著，故仍宜益气阴，补肺肾，清痰热，利肺气为法。西洋参5g兑，麦冬15g，紫河车10g研末兑，百合15g，炒葶苈子10g，炙麻黄5g，杏仁10g，桑白皮10g，黄芩10g，法半夏10g，瓜蒌皮10g，天竺黄10g，浙贝母10g，炙甘草5g，忍冬藤20g。10剂。

2012年10月9日三诊：

前方药后病症缓减数月，近7～8日来鼻流涕，咽不痒痛，咳嗽，吐黄黏痰，易咯，胸闷气短，纳食不馨，口微渴，大便成形。舌淡黯红，苔薄黄，脉小弦滑。今日胸片：支气管疾患并肺气肿。久咳并肺热病，肺胀，肺肾气阴两虚，痰热蕴肺，肺金失肃，标实本虚。拟补肺肾，益气阴，清痰热为法。西洋参5g煎兑，百合15g，炙麻黄5g，杏仁10g，忍冬藤20g，炒葶苈子10g，浙贝母10g，瓜蒌皮10g，天竺黄10g，海浮石15g，桑叶10g，黄芩10g，鱼腥草15g，甘草5g，紫河车

10g^{研末兑}。10剂。

按语：

慢性阻塞性肺气肿者，咳嗽、咳痰、喘息常反复发作，迁延不愈，即使在缓解期，也有明显的动则气喘，还常伴有夜尿频多，腰膝酸软，齿摇发枯等症。故其病位虽在肺，其根本在肾。本案始终强调补肾益精，以期"金水相生"，"正气存内，邪不可干"。

久咳，肺络张，肺气肿（慢性支气管炎，支气管扩张，阻塞性肺气肿2案）

案1：罗某，女，66岁。

2009年11月18日初诊：

慢性支气管炎、支气管扩张、肺气肿患者，现晨起咳嗽，咯少量脓性痰，伴活动后气促，唇干，大便每日2次，质软，饮食尚可，舌淡红，苔薄黄，脉弦。左下肺呼吸音低，闻及少许痰鸣音，心率80次/分，律齐。太子参10g，麦冬15g，黄连3g，法半夏10g，浙贝母15g，百合15g，白茅根10g，藕节10g，枳壳10g，厚朴10g，沙参15g，山药10g，地骨皮10g，甘草5g。7剂。

2009年11月26日二诊：

病史如前，已不咳，晨起咯吐黄黏痰，胸闷，动则气短，头不晕痛，夜寐有时不谧，纳食馨，大便日解2次，质软，舌淡黯红，苔薄黄，脉弦细。久咳，肺络张，肺胀为主，肺肾气虚，痰热蕴肺，虚实并见，治宜兼顾。白参10g^{煎兑}，百合20g，杏仁10g，桑白皮10g，黄芩10g，天竺黄10g，浙贝母10g，瓜蒌皮10g，紫河车10g^{研末兑}，当归10g，熟地黄15g，苏子10g，甘草3g，麦冬15g，五味子5g。10剂。

2009年12月10日三诊：

目下不咳，痰吐或白或黄，喉中痰鸣，胸闷气短，纳食一般，头不晕，时有不适，夜寐安谧，大便成形，日解2～3次，舌淡黯红，苔薄白，脉细弦滑。久咳，肺胀，肺络张为主，肺肾气虚，肺不主气，肾不纳气为本；痰热蕴肺，肺失清肃，气道失利，气击痰鸣为标，治宜兼顾。白参10g^{煎兑}，麦冬10g，五味子5g，百合20g，杏仁10g，茯苓10g，炙甘草3g，苏子10g，浙贝母10g，瓜蒌皮10g，当归10g，熟地黄15g，炒葶苈子10g，紫河车10g^{研末吞}，黄芩10g。14剂。

2009年12月24日四诊：

微咳，吐痰白黏，喉中痰鸣，胸闷不著，动则气促，头不晕，夜寐改善，纳食减少，舌淡红，苔薄黄，脉小弦滑。原法出入。白参10g^{煎兑}，麦冬10g，五味子5g，杏仁10g，法半夏10g，陈皮10g，浙贝母10g，瓜蒌皮10g，炒葶苈子10g，炙甘草5g，桑白皮10g，黄芩10g，射干5g，炙麻黄5g，天麻10g^{蒸兑}。14剂。

2010年1月8日五诊：

白天咳嗽已不著,夜间喉中痰阻不适,咳嗽,吐黏痰,色或白或黄,舌淡红,苔薄白,脉小弦滑。再拟益气阴以扶正,清热豁痰,宣肃肺气以治标。白参10g^{煎兑},麦冬15g,五味子5g,桑白皮10g,黄芩10g,炙麻黄5g,杏仁10g,浙贝母10g,薏苡仁20g,炙甘草5g,法半夏10g,天竺黄10g,紫菀10g,射干10g,炒葶苈子10g,鱼腥草15g,冬瓜仁15g。14剂。

2010年1月25日六诊:

舌淡红,苔薄黄,脉小弦滑,病史大致如前,微咳,痰少,或清或黏,其色或白或黄,偶夹血,肺肾两虚,气阴不足为本;痰热蕴肺,肺失清肃为标,"间者并行",标本同治,益肺肾,补气阴,清痰热。白参10g^{煎兑},麦冬15g,五味子5g,桑白皮10g,黄芩10g,白及10g,藕节10g,紫菀10g,浙贝母10g,炒葶苈子10g,苏子10g,瓜蒌皮10g,天竺黄10g,海浮石15g,诃子10g,炙甘草3g。14剂。

2010年2月8日七诊:

久咳,肺络张,肺胀,风眩,以前二者为主,微咳,痰吐色白微黏,咽不痒痛,亦无胸闷痛,活动后气短好转,纳食、夜寐改善,二便调,舌淡红,苔薄黄,脉弦缓。肺脾气虚,痰湿蕴肺,肺失清肃,虚实并见,"间者并行",拟健脾肺,化痰湿。白参10g^{煎兑},黄芪20g,炙麻黄5g,苏子10g,当归10g,熟地黄15g,法半夏10g,陈皮10g,浙贝母10g,白术10g,茯苓10g,桑白皮10g,黄芩10g,紫菀10g,白及10g,炙甘草3g。14剂。

案2:田某某,女,65岁。

2012年7月6日初诊:

咳嗽多年,吐痰白黏,咯之不爽,胸闷气短,动则益甚,咽痒,头晕,夜寐一般。纳食馨,口渴不苦,大便成形,解之欠畅。舌淡红,苔剥薄黄,脉形小弦滑。BP 140/90mmHg。有高血压病史。西医诊断:慢性支气管炎,支气管扩张,阻塞性肺气肿,高血压病。久咳,肺络张,肺胀,风眩,以肺系疾病为主,肺肾两虚,气阴不足,痰热蕴肺,肺失清肃。拟补肝肾,益气养阴,清化痰热,虚实并治。白参10g^{煎兑},麦冬15g,五味子5g,紫河车10g^{研末兑},桑白皮10g,黄芩10g,杏仁10g,瓜蒌皮10g,浙贝母10g,炒葶苈子10g,法半夏10g,陈皮10g,海浮石15g,牛蒡子10g,僵蚕10g,炙甘草3g。10剂。

2012年7月16日二诊:

咳嗽吐痰减少,胸闷气短改善,头晕痛。舌淡红,苔薄黄,脉弦细。BP 160/90mmHg。原法增强平肝之品。白参10g^{煎兑},天麻10g^{蒸兑},麦冬15g,五味子5g,石决明20g(先煎),桑白皮10g,黄芩10g,法半夏10g,浙贝母10g,瓜蒌皮10g,茯苓10g,炒葶苈子10g,炙甘草3g,陈皮10g,海浮石15g,白前10g。14剂。

2012年7月30日三诊:

咳嗽吐痰续减,头晕痛偶现,余大致为前。舌淡红,苔薄黄,脉细弦滑。

BP 120/70mmHg。肝阳已获平潜,肺金清肃之职渐趋复司。原法续进。白参10g^{煎兑},麦冬15g,五味子5g,炙麻黄5g,杏仁10g,法半夏10g,浙贝母10g,瓜蒌皮10g,桑白皮10g,忍冬藤10g,炒葶苈子10g,紫菀10g,石决明20g^{先煎},炙甘草3g。14剂。

按语:

王老指出肺肾金水相生,病则互为因果,初病病变在肺,久发不已,势必由肺累及于肾,致肺肾俱虚。患者有多年慢性肺系疾病史,正气多虚,不耐攻伐,若攻邪太过,反伤其正,在扶正的基础上攻邪,方不伤正。故补益肺肾,匡扶正气,无论是在久咳、肺胀发作期或缓解期均为要法。

肺肾气虚,肺不主气,肾不纳气为本;痰热蕴肺,肺失清肃,气道失利,气击痰鸣为标,清热化痰的同时,配以益气滋阴,健脾化痰,体现了肺肾同治,肺脾同治之原则。

6. 肺热病(肺部感染)

史某某,男,75岁。

2008年10月8日初诊:

近20多日畏风头痛、身疼,低热,微汗出,不咳无痰,口干兼苦,纳食及二便均可。舌淡黯红,苔薄黄,脉濡。胸CT:双肺纹理增多稍粗,结构紊乱,两肺尖少许斑片状。血常规:白细胞 $11×10^9$/L,N83%。建议住院治疗,婉言拒之。考虑肺部感染,中医诊断:肺热病。作为外感发热论治,太阳少阳合病。拟疏风散寒,和解少阳。麻黄5g,杏仁10g,薏苡仁30g,炙甘草3g,柴胡10g,黄芩10g,秦艽10g,葛根20g,青蒿10g,蝉蜕10g,僵蚕10g,连翘10g。3剂。

2008年10月11日二诊:

畏风低热已退,示表邪已解,仍感头痛,身疼,微汗出,口干微苦,舌淡红,苔薄黄,脉弦。示肝失条达,少阳枢机不利,拟从肝治,肝主疏泄,主筋膜,司血道也。柴胡10g,黄芩10g,薏苡仁30g,苍术10g,白术10g,秦艽10g,羌活10g,当归10g,白芍10g,白芷15g,威灵仙10g,炙甘草3g,葛根20g,姜黄10g。7剂。

按语:

张锡纯认为外感热病的早期若"徒执寒凉,只清不透,则邪无由出,气机更加冰伏",故其用药多清透并举,着意汗解,务求透邪外达。王老治疗该病用方麻杏苡甘汤合小柴胡汤加减。前者通经解表,祛寒除湿;后者和解兼表散,太少同治,方中柴胡疏少阳之郁滞,清胸腹蕴热以除烦满,柴胡黄芩合用,能解少阳半表半里之邪。热退后仍见头身疼痛,转以柴葛解肌汤加减,一以辛凉解肌,兼清里热;二以疏泄肝木,身痛治肝。

7. 肺痨,咳喘(双上肺继发性结核,喘息性支气管炎)

徐某,男,63 岁。

2012 年 7 月 23 日初诊:

咳嗽吐痰多年伴胸闷气促 1 年余。刻下症见咳嗽,吐白黏痰,量或多或少,易咳,无咯血,咽痒则咳。胸闷气促动则益甚,喉中痰鸣,纳食馨。口干不著,二便调。舌淡红,苔薄黄,脉细弦滑。双上肺继发性结核大部纤维化、硬结,喘息性支气管炎。肺痨,咳喘,肺肾气虚,痰热蕴肺,多因肝木乘逆,肺络不畅,津液遏阻化热而成。故治宜补肺肾,化痰热,清肝宁肺。白参 10g煎兑,紫河车 10g研末兑,法半夏 10g,陈皮 10g,浙贝母 10g,瓜蒌皮 10g,葶苈子 10g,诃子 10g,栀子 10g,青黛 5g冲兑,海浮石 15g,僵蚕 10g,蝉蜕 10g,牛蒡子 10g,黄芩 10g。7 剂。

2012 年 7 月 30 日二诊:

咳嗽减缓,仅局限于早晚间,痰少白而微黏,咳之不爽。喉中痰鸣声显减。仍咽痒胸闷气短,纳食一般,口不干苦,大便成形。舌淡黯红,苔薄黄。脉小弦滑。原法有效,加减续进。白参 10g另煎兑,紫河车 10g研末吞,炒栀子 10g,诃子 10g,海浮石 15g,瓜蒌皮 10g,青黛 5g冲兑,蝉蜕 10g,僵蚕 10g,牛蒡子 10g,炒葶苈子 10g,白前 10g,法半夏 10g,浙贝母 10g,炙甘草 3g。10 剂。

按语:

对于肺痨的治疗,《医学正传·劳极》即已明示:"一则杀其虫,以绝其根本,一则补其虚,以复其真元"。"其邪展转,乘于五脏。"王老治疗本病主张调理脏腑,重点在肺,兼顾肝、肾。本型为肺痨后期,由肺累及于肾,加之肝木乘逆,木火刑金,肺热咳喘日久,渐致肺肾气虚,故气短喘促频发。故治疗以白参、紫河车等补益肺肾,朱丹溪之咳血方则着重清肝泻肺化痰。

8. 肺癌,骨痿(右肺低分化腺癌,骨质疏松症)

黎某某,女,64 岁。

2010 年 10 月 21 日初诊:

病史如前,右肺低分化腺癌骨质疏松症,目下偶咳,少痰,无胸闷痛,以腹及两髋胯部疼痛为主,纳食一般,口微苦,夜寐易醒,大便易溏,舌黯红,苔薄黄,脉弦细。肺癌,骨痿或骨痹。痰瘀热毒互结为癌,留着于肺,久则金水不能相生,累及于肾,殃及骨络,令骨髓减少,骨络瘀阻而成,故治宜肺肾并治,豁痰清热,化瘀泄毒以清肺;补肾益精,活血通络以壮骨。黄芪 20g,百合 20g,北沙参 15g,川黄连 5g,法半夏 10g,瓜蒌皮 10g,重楼 10g,山慈菇 10g,浙贝母 10g,生地黄 15g,桑寄生 15g,怀牛膝 10g,杜仲 15g,刘寄奴 10g,威灵仙 10g,鸡血藤 15g。20 剂。

2010 年 11 月 11 日二诊:

药后两髋胯部疼痛已减轻,上下楼行动索利,腰痛,大便成形,头微痛,稍咳。舌淡黯红,苔薄,脉弦细。原法有效,略作变更。上方加天麻10g^{蒸兑},杏仁10g。20剂。

2010年12月30日三诊:

停药旬余,腰及两胯部疼痛稍增,右膝疼痛,肺系症状不著。舌淡红,苔薄黄,脉细弦。骨痿为主,肾精气亏虚,髓减骨乏,骨络瘀阻。治宜着重补肾益精通络。黄芪20g,熟地黄15g,山萸肉10g,山药20g,丹参10g,淫羊藿10g,补骨脂10g,桑寄生15g,续断15g,刘寄奴15g,威灵仙10g,鸡血藤15g,杜仲15g。20剂。

2011年1月21日四诊:

腰及两髋部疼痛已获减轻,活动较前好转,不咳无痰,胸胁不痛,夜寐不谧,纳食、二便均可。舌淡红,苔薄黄,脉弦细。腰痛,骨痹为主,肾主骨生髓,肾精气亏虚,骨髓空虚,骨络瘀阻自无疑议,然癌毒易移于骨,原方酌加解毒抗癌之品。黄芪20g,半枝莲20g,虎杖15g,生地黄15g,丹参10g,骨碎补10g,淫羊藿10g,补骨脂10g,怀牛膝10g,刘寄奴15g,当归10g,白芍15g,九香虫10g,乳香10g,没药10g,沙苑子15g,菟丝子15g。20剂。

按语:

《医宗必读·积聚》曰"积之成也,正气不足,而后邪气踞之";《杂病源流犀烛·积聚癥瘕痃癖痞源流》谓"邪居胸中,阻塞气道,气不宣通,为痰,为食,为血,皆得与正相搏,邪既胜,正不得而制之,遂结成形而有块"。王老认为邪毒入侵、七情内伤、正气亏虚致肺气贲郁、痰浊瘀结,酿生癌毒,癌毒阻肺,是发病的关键。

肺肾为母子关系,两者相生相用。肾为肺之子,肺虚则肾失滋生之源,治宜金水相生,补肾气以实肺气,补肺阴以滋肾水,肺肾同治。肾精气亏虚,髓减骨消,骨络瘀阻,加之癌毒移行入骨,方中增添解毒抗癌之品实属必需。

(二)心系病

1. 心悸

心悸(室性期前收缩)

邱某某,男,52岁。

2008年6月17日初诊:

心慌,动则气短,稍胸闷痛1年,夜寐纳食及二便均可。舌淡红,苔薄黄,脉结代。心电图:室性期前收缩。诊为心动悸,拟炙甘草汤加减。炙甘草10g,党参10g,麦冬15g,五味子5g,桂枝8g,炒枣仁15g,当归10g,丹参15g,

茯神 15g，瓜蒌皮 10g，苦参 10g，炙水蛭 5g，龙骨 10g^{先煎}，煅牡蛎 20g，柏子仁 10g，阿胶 10g^{烊化兑}。15 剂。

2008 年 9 月 1 日二诊：

炙甘草汤为心之气血阴阳亏虚，心神失养，动击无序而治。前方按此加减，心慌已除，气短改善，仍有胸闷似压，凌晨醒后自觉身热汗出，舌淡黯红，苔薄黄，脉弦细有结代之象。心主血脉，阅前方养血药似嫌不足，宜作调整。炙甘草 10g，白参 10g^{煎兑}，麦冬 15g，五味子 5g，桂枝 8g，生地黄 15g，炒枣仁 15g，丹参 15g，阿胶 10g^{烊化兑}，炙水蛭 5g，苦参 10g，龙骨 10g^{先煎}，煅牡蛎 20g，柏子仁 10g。15 剂。

服药后患者心慌明显好转。

按语：

"伤寒，脉结代，心动悸，炙甘草汤主之。"（《伤寒论·辨太阳病脉证并治》），清·喻嘉言曾评价"此仲景伤寒门，治邪少虚多，脉结代之圣方也"。心主血脉，赖阳气以温煦，阴血以滋养。心阴阳气血不足，则心失所养，脉道不充，故心动悸，脉结代。本病由于病久正气大亏，阳虚不能鼓动心脉，更无阴以养其心之缘故。运用本方旨在滋阴养血，通阳复脉。然而此方，非限于伤寒出现"脉结代，心动悸"，而是多种内科疾病出现类似症状都可考虑用此方。

心悸（频发室性期前收缩）

黎某某，男，61 岁。

2008 年 9 月 8 日初诊：

间发胸闷、心悸、气短 2 月余，头晕欠爽朗，夜寐梦扰不谧，耳若蝉鸣，健忘，颈胀，两手微麻，纳食一般，二便尚调。舌淡红，苔薄黄，脉弦细。有颈椎病史。血糖正常。B 超：慢性胆囊炎，胆囊多发性结石。脑 CT 示：双侧苍白球对称钙化，脑萎缩。心电图：正常。24 小时动态心电图示：双源性频发室性期前收缩。中医诊断为心动悸，胆石，胆胀，拟从肝胆入治。柴胡 10g，黄芩 10g，茯神 15g，法半夏 10g，陈皮 10g，枳实 10g，竹茹 10g，炒枣仁 15g，白参 10g^{煎兑}，麦冬 15g，五味子 5g，丹参 15g，炙水蛭 5g，苦参 10g，珍珠母 20g^{先煎}。14 剂。

2008 年 9 月 26 日二诊：

病症大致如前，头晕不著，大便偏干，非逐日而解。舌淡红，苔薄黄，脉弦细，偶有结象。原法出入。白参 10g^{煎兑}，麦冬 10g，五味子 5g，柴胡 10g，黄芩 10g，法半夏 10g，陈皮 10g，枳实 10g，竹茹 10g，茯神 15g，天麻 10g^{蒸兑}，龙骨 10g^{先煎}，煅牡蛎 20g，炙甘草 3g，丹参 10g，全瓜蒌 15g。14 剂。

2008 年 10 月 27 日三诊：

脉弦细匀齐，头晕、胸闷、心悸改善，示肝气渐通，心气渐和，心脉已畅，原法有效,效不更张。白参 10g^{煎兑},黄芪 20g,麦冬 15g,五味子 5g,柴胡 10g,川黄连 4g,法半夏 10g,全瓜蒌 15g,白芍 10g,天麻 10g^{燕兑},茯神 15g,丹参 15g,龙骨 10g^{先煎},煅牡蛎 20g,炙甘草 5g。15 剂。

药后诸症消除,身行如和。

按语:

心悸、怔忡之证,病位在心,又与肝胆有关,肝为心之母,胆气内通于心。宋代严用和《济生方》曰:"夫惊悸者,心虚胆怯之所致也。"故治疗心悸、怔忡之疾,每常从心、肝、胆论治。王老师根据《医学入门》"心悸、怔忡宜治胆也",多年临床经验创制了补气豁痰化瘀,疏肝解郁安神之宁心定悸汤,(组成:白参 8g,麦冬 15g,五味子 5g,柴胡 10g,黄芩 10g,枳实 10g,竹茹 10g,陈皮 10g,茯苓 15g,法半夏 10g,丹参 10g,郁金 10g,全瓜蒌 10g,炙远志 6g,紫石英 15g,炙甘草 10g。)本案所用即是此方,该方系生脉散和柴芩温胆汤化裁而成。全方通补兼施,标本兼顾,通而不伤其正,补而不碍其邪。伴见肝郁化火之证者,可加栀子、川黄连;若伴见善惊易恐者,可加珍珠母、牡蛎、龙骨等重镇安神之品;若为心瘅(病毒性心肌炎)可加重楼、苦参、虎杖等清热泄毒,祛邪护心;心气不敛,加柏子仁、酸枣仁养心安神;瘀象明显者,加鸡血藤、炙水蛭等活血通络。

心悸(心房颤动,射频消融术后)

彭某某,男,54 岁。

2011 年 12 月 13 日初诊:

阵发性心房颤动患者,曾两次行射频消融治疗,现在心率已转为窦性。仍感胸闷、心忡、气短,夜寐不谧,手足作胀,头晕不著,纳食一般,口渴,神疲,大便偏干。舌淡黯红,苔薄黄,脉细弦。诊为心悸,心气阴亏虚,肝木失疏,心神失养。拟益气阴,疏肝胆,安心神。予宁心定悸汤加减。白参 10g^{煎兑},麦冬 15g,五味子 5g,柴胡 10g,黄芩 10g,茯神 15g,丹参 10g,白术 10g,川黄连 3g,法半夏 10g,瓜蒌皮 10g,炙甘草 3g,柏子仁 10g,炒枣仁 15g,炙远志 15g。10 剂。

2012 年 2 月 13 日二诊:

夜寐、手足作胀改善,余恙亦减。停药已久,又现微咳,咯痰黏稠,色或白或黄,胸闷若堵,纳食一般,口干。舌淡红,苔薄黄,脉弦细,偶有结象。仍属心悸,心气阴亏虚,肝胆失疏,痰瘀互结,心神不宁。拟益气阴,疏肝胆,化痰瘀,宁心神。白参 10g^{煎兑},麦冬 15g,五味子 5g,柴胡 10g,黄芩 10g,法半夏 10g,陈皮 10g,枳实 10g,竹茹 10g,茯神 15g,石菖蒲 5g,炙远志 6g,柏子仁 10g,丹参 15g,炙甘草 5g。14 剂。

2012 年 3 月 22 日三诊:

现以夜寐易醒,不易复眠,手足作胀,胸闷若堵为苦,其余尚可。舌淡黯红,苔薄黄,脉细弦。心气阴亏虚未复,肝木失疏,经脉郁滞,气道不畅,心神失养。治拟益气营,疏肝木,宁心神为法。白参 10g^{煎兑},麦冬 15g,五味子 5g,柴胡 10g,当归 10g,白芍 10g,秦艽 10g,薏苡仁 20g,法半夏 10g,郁金 10g,茯神 15g,炒枣仁 20g,合欢皮 20g,龙齿 15g^{先煎},煅牡蛎 20g,炙甘草 5g。20 剂。

服药后诸症减缓。

按语:

肝为心之母,子病及母,肝病往往影响及心。何梦瑶曰:"肝者凝血之本。"肝失疏泄,则气血逆乱,久则血行迟滞而成瘀血;或肝阴不足,血为热结,热结血瘀,导致心脉瘀阻。如王清任所说:"血受热则煎熬成块。"无论血为气滞或为热结,均会导致脉道不利,心络瘀阻而并发诸多心律失常或胸痹心痛,即所谓"污血冲心"之患。本案心肝并调、痰瘀兼治、养心安神,故能获效。

心悸(阵发心房颤动,频发房性期前收缩)

周某某,男,76 岁。

2010 年 6 月 2 日初诊:

间发胸闷心慌 12 年多,无气短,心电图示频发房性期前收缩、阵发心房颤动。近日夜寐不谧,纳食不馨,口不渴,头晕,有时站立不稳,二便调。舌淡黯红,苔薄黄,脉细弦有结象。诊为心动悸,心气营亏虚,肝木失疏,痰瘀互结,心络不畅,心神搏动无序。拟益气营,疏肝木,化痰瘀,宁心神。方选宁心定悸方加减。白参 10g^{煎兑},麦冬 15g,五味子 5g,柴胡 10g,黄芩 10g,法半夏 10g,陈皮 10g,枳实 10g,竹茹 10g,茯神 15g,丹参 10g,柏子仁 10g,白术 10g,炒枣仁 15g,龙骨 10g^{先煎},煅牡蛎 20g,炙甘草 5g。10 剂。

2010 年 6 月 11 日二诊:

胸闷心慌显减,纳食、夜寐改善,登楼时头晕,上午神疲易倦。舌淡红,苔薄黄,脉细弦有结象。原法出入。白参 10g^{煎兑},麦冬 15g,五味子 5g,柴胡 10g,茯神 15g,天麻 10g^{蒸兑},黄芩 10g,瓜蒌皮 10g,法半夏 10g,丹参 15g,炙甘草 5g,柏子仁 10g,炒枣仁 15g,龙骨 10g^{先煎},煅牡蛎 20g。14 剂。

2010 年 11 月 30 日三诊:

前方药后相安。胸闷、心慌、气短、少寐曾缓解半年许。近来有复作之征,较前为轻,舌淡红,苔薄黄,脉细,参伍不调。诊为心动悸,此因心气营匮乏,肝木失疏,心神动击无序。再拟肝心并治。白参 10g^{煎兑},麦冬 15g,五味子 10g,白芍 10g,柴胡 10g,黄芩 10g,丹参 10g,法半夏 10g,枳实 10g,竹茹 10g,天麻 10g^{蒸兑},茯神 15g,炒枣仁 20g,龙骨 10g^{先煎},煅牡蛎 20g,炙甘草 5g。14 剂。

服药后患者心慌等症明显减轻。

按语：

从肝胆论治心悸，如《伤寒论·辨少阴病脉证并治第十一》所述"少阴病，四逆，其人或咳，或悸……四逆散主之"，孙思邈说"治肝实热，阳气伏邪热……犯悸"，宋·严用和《济生方·惊悸怔忡健忘门》云："夫惊悸者，心虚胆怯之所致也。且心者君主之官，神明出焉。胆者，中正之官，决断出焉，心气安逸，胆气不怯，决断思虑，得其所矣……"徐春甫指出"治惊悸有从肝胆二经。肝出之谋虑，游魂散守，恶动而惊，重治于肝经……又或嗜欲繁冗，思想无穷，则心神耗散，而心君不宁，此其所以有从肝胆出治也"。李冠仙对此亦有论述，"肝气一动……又或上而冲心，致心跳不安。"不仅从理论上论证了从肝、胆、心三脏论治心悸的可行性，而且从宁心定悸方的临床应用上也得到了很好的证实。

心悸（心房颤动）

杨某某，男，37 岁。

2012 年 4 月 9 日初诊：

胸闷心悸气短 3 年余，活动时尤著，头不晕，精神可，纳食、夜寐可。舌淡黯红，苔薄黄，脉细弦，参伍不调。心电图：心房颤动；心脏彩超：右心及左房大。诊为心悸，心气营亏乏，肝木失疏，心神失养，动击失序。拟益气营，疏肝木，宁心神，复心脉。白参 10g煎兑，麦冬 15g，五味子 5g，黄芪 20g，当归 10g，白芍 10g，丹参 10g，茯神 15g，柴胡 10g，石菖蒲 5g，炙远志 6g，黄芩 10g，柏子仁 10g，龙骨 10g先煎，煅牡蛎 20g，炙甘草 5g。14 剂。

2012 年 4 月 25 日二诊：

胸闷、心忡、气短改善，唯活动后仍著，余均可。舌淡黯红，苔薄黄，脉细弦，参伍不调。原法出入。白参 10g煎兑，麦冬 15g，五味子 5g，柴胡 10g，黄芩 10g，丹参 10g，茯神 15g，炙甘草 5g，柏子仁 10g，炙远志 5g，石菖蒲 5g，炒枣仁 15g，龙骨 10g先煎，煅牡蛎 20g，桂枝 5g，白芍 10g。15 剂。

2012 年 5 月 15 日三诊：

胸闷，心忡，气短，夜难入睡，头不晕，纳食不馨，口不渴，精神佳，尿黄，大便成形。舌淡黯红，苔薄黄，脉细弦，参伍不调。原方中加强健胃、安神之品。白参 10g煎兑，麦冬 15g，五味子 5g，黄芪 20g，当归 10g，白芍 10g，柴胡 10g，黄芩 10g，茯神 15g，白术 10g，枳实 10g，谷芽 10g，麦芽 10g，鸡内金 10g，炙甘草 5g，柏子仁 10g，龙骨 10g先煎，煅牡蛎 20g。15 剂。

2012 年 6 月 5 日四诊：

前症改善。舌淡黯红，苔薄黄，脉细弦，参伍不调。原法循序。白参 10g煎兑，黄芪 20g，麦冬 15g，五味子 5g，当归 10g，白芍 10g，柴胡 10g，黄芩 10g，丹参 10g，炙甘草 5g，炒葶苈子 10g，茯神 15g，石菖蒲 5g，炙远志 6g，柏子仁 10g,龙骨 10g^{先煎},煅牡蛎 20g。15 剂。

按语：

《济生方·怔忡论治》云："夫怔忡者,此心血不足也""夫惊悸者……治之之法,宁其心以壮胆气,无不瘥者矣。"《清代名医医案精华·凌晓五医案》曰："肝为心线,操用神机,肝木与心火相煽动,肝阳浮越不僭,彻夜不寐,心悸怔忡。"从而可以看出本病与心、肝、胆关系密切,《血证论·怔忡》又云："心中有痰者,痰入心中,阻其心气,是以心跳不安",可见本病亦与痰有关,故王老师治疗心悸怔忡多从这几方面入手,王老师多用补气豁痰化瘀,疏肝解郁安神之经验方宁心定悸汤加减。

心悸（频发室性期前收缩,冠心病,高血压病）

张某某,女,79 岁。

2008 年 11 月 21 日初诊：

胸闷心忡气短间发,夜寐梦扰不谧,无头晕痛,不咳无痰,纳食不思,口干且苦,二便尚调,舌淡红,苔薄白,脉弦细,结脉时呈。BP 180/90mmHg。既往有冠心病、高血压病史。心动悸、胸痹、风眩,总属肝胆失疏,肝阳上亢,肝心、胆心失调,心气阴亏乏,心之脉络瘀阻,心神失宁,动击失序,拟平肝利胆,益气养阴,豁痰化瘀,宁心定悸。天麻 10g^{蒸兑},钩藤 15g,白蒺藜 10g,珍珠母 15g^{先煎},柴胡 10g,黄芩 10g,法半夏 10g,陈皮 10g,枳实 10g,竹茹 10g,丹参 15g,苦参 10g,白参 10g^{煎兑},麦冬 10g,柏子仁 10g,石菖蒲 5g,炙远志 5g,炙甘草 5g。10 剂。配合西药降血压。

2008 年 12 月 1 日二诊：

药后胸闷心忡气短显减,夜寐稍见改善,肠鸣便溏。舌淡红,苔薄黄,脉细弦,偶现结象。BP 150/85mmHg。心气阴渐复,心神获养,脾虚失健明显,上方宜加健运之剂。天麻 10g^{蒸兑},钩藤 15g,白蒺藜 10g,柴胡 10g,黄芩 10g,白术 10g,茯苓 10g,薏苡仁 20g,法半夏 10g,陈皮 10g,炙甘草 5g,丹参 15g,石菖蒲 5g,炙远志 5g,白参 10g^{煎兑},麦冬 10g,五味子 5g。10 剂。

服药后心忡、短气显减,夜寐续有改善。

按语：

肝阳上亢,责之于肝;王老师认同《医学入门·惊悸怔忡健忘》所言"心悸、怔忡宜治胆为主";肝与胆相表里;所以对于眩晕与心悸可以同时从肝胆入手治疗。方选宁心定悸汤合天麻钩藤饮加减。

2. 胸痹心痛

胸痹心痛（颈心综合征）

张某某,男,50 岁。

2008 年 9 月 1 日初诊：

常感胸部闷胀不适，似压迫状，气短，然相关心脏检查无异常。有颈椎病史。伴见夜寐梦扰，有时头晕，颈痛，无手麻，二便调。舌淡红，苔薄黄，脉弦细。颈椎病，肝肾亏虚，心肾不交，颈椎骨失充养，督脉经气失利，殃及心胸。拟从肾论治，兼以疏通经络。葛根 20g，片姜黄 10g，熟地黄 15g，山药 15g，山萸肉 10g，天麻 10g^{蒸兑}，薤白 15g，瓜蒌皮 10g，法半夏 10g，丹参 15g，旋覆花 10g，杏仁 10g，茯苓 10g，炙甘草 3g，炒枣仁 15g。14 剂。

2008 年 10 月 14 日二诊：

前方药后，肾气渐复，督脉经气获畅，胸闷胀似压，气短近愈，夜寐改善。舌淡红，苔薄黄，脉弦细。原法有效，效不更张。葛根 20g，片姜黄 10g，熟地黄 15g，山萸肉 10g，山药 15g，天麻 10g^{蒸兑}，薤白 15g，瓜蒌皮 10g，法半夏 10g，旋覆花 10g，炒枣仁 15g，合欢皮 20g，丹参 15g，杏仁 10g，茯苓 10g，炙甘草 3g。14 剂。

服药后胸闷胀似压及气短近愈。

按语：

王老师认为颈心综合征乃督脉之病，但由于足厥阴肝经在头顶部与督脉交会，足少阴肾经由长强贯脊柱交督脉，手少阴心经通过心系细络与脊柱督脉相连，故该病之病源在肝肾心。又"肾主骨"，肾精不足则骨失充养，肾精不能上济于心，水火相离，心肾不交则百病丛生，故应滋补肝肾；患者心胸症状正如《金匮要略·胸痹心痛短气病脉证并治第九》所述"胸痹，胸中气塞，短气"，故在振奋胸阳的同时兼除饮邪。治以通阳化饮，补肾通督，方用瓜蒌薤白半夏汤、茯苓杏仁甘草汤加六味地黄丸之三补，葛根以通督脉，全方标本兼治。

胸痹心痛（主动脉夹层）

邹某某，男，70 岁。

2008 年 7 月 18 日初诊：

主动脉夹层，主动脉弓溃疡患者，全主动脉 CT 复查：胸主动脉壁间血肿吸收好转，腹主动脉小夹层稍有好转，而主动脉粥样硬化斑块并溃疡无变化。现见左侧胸背作胀，心悸，气短，咽中若有痰阻，咯之不爽，双下肢发热感局限于足背部。舌淡红，苔薄黄，脉细弦。斯疾可归属于中医心痛或胸痹心痛，心气营亏乏为本，痰脂瘀阻，心脉不畅为标。治当标本同治，益气养阴，豁痰化瘀，佐以疏泄肝木以畅血道，唯药不宜峻猛，恐反伤血脉。方选生脉散、茯苓杏仁甘草汤、心痛灵Ⅲ号加减。白参 10g^{煎兑}，麦冬 15g，白芍 10g，五味子 5g，黄芪 20g，杏仁 10g，茯苓 15g，法半夏 10g，川黄连 4g，瓜蒌皮 10g，白术 10g，丹参 10g，郁金 10g，旋覆花 10g，柴胡 10g，枳壳 10g，合欢皮 15g，炒枣仁 15g，甘草

5g。14剂。

2008年8月5日二诊：

病症大致如前，仍主肝心并治。白参10g^{煎兑}，麦冬15g，五味子5g，柴胡10g，川黄连4g，法半夏10g，瓜蒌皮10g，薤白15g，白术10g，茯苓10g，葛根20g，天麻10g^{蒸兑}，郁金10g，炙甘草3g，炒枣仁15g。14剂。

2008年9月2日三诊：

左胸已不胀，后背部间或入睡时作胀，咽中若有痰阻，咯之不爽，夜寐梦扰，二便调。舌淡红，苔薄黄，脉弦细。该疾仍参照胸痹心痛、风眩论治，目前以前者为主，心气营亏虚，痰瘀互结，肝失条达，心之脉络不畅，再拟益气营、化痰瘀，疏肝木，通心络为治。白参10g^{煎兑}，黄芪20g，麦冬15g，川黄连4g，三七3g^{冲服}，法半夏10g，浙贝10g，天竺黄10g，杏仁10g，炒枣仁15g，茯苓10g，甘草3g，丹参10g，郁金10g，合欢皮20g，旋覆花10g。10剂。

2008年9月16日四诊：

左胸胀已除，后背部作胀偶现，双下肢发热依然。舌淡红，苔薄，脉弦细。原方宜加清泄虚热之剂。上方去天竺黄、旋覆花，加银柴胡10g，地骨皮10g。10剂。

2008年10月14日五诊：

近来动则心跳加速，气短，血压偏高而无头晕痛，夜寐梦扰，纳食一般，口干苦，余如前。舌淡红，苔薄黄，脉弦细。BP 118/70mmHg。仍宜肝心并治，增强平肝，宁心之剂。白参10g^{煎兑}，天麻10g^{蒸兑}，钩藤15g，白蒺藜10g，麦冬10g，五味子5g，柴胡10g，黄芩10g，茯神15g，丹参10g，炙甘草3g，法半夏10g，龙骨10g^{先煎}，煅牡蛎20g，炒枣仁15g。14剂。

2008年10月28日六诊：

心悸、气短已消除，亦无头晕痛之苦，仍有梦扰，双下肢发热。舌淡红，苔薄黄，脉弦细。BP：130/75mmHg。原法合拍，再增滋阴清热。白参10g^{煎兑}，黄芪20g，银柴胡10g，黄柏10g，龟板15g^{先煎}，地骨皮10g，青蒿10g，丹参15g，茯神15g，天麻10g^{蒸兑}，钩藤15g，炒枣仁15g，麦冬15g，五味5g，龙骨10g^{先煎}，煅牡蛎20g。14剂。

药物连进60余剂，胸背作胀、心悸、气短等症状消除。

按语：

王老师认为动脉夹层之病机与古人所云血心痛、血结胸不尽相同，其古有之病名而赋予新的内涵。该病发病之机复杂，多因先天禀赋不足，心气亏虚，心脉运行涩滞，易致血脉瘀阻；或久患风眩，肝肾亏虚，肝阳上亢，肝失疏泄，肾失温煦，导致心气亏乏，心脉失养，心血运行无力而致心脉瘀阻；或胸痹夙疾，心气营不足，痰瘀脂浊互结，心络痹阻，劳力不慎，致使瘀阻络破，血溢心脉形成瘀瘤等。瘀瘤既成,导致血运越发不畅,一则使心脉失之濡养而疼痛,即"不荣则痛",一则瘀瘤阻滞脉管,气滞血瘀而疼痛,即"不通则痛"。血心痛既成,常因情志不遂,或劳力负荷过重致使气血乖违,心气损伤,血脉约束无力,心脉破裂,血溢心包而成"血结胸"或"支饮"等并发症。王老师亦认为此病发病与肝关。故在治疗上应补心之气营,疏肝之气滞,少佐和血化饮之品,综合调理,方能获效。早期患者风眩未得到有效控制,上亢之肝阳会使原本亏乏之心气越发不足而加重血心痛,所以此时应先侧重补心平肝,兼和血化饮。

胸痹心痛（冠心病 2 案）

案 1：祝某某,女,75 岁。

2011 年 6 月 29 日初诊：

胸闷间痛,心忡气短,神疲肢软乏力,不咳无痰,头晕痛,夜寐早醒,纳食尚馨,口干且苦,二便自调。舌淡红裂纹,苔薄黄,脉细弦。胸痹心痛（冠心病）,心气阴亏乏,肝木失疏,痰瘀互结,心络不畅。拟肝心并治,益气阴,疏肝木,化痰瘀,通心络。方选生脉散,茯苓杏仁甘草汤合心痛灵Ⅲ号加减。白参10g^{煎兑},黄芪20g,麦冬15g,五味子5g,柴胡10g,川黄连5g,法半夏10g,瓜蒌皮10g,丹参10g,杏仁10g,茯苓10g,炙甘草5g,郁金10g,天麻10g^{蒸兑},葛根20g。10 剂。

2011 年 7 月 9 日二诊：

药后相安,目前胸闷痛、心忡、气短不著,夜寐易醒,时发口腔溃疡,纳食不多,胃胀口苦,大便成形。舌淡红,苔薄黄,脉细弦。胸痹,口糜,再拟肝心并治。参须10g,天冬15g,麦冬15g,五味子5g,柴胡10g,川黄连5g,黄芩10g,淡竹叶10g,生地黄15g,甘草3g,丹参10g,瓜蒌皮10g,杏仁10g,茯苓10g,莲子心5g。10 剂。月余随访患者,胸闷痛消除,心忡、气短已显著好转。

按语：

胸痹心痛发作时疼痛部位多在肝胆经循行部位上,《素问·藏气法时论》亦云："心病者,胸中痛,胁支满,胁下痛,膺背肩胛间痛,两臂内痛。"所以,少阳气机不舒,肝胆疏泄失常,必致肝郁气滞,郁久又必由气及血,从而痹阻心脉、心络,通过少阳经络牵涉于心,心绞痛也即随之发作。正如巢元方所谓："手少阳之脉,起小指次指之端,上循入缺盆,布擅中,散络心包……邪气迫于心络,心气不得宣畅,故烦满乍上攻于胸,或下行于胁,故烦满而又胸胁痛也。"由此可知,胸痹心痛的发生与肝胆息息相关。所以肝心并治是临床治疗胸痹心痛的一个重要方法。

案 2：金某某,女,56 岁。

2010 年 9 月 3 日初诊：

胸闷、心悸、气短半月许。头晕痛,夜寐不谧,不咳无痰,亦无鼻塞、流涕及咽痛,纳食尚馨,口干微苦,溲黄,无尿频尿痛,大便稀溏,日解 2～3 次。舌淡红,苔薄黄,脉细弦。尿常规:潜血＋3,红细胞 2～4 个/HP。胸痹心痛(冠心病),血尿,肝肾亏虚,心气亏乏,肝失疏泄,痰瘀互结,心络失畅,肾阳既虚,虚热内生,暗灼肾络,血溢下渗。治宜补肾益心,气阴双补,豁痰化瘀,疏泄肝木,清热凉血,综合调治。方选生脉散、六味地黄汤合小陷胸汤加减。白参10g煎兑,天冬 15g,麦冬 15g,五味子 5g,生地黄 15g,山萸肉 10g,山药 20g,丹参 10g,茯苓 10g,泽泻 10g,瓜蒌皮 10g,法半夏 10g,川黄连 5g,柴胡 10g,赤芍10g,白芍 10g,白茅根 20g,藕节 10g。10 剂。

2010 年 9 月 20 日二诊:

药后前述均见改善,大便软溏,日解 3～4 次。舌淡红,苔薄黄,脉弦细。原法出入。白参 10g煎兑,天冬 10g,麦冬 10g,天麻 10g蒸兑,熟地黄 15g,山萸肉10g,山药 20g,茯苓 10g,丹参 10g,泽泻 5g,郁金 10g,葛根 20g,炙远志 5g,龙骨 10g先煎,煅牡蛎 20g,女贞子 10g,川墨旱莲 10g,白茅根 20g。14 剂。

药后诸症改善。尿常规:(－)。

按语:

《素问·阴阳应象大论》云:"年四十而阴气自半也,起居衰矣。"指出人年到四十岁,肾中阴精已经衰减一半了,人也就开始衰老。肾为先天之本,肾阳对人体五脏六腑起温煦生化作用,肾阴起滋养柔润作用。肾阳一虚,一身之阳随之而虚;肾阴一亏全身之阴亦亏,心脉失去濡养,则气血运行不畅。凡此,均可在本虚的基础上形成标实,导致痰阻、血瘀、气滞、寒凝,使胸阳痹阻,气机不畅心脉挛急或闭塞而发为心痛。本案又因肾络受损,血溢下渗,故以心肾同治为主,辅以豁痰化瘀,疏泄肝木,清热凉血。

胸痹心痛(冠心病,高血压病)

张某某,男,47 岁。

2012 年 6 月 1 日初诊:

胸闷间痛,心忡,动则气短,头晕不著,腰不痛,夜寐梦扰,纳食尚可,口干,尿频,大便调。舌淡黯红,苔薄黄,脉弦细。BP 122/78mmHg(已服降压药)。有冠心病心绞痛,陈旧性下壁、前壁心肌梗死,高血压病。胸痹心痛,风眩,总属肝心失调,拟肝心并治。方选心痛灵Ⅲ号加减。白参 10g煎兑,黄芪 20g,白芍 10g,当归 10g,麦冬 15g,五味子 5g,柴胡 10g,川黄连 5g,法半夏 10g,丹参10g,葛根 20g,薤白 10g,九香虫 10g,郁金 10g,柏子仁 10g。14 剂。

2012 年 6 月 14 日二诊:

药后相安,间发胸闷痛,心忡气短,余大致为前。舌淡红,苔薄黄,脉细弦。

原法出入。白参 10g^{煎兑}，麦冬 15g，五味子 5g，天麻 10g^{蒸兑}，柴胡 10g，法半夏 10g，川黄连 5g，瓜蒌皮 10g，丹参 10g，薤白 10g，柏子仁 10g，郁金 10g，黄芪 20g，葛根 20g，三七^{冲服}3g，炙甘草 5g。14 剂。

2012 年 6 月 27 日三诊：

胸闷痛气短已不著，夜寐改善，仍然心悸。舌淡红，苔薄黄，脉弦细。原法有效，加强宁心定悸。白参 10g^{煎兑}，麦冬 15g，五味子 5g，柴胡 10g，川黄连 5g，法半夏 10g，瓜蒌皮 10g，柏子仁 10g，炙远志 6g，茯神 10g，天麻 10g^{蒸兑}，炒枣仁 20g，丹参 15g，葛根 20g，三七^{冲服}3g，炙甘草 5g。14 剂。

药后胸闷痛、夜寐均获改善。

按语：

王老师认为胸痹心痛之治以"补益气营、豁痰化瘀"恒为其主法。但由于精神情志因素在本病发生、发展过程中起着越来越重要的作用，故在脏腑兼治方面，推崇清·陈士铎倡导的"心痛治肝"之法，力主从肝治心及肝心并治。陈士铎在《石室秘录》偏治法中认为"心痛"病在"心包络"，"肝木之寒、热"均责之于肝，因此主张调"肝木之寒热"来治心痛，此外，陈氏在《石室秘录》双治法则认为"心气虚"所致的心痛宜"心肝双治"，方用"心肝双解饮"，"如人病心痛，必须兼治肝"，"病心致痛，理宜治心，而今不治心者，何也？ 盖心气之伤，由于肝木之不足，补其肝而心君安其位矣。"王老师依据"从肝治心"、"心肝双治"立法的从肝治心组方（曾名心痛灵），由人参、公丁香、白芍、姜黄、白芥子、九香虫、熊胆 7 味中药组成，方中着重投药五味以强调治"肝"之法，在临床与实验研究中均已被证实有较好的疗效。在心痛灵Ⅰ号基础上增加疏肝解郁和化瘀之品柴胡、丹参；姜黄易郁金；去熊胆、公丁香而制成心痛灵Ⅱ号。加柴胡、姜黄易郁金之意，重在疏肝解郁，使"肝气通则心气和"，其特点是注重疏肝解郁。心痛灵Ⅱ号合小陷胸汤则变成本案所用的心痛灵Ⅲ号，本方特点是寒温并用，因加入了小陷胸汤加强了清热豁痰之功。

3. 不寐

不寐（失眠症 4 案）

案 1：方某某，男，33 岁。

2008 年 10 月 6 日初诊：

夜寐不安，梦扰易醒 10 年许。有时头晕痛，记忆减退，读书效率不高，咽中痰阻不适，纳食、二便可。舌淡红，苔薄黄，脉弦细。不寐为主，肝胆失疏，痰热内扰，元神失慧，心神失宁。拟疏泄肝胆，清热豁痰，静养神明。方选柴芩温胆汤加减。柴胡 10g，黄芩 10g，法半夏 10g，陈皮 10g，枳实 10g，竹茹 10g，天麻 10g^{蒸兑}，石菖蒲 6g，炙远志 6g，白芍 10g，茯神 15g，炙甘草 3g，炒枣仁 15g，龙齿 15g^{先煎},煅牡蛎 20g。14 剂。

2008 年 12 月 8 日二诊:

夜寐改善,能入睡,梦稍多,头晕痛已除,但感头部不适,工作稍久则易疲劳。舌淡红裂纹,苔薄黄,脉弦细。原法契合病机,加减续进。柴胡 10g,黄芩 10g,法半夏 10g,陈皮 10g,枳实 10g,竹茹 10g,茯神 15g,天麻 10g^{蒸兑},黄芪 20g,合欢皮 20g,炒枣仁 15g,炙甘草 5g,白芍 10g,党参 10g,石菖蒲 5g,炙远志 6g。14 剂。

药后已能安然入睡。

按语:

明·戴思恭《证治要诀·不寐》云:"有痰在胆经,神不归舍,亦令不寐",心虚则神不内守,胆虚则少阳之气失于升发,决断无权,则肝郁脾失健运,痰浊内生,扰动神明,故神魂不安而致不寐,治以清胆和胃,化痰理气,养心安神,方选柴芩温胆汤加减。

案 2:张某某,女,50 岁。

2009 年 12 月 20 日初诊:

患者夜难入眠,需服用两种安眠药方能入睡,梦扰易醒,有时头晕,神疲,腰背及肩颈疼痛,纳食尚可,口干微苦,畏热汗出,二便调。舌淡红,苔薄黄,脉细弦。不寐之疾,心肺气阴两虚,肝胆失疏,痰热内扰,神不易入舍,首当益气阴,疏肝胆,清痰热,安心神。百合 30g,生地黄 15g,知母 10g,柴胡 10g,西洋参 5g^{煎兑},麦冬 15g,五味子 5g,黄芩 10g,竹茹 10g,枳实 10g,茯神 10g,炒枣仁 30g,合欢皮 15g,龙齿 15g^{先煎},煅牡蛎 20g,炙甘草 5g。14 剂。

2010 年 1 月 6 日二诊:

入睡已改善,西药安眠药减半,头晕不著,余大致如前。舌淡红,苔薄黄,脉细弦。拟原方出入。百合 30g,生地黄 15g,知母 10g,柴胡 10g,黄芩 10g,法半夏 10g,陈皮 10g,枳实 10g,竹茹 10g,茯神 10g,炙甘草 5g,珍珠母 20g^{先煎},炒枣仁 30g,龙齿 15g^{先煎},煅牡蛎 20g,首乌藤 30g。10 剂。

2010 年 1 月 27 日三诊:

现每日仅需小剂量服用一种安眠药,腰背痛、颈胀痛减缓,纳食如常。舌淡红,苔薄黄,脉细弦。不寐,气阴两虚,心神失养,原法加益气养阴之品。白参 10g^{煎兑},麦冬 15g,五味子 5g,柴胡 10g,黄芩 10g,茯神 10g,法半夏 10g,薏苡仁 15g,炒枣仁 30g,合欢皮 20g,龙齿 20g^{先煎},首乌藤 30g,炙甘草 5g。10 剂。

2010 年 2 月 10 日四诊:

现西药已停,仍能入睡,唯早醒,神疲改善。原方续进。20 剂。

服上方后能摆脱安眠药而入睡。

按语：

《素问·宣明五气》曰："心藏神,肺藏魄,肝藏魂,脾藏意,肾藏志,是谓五脏所藏。"《素问·灵兰秘典论》曰："心者君主之官,神明出焉";《灵枢·本神》曰："肝藏血,血舍魂"。《血证论》曰："肝病不寐者,肝藏魂,人寤则魂游于目,寐则魂返于肝,若阳浮于外,魂不入肝,则不寐"。此病方选王老师经验方百合安神汤,此方由百合地黄汤、酸枣仁汤、柴芩温胆汤增损而成。百合性味甘微苦、性平,入肺、心、胆经,润肺清心安神,重用为主药。生地黄养阴清热,与百合相伍,为百合地黄汤,润养心肺,调和百脉。酸枣仁、川芎、茯神、甘草为《金匮要略》酸枣仁汤,加五味子养阴清热,安神宁心,主治"虚劳虚烦不得眠"。温胆汤在《备急千金要方》为治大病后,胆寒,虚烦不得眠,惊悸不安方。陈皮、法半夏、茯神、甘草健脾燥湿化痰行气。合柴胡、黄芩疏泄肝胆,清泄痰热。石菖蒲、远志,去心窍之痰浊而安神。龙齿、牡蛎重镇安神。在临床中多用本方加减,如心烦易躁等热象明显者,加炒栀子;口干等阴虚突出者,加白芍、麦冬、知母;伴汗出者,加浮小麦;神情抑郁者,加合欢皮;便溏者,去生地黄、黄芩。

案3：陈某某,女,64岁。

2012年5月24日初诊：

夜作失眠,寐亦扰,心烦易躁,头不晕,纳食不思,量少,无嗳气及泛酸,微微欲呕,口干不苦,二便自调。舌淡红,苔薄黄,脉弦缓。胃镜:浅表性胃炎(胃底糜烂)。不寐,胃呆,肝胆失疏,胃气郁滞,痰热内扰,魂神不易入舍。拟疏肝利胆,醒胃消导,清化痰热,安定神魂。百合15g,苏叶5g,柴胡10g,黄芩10g,枳实10g,竹茹10g,陈皮10g,法半夏10g,茯神15g,谷芽10g,麦芽10g,鸡内金10g,合欢皮20g,白术10g,炒枣仁15g,首乌藤20g,砂仁6g,炙甘草3g。10剂。

2012年6月6日二诊：

夜寐明显改善,纳食转馨。舌淡红,苔薄黄,脉弦缓。原法有效,加减续进。苏叶5g,百合15g,柴胡10g,黄芩10g,枳实10g,白术10g,谷芽10g,麦芽10g,鸡内金10g,茯神15g,合欢皮20g,炒枣仁15g,砂仁6g,陈皮10g,法半夏10g,炙甘草3g。10剂。

药后纳馨寐安。

按语：

《素问·逆调论》云："人有逆气不得卧……是阳明之逆也……阳明者,胃脉也。胃者,六腑之海,其气亦下行。阳明逆,不得从其道,故不得卧也。经曰:胃不和则卧不安。此之谓也。"因胃主通降,"其气亦下行",其道乃通降之道,阳明胃脉气机发生紊乱,不能顺其本来的通道运行,故而发为卧不安寐。本案主要从疏肝和胃入手,使肝气舒,胃气降则寐自安,方选疏肝和胃、佐金平木之柴百连苏饮合柴芩温胆汤,配合养心安神之药共图良效。

案 4:罗某某,女,87 岁。

2012 年 4 月 16 日初诊:

高血压病,冠心病,右肾癌术后,患者目前以夜难入睡,头晕为苦,纳食不多,胸闷,口苦咽干,尿少色黄。舌淡红裂,纹苔薄,脉弦细。BP 130/94mmHg(已服降压药)。不寐、风眩为主,肝胆失疏,肝阳偏亢,痰热内扰,神魂不易入舍,拟平肝利胆,清热豁痰,安定神魂。天麻 10g^{蒸兑},白蒺藜 15g,柴胡 10g,黄芩 10g,茯神 15g,白芍 10g,合欢皮 20g,炒枣仁 20g,柏子仁 10g,丹参 10g,枳实 10g,天花粉 15g,瓜蒌皮 10g,首乌藤 20g。10 剂。

2012 年 6 月 14 日二诊:

夜寐明显改善,纳食好转,头晕、腰胀,牙根肿痛,肢软乏力,二便可。舌淡红苔薄黄,脉缓弱。BP 130/85mmHg(服降压药同前)。原法合拍,循序渐进。天麻 10g^{蒸兑},白参 10g,白蒺藜 10g,柴胡 10g,黄芩 10g,枳实 10g,竹茹 10g,茯神 15g,合欢皮 20g,炒枣仁 20g,麦冬 15g,首乌藤 20g,天花粉 20g,柏子仁 10g。10 剂。

药后寐安。

按语:

《灵枢·本神》曰:"肝藏血、血舍魂"。肝藏魂,心藏神,肺藏魄。失眠惊悸,为魂荡离魄,随神往来;《灵枢·邪客》云:"今厥气客于五脏六腑,则卫气独卫其外,行于阳,不得入于阴。行于阳则阳气盛,阳气盛则阳陷,不得入于阴,阴虚,故目不瞑。"故治以安定神魂为要。

不寐(神经症)

龙某某,女,58 岁。

2012 年 5 月 21 日初诊:

夜寐不谧反复 20 余年,难以入眠,心烦易躁,头晕,曾有耳鸣,记忆减退,颈不胀,腰间痛,纳食一般,口不渴,舌尖有热感,手麻,夜尿频,大便软溏,日解 1～3 次,舌淡红,苔薄黄,脉细弦。诊为不寐(西医神经症),辨证为肝肾亏虚,心肾不交,拟补肝肾,益精气,交通心肾。百合 20g,熟地黄 15g,黄芪 20g,山萸肉 10g,山药 20g,茯神 15g,首乌藤 30g,炒枣仁 20g,天麻 10g^{蒸兑},女贞子 10g,枸杞子 15g,龙齿 15g^{先煎},煅牡蛎 20g,白芷 20g,蔓荆子 10g。10 剂。

2012 年 6 月 1 日二诊:

前方仅服 1 剂即能安然入睡,小腹微胀痛,尿频,大便软溏、日解 1～2 次。舌淡红,苔薄黄,脉弱。上方加强健脾固脬之剂。百合 20g,熟地黄 15g,天麻

10g^{蒸兑}，山萸肉 10g，山药 20g，乌药 5g，益智仁 15g，桑螵蛸 15g，覆盆子 15g，茯神 15g，炒枣仁 20g，龙齿 15g^{先煎}，煅牡蛎 20g，首乌藤 20g，薏苡仁 20g，广木香 5g。20 剂。

按语：

《景岳全书·杂证谟·不寐》记载："真阴精血之不足，阴阳不交，而神有不安其室耳。"故本案以补肝肾，补益精气，交通心肾，重镇安神为主。

4. 心胀（肥厚梗阻性心肌病）

张某，男，25 岁。

2011 年 9 月 8 日初诊：

肥厚梗阻型心肌病患者，症见劳累及登楼时间胸闷微痛，气短，心忡，夜寐梦扰，头间晕，纳食不多，胃微胀，嗳气，大便软溏、日解 1 次。舌淡红，苔薄黄，脉细弦。心胀，心悸之属，心脾两虚，心气营亏乏，肝木失疏，心肌失养，心血瘀阻，心神失宁。拟健脾养心，疏泄肝木，行气和血，宁心安神。白参 10g^{煎兑}，黄芪 30g，白术 10g，茯神 15g，当归 10g，白芍 10g，丹参 10g，姜黄 10g，麦冬 15g，五味子 5g，三七^{冲服}3g，炙甘草 5g，瓜蒌皮 10g，川黄连 5g，法半夏 10g，炒枣仁 15g，柴胡 10g。14 剂。

2011 年 9 月 23 日二诊：

前方药后诸症改善，舌淡红，苔薄黄，脉细弦。药证尚示合拍，增加行气消导之品以治纳后腹胀。白参 10g^{煎兑}，黄芪 20g，白术 10g，当归 10g，白芍 10g，三七 3g^{冲兑}，麦冬 15g，五味子 5g，柴胡 10g，丹参 10g，川黄连 5g，法半夏 10g，瓜蒌皮 10g，炙甘草 5g，砂仁 6g，陈皮 10g，姜黄 10g，炒枣仁 15g。20 剂。

2011 年 10 月 13 日三诊：

前述症状续有改善，舌淡黯红，苔薄黄，脉细弦，原法出入。白参 10g^{煎兑}，黄芪 20g，麦冬 15g，五味子 5g，柴胡 10g，川黄连 5g，法半夏 10g，浙贝 10g，瓜蒌皮 10g，丹参 10g，杏仁 10g，茯苓 10g，炙甘草 5g，白术 10g，柏子仁 10g，姜黄 10g。20 剂。

2011 年 11 月 4 日四诊：

胸闷、心忡、气短明显好转，仅于登三四层楼时而现。夜寐、纳食改善，舌淡红，苔薄白，脉细弦。拟肝、肾、心、脾并治。白参 10g^{煎兑}，黄芪 20g，当归 10g，白芍 10g，麦冬 15g，五味子 5g，柴胡 10g，丹参 15g，郁金 10g，枳实 10g，白术 10g，杏仁 10g，茯苓 10g，炙甘草 5g，茯神 15g，炒枣仁 15g，三七 3g^{冲服}。20 剂。

2011 年 11 月 25 日五诊：

近因劳累，胸闷、心忡、气短有所加重，起则头晕，神疲乏力，夜寐梦扰，舌淡红，苔薄白，脉细弦。原法略作变更。白参 10g^{煎兑}，麦冬 15g，五味子 5g，黄芪 20g,当归 10g,熟地黄 15g,茯神 15g,白术 10g,柴胡 10g,白芍 10g,瓜蒌皮 10g,郁金 10g,柏子仁 10g,炙甘草 5g,炙远志 5g。20 剂。

2011 年 12 月 16 日六诊:

胸闷、心忡、气短改善,登楼时间现。夜寐梦扰,舌淡红,苔薄黄,脉细弦。心胀为主,心气营亏乏,肝木失疏,心肌络脉瘀阻肿胀而成。拟益气养营,疏泄肝木,豁痰化瘀,宁心安神。白参 10g^{煎兑},黄芪 20g,当归 10g,白芍 10g,麦冬 15g,五味子 5g,柴胡 10g,法半夏 10g,瓜蒌皮 10g,丹参 10g,姜黄 10g,炙甘草 5g,茯神 15g,三七 3g^{冲服},柏子仁 10g,川黄连 3g。20 剂。

2012 年 1 月 6 日七诊:

药后相安,病症稳定,舌淡红,苔薄黄,脉弦细。再拟原法出入。白参 10g^{煎兑},黄芪 20g,麦冬 15g,五味子 5g,柴胡 10g,川黄连 5g,法半夏 10g,瓜蒌皮 10g,丹参 15g,茯苓 10g,杏仁 10g,石菖蒲 5g,炙远志 5g,炙甘草 5g,姜黄 10g,柏子仁 10g。30 剂。

2012 年 2 月 10 日八诊:

肥厚梗阻型心肌病,中医可以"心胀"命名,其病机已如前述,治疗关键在于益气营,疏肝木,化痰瘀,通心络,宁心神。药后其胸闷、气忡、气短、神疲等获效,恐亦缘由于此。西洋参 5g^{煎兑},黄芪 20g,麦冬 15g,五味子 5g,当归 10g,白芍 10g,柴胡 10g,川黄连 5g,法半夏 10g,瓜蒌皮 10g,丹参 10g,姜黄 10g,茯神 15g,石菖蒲 5g,炙远志 5g,炙甘草 5g。20 剂。

2012 年 3 月 8 日九诊:

胸闷、心忡、气短、神疲、胃胀等改善,余大致如前,舌淡红,苔薄黄,脉细弦。心胀、胃痛。再投原法出入。白参 10g^{煎兑},黄芪 20g,白术 10g,麦冬 15g,五味子 5g,柴胡 10g,川黄连 5g,法半夏 10g,瓜蒌皮 10g,丹参 10g,茯神 10g,石菖蒲 5g,炙远志 6g,炙甘草 5g,姜黄 10g。20 剂。

2012 年 3 月 29 日十诊:

胃胀减缓,纳食夜寐改善,胸闷、心悸、气短大率如前,舌淡红,苔薄黄,脉细弦。转方再侧重治心胀,心气营亏乏,肝木失疏,心肌心络瘀阻,心体胀大,拟益气营,疏肝木,化瘀通络,宁心安神,毋伤胃气为安。白参 10g^{煎兑},黄芪 20g,麦冬 15g,五味子 5g,白芍 10g,柴胡 10g,丹参 10g,瓜蒌皮 10g,川黄连 5g,法半夏 10g,柏子仁 10g,茯神 15g,炙甘草 5g,郁金 10g,杏仁 10g。20 剂。

2012 年 5 月 11 日十一诊:

久未诊治,病症稳定,舌淡红,苔薄黄,脉弦缓。续原法出入巩固。西洋参 5g^{煎兑},黄芩 20g,当归 10g,白芍 10g,柴胡 10g,白术 10g,丹参 10g,茯神 15g,麦冬 15g,五味子 5g,炙甘草 5g,炙远志 5g,郁金 10g,川黄连 3g,法半夏 10g,瓜蒌皮 10g。20 剂。

2012年6月8日十二诊：

胸闷心忡气短续减，胃胀已不著。舌淡红，有齿痕，苔薄黄，脉细弦。原法出入。白参10g^{煎兑}，黄芪20g，麦冬15g，五味子5g，炙甘草5g，柴胡10g，法半夏10g，川黄连5g，瓜蒌皮10g，丹参10g，柏子仁10g，炙远志5g，茯神15g，郁金10g，三七3g^{冲服}。20剂。

按语：

肥厚梗阻型心肌病，中医病名可参照"心胀"命名，见于《灵枢·胀论》："夫心胀者，烦心，短气，卧不安。"心胀的病变部位在"血脉"与"心"。"心主血脉"、"脉者，血之府也。"故血脉之运行，一方面取决于心气的盛衰，另一方面尚依赖于肝，肝主疏泄，调畅气机，"气为血帅"、"气行则血行"，肝气升发条达则疏泄功能正常，气机通畅，心气平和，经脉流注循环畅通。其次，肝既疏无形之气，又藏有形之血。此外，"木之性主于疏泄，食气入胃，全赖肝木之气以疏泄之，而水谷乃化。"若肝失疏泄，横逆犯脾，则脾不升清，胃不降浊，清浊混淆，酿成痰浊，壅塞血脉，从而促使心胀的形成和发展。故王老师治疗此病认为关键在于益气营，疏肝木，化痰瘀，通心络，宁心神。

（三）脑系病

1. 头痛

头痛（脑梗死，血管神经性头痛）

何某某，女，54岁。

2008年12月2日初诊：

头晕胀痛旬余，以左侧为著，痛甚则欲呕，目眩，两耳蝉鸣，左侧为甚，夜寐有时不谧，纳食及二便尚可。舌淡黯红，苔薄黄，脉弦细。BP 120/80mmHg。头颅MRI：右侧额叶缺血灶。头痛，肝肾亏虚，髓海不足，脑络瘀阻，风痰内生，上扰清窍。拟补肝肾，祛风痰，通脑络。天麻10g^{蒸兑}，白芍20g，白蒺藜10g，白芷20g，熟地黄15g，女贞子10g，枸杞子10g，全虫4g，僵蚕10g，川芎10g，地龙10g，豨莶草10g，山萸肉10g，蔓荆子10g，丹参15g。10剂。

2008年12月18日二诊：

药后前述诸症明显改善，7日起头胀痛稍又加重，耳鸣已不著。舌淡红，苔薄黄，脉弦细。原法合拍，加减续进。天麻10g^{蒸兑}，白芷15g，白芍15g，白蒺藜10g，山萸肉10g，熟地黄15g，女贞子10g，枸杞子10g，川芎10g，全虫3g，僵蚕10g，首乌藤20g，蔓荆子10g，甘草5g，豨莶草110g，地龙10g。10剂。

药后头晕胀痛明显改善。

按语：

王老师认为：头为诸阳之会，脑为清灵，五脏六腑之精气，皆上注于此；巅顶之上，唯风可到，肝为风木之脏，其经上循巅顶，故本病必兼风邪；又肾藏精、生髓，脑为髓海，肝肾同源，肝体阴而用阳，肝体之柔和，全赖肾精肝血滋养。若火盛伤阴，或肾水亏耗，水不涵木，则肝阳上亢，上扰清空而头痛；或痰浊内盛，与瘀血互结，阻滞经络，经气不畅，气血逆乱，脑络失养，发为头痛。自制头痛宁方（熟地黄、山萸肉、女贞子、枸杞子、白芍、当归、川芎、延胡索、天麻、防风、白芷、蔓荆子、全蝎、甘草），方中熟地黄、山萸肉、女贞子、枸杞子补肝肾、养精血、充髓海；白芍、当归养血柔肝、缓急止痛；川芎、延胡索行气活血止痛；天麻平肝息风、散邪通经；防风、白芷、蔓荆子芳香辛散，祛风止痛，善达头面，引药直达病所；全蝎搜风通络；甘草既可调和诸药，又能伍白芍柔络止痛。全方协同，共奏补肾、祛风、化瘀、通络、止痛之功。

头痛（血管神经性头痛，高血压病）

李某某，男，56岁。

2011年3月4日初诊：

自幼起即患头痛，以前额及头顶部为主，伴头部怯冷，两耳蝉鸣，颈部不胀痛，双手发麻，劳累后腰痛，神疲易倦，纳食及二便调。舌淡红，苔薄黄，脉弦细。BP 146/94mmHg。肝肾亏虚，髓海不足，风邪上干脑络，脑络舒挛失利，水不涵木，易致肝阳偏亢，故治宜补肝肾，祛风邪，柔脑络，酌加平肝之品。选自制头痛宁方加减。生地黄15g，熟地黄15g，山萸肉10g，山药20g，牡丹皮10g，茯苓10g，泽泻10g，天麻10g^{蒸兑}，白芷20g，白芍15g，藁本10g，钩藤15g，白蒺藜15g，川芎10g，蔓荆子10g。14剂。

2011年10月17日二诊：

久未复诊，药后神疲、腰痛已经不著，头部易冷感亦除，仍有头痛，耳鸣。舌淡红，苔薄黄，脉弦细。BP 144/98mmHg。肝肾亏虚，肝阳偏亢，风邪上扰，清窍失宁，拟益肾平肝，祛风柔络。天麻10g^{蒸兑}，钩藤15g，白蒺藜10g，石决明20g^{先煎}，白芷20g，蔓荆子10g，生地黄15g，山萸肉10g，山药15g，丹参10g，白芍20g，首乌藤30g，僵蚕10g，全虫3g。14剂。

2012年2月20日三诊：

药后头痛数月未发，近日病证再作，头部畏冷，头痛耳鸣，头不胀痛，腰痛不著，夜寐尚谧，神疲易倦。舌淡红，苔薄黄，脉弱。虚证为主，肝肾亏虚，髓海失济，精气神不足，拟补肝肾益精气，养心神，佐以平肝以防肝阳上亢。BP 120/80mmHg。天麻10g^{蒸兑}，钩藤15g，白蒺藜15g，黄芪20g，熟地黄15g，山萸肉10g，山药15g，白芷20g，蔓荆子10g，川芎10g，僵蚕10g，葛根20g，白芍

15g,首乌藤 30g,茯神 15g。14 剂。

2012 年 3 月 8 日四诊：

头痛缓解,神疲改善,仍感头部畏风,耳鸣。舌胖淡红,苔薄黄,脉细弦,BP 130/90mmHg。肝阳或潜降之势,然肝肾亏虚,髓海不足,风邪上扰尤著。头畏风者肝之清阳不升,头首失煦之象。天麻 10g^{蒸兑},钩藤 15g,白蒺藜 15g,熟地黄 15g,白芍 15g,白芷 20g,炙甘草 5g,葛根 20g,女贞子 10g,枸杞子 15g,石决明 20g^{先煎},柴胡 10g,川芎 10g,僵蚕 6g。14 剂。

按语：

对于头痛患者,王老在问诊时注意对肾阴虚症状的搜集,如见腰痛、耳鸣、健忘、腰膝酸软等症状,就会加滋补肝肾之品,如《素问·五脏生成》记载:"头痛巅疾,下虚上实,过在足少阴、巨阳,甚则入肾。"王老师认为本病发生的主要的原因是肝肾亏虚,所以在治疗上注重滋补肝肾,而辅以祛风、化瘀、通络、止痛。在临床治疗中多用本案之头痛宁方加减,如肝阳上亢者加石决明、钩藤、磁石;风热上犯者加黄芩、桑叶、菊花;气虚乏力者加党参、黄芪;湿热偏重者去白芍,加薏苡仁、滑石;大便秘结者加大黄。若风、痰、瘀等标实症状突出而本虚不明显者,可酌减熟地黄、山萸肉,增加僵蚕、全蝎、羌活、郁金、丹参、蒺藜等祛风化痰通络之品。

头痛(血管神经性头痛 3 案)

案 1:赵某,女,50 岁。

2005 年 7 月 7 日初诊：

头痛反复 3 年余,现经常头痛以右侧为著,胀痛或刺痛,痛甚则欲呕,伴目眩、耳鸣、腰痛、夜寐梦扰、纳食一般,口干且苦,二便尚调,舌质淡黯,苔薄黄腻,脉小弦。BP 110/80mmHg。(西医诊断:血管神经性头痛)头痛为病,肝肾亏虚为本,风痰阻络,脑络挛急而瘀阻为标,先行治标。天麻 10g^{蒸兑},白芷 20g,白芍 20g,白蒺藜 10g,甘草 5g,法半夏 10g,陈皮 10g,防风 10g,延胡索 10g,羌活 8g,川芎 10g,枳实 10g,竹茹 10g,僵蚕 10g,全虫 4g,蔓荆子 10g,三七 3g^{冲服}。10 剂。

2005 年 7 月 18 日二诊：

头痛未已而口干苦,夜寐梦扰改善,欲呕已止,舌淡黯,苔薄黄,脉弦细。BP 110/80mmHg,用药如用兵,先挫外围,再攻中坚——头痛。白芍 25g,谷精草 15g,丝瓜络 10g,白蒺藜 15g,白芷 20g,甘草 5g,生牡蛎 20g,全虫 4g,防风 10g,川芎 10g,僵蚕 10g,桃仁 8g,夏枯草 15g,苦丁茶 10g,蔓荆子 10g。10 剂。

2005 年 8 月 4 日三诊：

前方着重毓阴清肝,祛风通络,肝热清,内风清,血络通,故头痛显减,已愈十之七八,口干苦亦不著。舌淡红,苔薄黄,脉弦细。BP 112/80mmHg。上述遣方用药之法,果如其验。上方加延胡索 10g。10 剂。药后随访 3 个月未发。

案 2:赵某某,男,36 岁。

2005 年 12 月 19 日初诊:

头痛隐隐近 10 年,刻下头胀痛以后脑部为甚,夜寐有时不谧,余无明显不适,舌淡红,苔薄黄腻,尺脉沉弱,BP 130/80mmHg。头痛(血管神经性头痛)肾虚为本,风邪上扰,脑络失利为标。天麻 10g^{蒸兑},葛根 20g,羌活 8g,防风 10g,白芍 20g,熟地黄 15g,女贞子 10g,甘草 5g,蔓荆子 10g,川芎 10g,枸杞子 15g,全虫 4g,僵蚕 10g,延胡索 10g,白蒺藜 10g。10 剂。

2006 年 1 月 12 日二诊:

头痛近愈,目矇,神疲,晨起口苦,舌淡红,苔薄黄腻,尺脉沉弱。示胆热上溢,原方加黄芩、柴胡,清泄肝胆。10 剂。

2006 年 2 月 14 日三诊:

头痛轻微且间现,神疲改善,口苦减轻,左上腹有时疼痛,无嗳气,纳食及二便尚可,舌淡红,苔薄黄,脉弱。续拟补肾平肝同,祛风柔络。天麻 10g^{蒸兑},葛根 20g,川楝 10g,羌活 8g,防风 10g,白芍 20g,熟地黄 15g,女贞子 10g,甘草 5g,蔓荆子 10g,川芎 10g,枸杞子 15g,全虫 4g,僵蚕 10g,延胡索 10g,白蒺藜 10g。10 剂。

2006 年 3 月 1 日四诊:

后脑胀痛早除,前额疼痛轻作,神疲,口苦,余均可。舌淡红,苔薄黄,脉弦细。头为精明之府,其脑髓赖肾精充沛,故治头疾不离补肾益精,又头位巅顶至高之处,唯风能到,意即头痛多因风邪作祟,治疗亦不外祛风以柔络。生地黄 15g,女贞子 10g,枸杞子 15g,沙苑子 10g,白芍 20g,甘草 5g,川芎 10g,白芷 20g,防风 10g,蔓荆子 10g,羌活 8g,僵蚕 10g,全虫 4g,延胡索 10g。14 剂。

按语:

两案均病数年,反复发作,属内伤头痛。病机为肝肾不足,肝阳偏旺,风自内生,夹痰阻络,上扰清空。治以养阴清肝,祛风化痰,通络止痛。养阴清肝天麻、白芍、白蒺藜、谷精草、夏枯草等药;补肾益精熟地黄、女贞子、枸杞子等味;祛风化痰防风、法半夏、陈皮、枳实、竹茹之类;通络止痛三七、蔓荆子、延胡索、川芎、桃仁之属;李东垣说:"高巅之上,唯风可到。"搜风勿忘虫类药如僵蚕、全虫、地龙等。前案脉小弦以平肝潜阳为主;后案脉沉弱以补肾益精为主。

案 3:廖某某,女,37 岁。

2012 年 2 月 10 日初诊:

两颞部晕痛反复 10 余年,呈钻痛,痛甚则欲呕,夜寐梦扰,纳食尚馨,神疲。舌淡红,苔薄黄,脉弦细。头痛,肝肾亏虚,髓海不足,风邪上扰,脑络失利。拟补肝肾,益精气,祛风邪,柔脑络,安心神为法。方选自制头痛宁方加减。天麻10g^{蒸兑},白蒺藜15g,白芍20g,白芷20g,熟地黄15g,女贞子10g,枸杞子15g,蔓荆子10g,甘草5g,川芎10g,茯神15g,首乌藤20g,防风10g,黄芪20g,羌活5g。14剂。

2012年3月10日二诊:

药后肾精渐复,脑海有济,脑中气血趋于和调,内生风邪将尽,脑络不受其扰,舒挛复利。故头痛辄止。仍觉神疲,夜寐不谧者。肾精气尚未尽复,心肾不交,有待调治。天麻10g^{蒸兑},白蒺藜15g,白芍15g,白芷15g,熟地黄15g,黄芪20g,莲子心5g,首乌藤30g,山萸肉10g,女贞子10g,枸杞子10g,川芎10g,防风10g,僵蚕10g,茯神15g。14剂。

药后头痛渐止。

按语:

患者以两颞部晕痛为主,而足少阳胆经起于目外眦,绕头侧至风池而下行,足厥阴肝经连目系,出前额上巅顶,其支者下行颊里,环绕唇内,故肝胆头痛以偏侧头痛,痛引巅顶项背或目睛口唇为多见。患者病情迁延,风邪较重,故加用羌活、僵蚕,以莲子心交通心肾。

头痛(血管神经性头痛,颈椎病)

杨某某,女,46岁。

2012年5月18日初诊:

头晕痛反复10余年,甚则眩晕,视物旋转,欲呕,无耳鸣,颈胀痛,双手发麻,腰痛,夜寐梦扰,纳一般,二便调。舌淡红,苔薄黄,脉细弦。BP 110/80mmHg。拟补肝肾,益精气,祛风邪,柔脑络,疏通督脉。方选半夏白术天麻汤合六味地黄丸之三补加减。天麻10g^{蒸兑},法半夏10g,白术10g,茯苓10g,葛根20g,白芷20g,熟地黄15g,山萸肉10g,山药20g,女贞子10g,枸杞子10g,蔓荆子10g,川芎10g,防风10g,羌活5g。10剂。

2012年5月31日二诊:

诉头晕痛改善,余如故。原法出入。天麻10g^{蒸兑},白术10g,法半夏10g,茯苓10g,葛根20g,片姜黄10g,威灵仙10g,桑寄生15g,川续断15g,熟地黄15g,山萸肉10g,丹参10g,女贞子10g,枸杞子10g,羌活15g,白芷20g。14剂。

按语:

肾主骨,藏精生髓通于脑,患者颈胀不适,督脉不通,加之有腰痛等肾虚之候,故处方以补肾益精、疏通督脉为主;痰不仅可以致头晕亦可以致头痛,如

《丹溪心法·头痛》记载:"头痛多主于痰",故本案用半夏白术天麻汤既治头晕又治头痛。

头痛(脑外伤后)

孔某某,女,52岁。

2012年8月7日初诊:

被汽车撞伤后20余日,现症见:头痛间晕,无耳鸣,记忆减退,颈背胀痛,腰痛,夜寐不谧,纳食馨,二便调。舌淡红,苔薄黄,脉弦细。头痛,肾虚髓减、脑外伤后瘀阻脑络。拟补肾益精、活血通络以醒脑神。天麻10g^{蒸兑},白蒺藜15g,白芷20g,川芎10g,白芍20g,熟地黄15g,山萸肉10g,山药20g,丹参10g,三七3g^{冲服},女贞子10g,枸杞子15g,首乌藤30g,茯神15g,防风10g。14剂。

2012年9月14日二诊:

头痛减缓,记忆改善,余如上述。舌淡红,苔薄黄,脉细弦。肾虚髓减,脑之元神受其衰竭,神机失灵,瘀阻内生。再拟补肾益精以充脑髓,化瘀醒脑以慧元神。天麻10g^{蒸兑},白蒺藜15g,白芷20g,川芎10g,蔓荆子10g,防风10g,羌活5g,熟地黄15g,山萸肉10g,山药20g,丹参10g,女贞子10g,枸杞子10g,三七3g^{冲服},首乌藤20g,茯神15g,炙远志6g。14剂。

2012年9月28日三诊:

头痛头晕偶现,余症已不明显。舌淡红,苔薄黄,脉弦细。原法巩固。黄芪20g,熟地黄15g,山萸肉10g,山药20g,女贞子10g,枸杞子10g,菟丝子10g,桑椹子10g,女贞子10g,怀牛膝10g,天麻10g^{蒸兑},钩藤10g,蔓荆子10g,三七3g^{冲服},鸡血藤10g,甘草10g。14剂。

按语:

患者年过七七,肾精已显不足,适逢脑外伤,症见头痛头晕、颈背胀痛、腰痛、夜寐不谧、记忆减退,为肾虚髓减,脑脉失养,脑络瘀阻之象,脉弦细,也为其佐证。王老师习以六味地黄丸、左归丸、参芪左归丸等补肾填精;瘀在脑络,活血通络之品,非丹参、鸡血藤、三七之类莫属;天麻、钩藤、白蒺藜、防风祛风通络以定眩。白芷、蔓荆子、川芎善止头痛,对症而设。首乌藤、茯神、炙远志,养心安神。诸药同用补肾益精、活血通络、安神醒脑。

2. 眩晕

眩晕(脑外伤后,神经症,脑萎缩)

陈某某,男,30岁。

2008年9月1日初诊:

脑外伤后 9 年余,头晕胀似重压感不适,无呕恶,夜寐不谧,足心发热,纳食尚馨,神疲易倦,口干,大便易软溏、日解 1～2 次。舌淡红,苔薄黄,脉弦细。BP 120/80mmHg。头颅 CT 示:脑萎缩。脑萎、脑髓消之属,脑之髓精渊源于肾,故宜补肾益精以生髓上奉于脑,久病多瘀,萎则亦为脑络瘀阻,况病生于脑,外伤后,故纯补不佐以活血徒劳也。天麻 10g^{蒸兑},川芎 10g,全虫 3g,丹参 15g,熟地黄 15g,黄芪 20g,当归 10g,白芍 10g,山萸肉 10g,山药 15g,茯神 15g,女贞子 10g,枸杞子 15g,石菖蒲 6g,炙远志 6g,郁金 10g。14 剂。

2008 年 9 月 19 日二诊:

头晕胀似压感明显改善,神疲,少寐,足心发热亦见减缓,舌淡红苔薄黄,脉弦细。原法弋获病机,更进一筹。黄芪 30g,川芎 10g,丹参 10g,全虫 4g,僵蚕 10g,熟地黄 15g,山萸肉 10g,天麻 10g^{蒸兑},白术 10g,法半夏 10g,山药 15g,白芍 15g,女贞子 10g,枸杞子 10g,石菖蒲 6g,炙远志 6g。14 剂。

药后诸症消失。

按语:

《灵枢·海论》曰:"脑为髓海",又因脑的活动需要肾精为物质基础,故又称肾为"精神之所舍";脑为奇恒之府,藏气居元,喜静守,外伤头颅,内损脑髓,迁延日久则瘀阻脑络。脑为髓之海,脑伤则髓海不足,以致肾精亏虚,伤后耗伤气血或失血之后,虚而不复,以致气血两虚,脑部损伤伤及脾胃,健运失司,聚湿生痰,阻滞气机,清阳不升,浊阴不降,故引起眩晕。故治以补精益髓,益气活血,祛风通络开窍,方选参芪四物汤合六味地黄丸加减。

眩晕(梅尼埃病)

吴某,女,23 岁。

2008 年 8 月 24 日初诊:

风疾眩晕,近月来发作较频,其发时头目晕眩,视物旋转,如坐舟楫,恶心呕吐,左耳失聪,幼年即发。舌淡红,苔薄,脉细弦。髓海不足与上气不足并见,前者指精血亏少,后者为气血不足,然无痰不作眩,治时亦应考虑。方选六味地黄汤合半夏白术天麻汤加减。黄芪 20g,当归 10g,熟地黄 15g,白芍 10g,山萸肉 10g,山药 15g,牡丹皮 10g,泽泻 10g,枸杞子 15g,女贞子 10g,天麻 10g^{蒸兑},法半夏 10g,白术 10g,羚羊角 0.5g^{煎兑},钩藤 15g,僵蚕 10g,甘草 5g。10 剂。

2008 年 9 月 5 日二诊:

服药后头晕发作 1 次,程度较前减轻,夜寐梦扰。舌淡红,苔薄黄,脉弦细。仍属肝肾亏虚,髓海不足与风痰上扰,清阳不升并存,治疗亦须补益肝肾,祛风豁痰兼治。天麻 10g^{蒸兑},法半夏 10g,白术 10g,茯苓 10g,熟地黄 15g,山药 15g,山萸肉 10g,牡丹皮 10g,泽泻 10g,黄芪 20g,葛根 20g,钩藤 15g,女贞子 10g,枸杞子 15g,僵蚕 10g,羚羊角 1g^{煎兑}。10 剂。

2008 年 9 月 16 日三诊:

眩晕再发 1 次,伴恶心感,历时短暂,夜寐改善,舌淡红苔薄黄,脉弦细。原法出入。熟地黄 15g,山萸肉 10g,山药 15g,牡丹皮 10g,茯苓 10g,泽泻 10g,天麻 10g^{蒸兑},白术 10g,法半夏 10g,陈皮 10g,钩藤 15g,白蒺藜 10g,女贞子 10g,枸杞子 15g,葛根 20g。14 剂。2 月后随访眩晕未作。

按语:

王老师认为眩晕的病位在血脉,病机关键为血脉营气亏虚,脂浊痰瘀互结,络脉壅遏,经隧狭隘。病因多为先天肾与血脉营气薄弱,复加后天饮食、情志、生活起居失调综合而成。其中肝气郁滞尤有意义,可引发下列不良后果:一,导致心气亏乏,"肝气通则心气和,肝气滞则心气乏",使已虚之心气更为虚弱;二,"气有余便是火",肝气郁而化热乃至生火,熬煎肝阴,损伤肝血,引起肝阴亏虚,肝阳上亢或肝火炽盛;三,"乙癸同源",肝阴既亏,则下竭肾阴,使素禀肾精不足之体愈虚,导致水不涵木,肝阳亢盛,虚者愈虚,实者愈实,甚则肝阳化火生风,骤发旁窜经络,扰乱神明清窍的卒中之候。所以在此类病证的治疗中,王老师尤重对肝气的调理,再兼顾五脏,故而有效。

眩晕(椎-基底动脉供血不足,颈椎病,高血压病)

罗某某,男,40 岁。

2008 年 9 月 22 日初诊:

近 5 个月来先后两次发眩晕,视物旋转,目闭恶睁,无呕恶,均伴昏倒,神志欠清,虚汗涔涔,有时耳鸣,颈部有时胀痛,兀兀然不适。舌淡红,苔薄黄,脉弦细。BP 140/90mmHg。眩晕,肝肾亏虚,髓海不足,风痰上扰,清空失宁,胃失和降,虚实并见,治宜兼顾。天麻 10g^{蒸兑},白术 10g,法半夏 10g,茯苓 10g,葛根 20g,陈皮 10g,熟地黄 15g,山萸肉 10g,山药 15g,牡丹皮 10g,泽泻 10g,钩藤 15g,白蒺藜 10g,僵蚕 10g。10 剂。

2008 年 10 月 6 日二诊:

药后 1 月内眩晕未作,仅偶现头蒙而已,汗出,颈胀痛亦除,余恙不著。舌淡红,苔薄黄,脉弦细,BP 140/100mmHg。风眩为主,肝肾亏虚,肝阳偏亢,拟益肾平肝,豁痰祛风仍不可撤减。天麻 10g^{蒸兑},钩藤 15g,白蒺藜 10g,法半夏 10g,茯苓 10g,泽泻 10g,丹参 15g,白术 10g,生地黄 15g,葛根 20g,石决明 20g^{先煎},生牡蛎 20g^{先煎},白芍 10g,僵蚕 10g,菊花 10g。14 剂。

2008 年 10 月 27 日三诊:

药后相安,血压已降至近于正常,BP 125/90mmHg。头部微有不适,颈间胀,夜寐不谧。舌红,苔薄黄,脉弦细。原法调整。上方去泽泻、菊花,石决明改珍珠母 20g,加炒枣仁 15g,合欢皮 20g。14 剂。

药后头晕发作明显减少。

按语:

《景岳全书·眩晕》中指出"眩晕一证,虚者居其八九,而兼火、兼痰者不过十中一二耳",强调"无虚不作眩",在治疗上认为"当以治虚为主"。"肾为先天之本,五脏之根","肾藏精生髓",眩晕病位虽在脑,但病根在肾,所以眩晕当以补肾为主。肾虚,气化无力,水湿聚而为痰;肾气虚,无力推动血液运行,聚而为瘀。"痰"、"瘀"均可阻于脑窍,清阳不展或脑窍失于充养,而出现眩晕等症。故眩晕之疾,以肾虚为本,痰瘀阻窍为标。在临床上多用六味地黄汤为基础补益肝肾以治本,半夏白术天麻汤为基础祛痰以治标。

眩晕(高血压病,颈椎病)

钟某某,女,50 岁。

2008 年 8 月 25 日初诊:

本月 21 日晚头晕较著,恶心,呕吐,目眩视花,无视物旋转及耳鸣,有时耳疼,腰痛,夜寐梦扰或不易入眠,纳食不多,口干苦不著,尿少,大便调。舌淡红,苔薄黄,脉弦细。BP 116/76mmHg。有高血压病、颈椎病史。眩晕为主,肝肾亏虚,髓海不足,风痰上扰,虚实并见,治宜兼顾。天麻 10g^{蒸兑},白术 10g,法半夏 10g,陈皮 10g,茯苓 10g,熟地黄 15g,山萸肉 10g,山药 15g,葛根 20g,牡丹皮 10g,泽泻 10g,枸杞子 15g,白芍 10g,女贞子 10g,炒枣仁 15g,合欢皮 20g。10 剂。

2008 年 9 月 8 日二诊:

CT 示:颈椎退变,椎间盘突出,椎管继发狭窄。上方补肝肾,祛风痰,更益葛根一则舒缓颈部筋膜,一则升输肾精以上奉,故症见减缓,方证合拍,加减再进。天麻 10g^{蒸兑},法半夏 10g,白术 10g,茯苓 10g,葛根 20g,片姜黄 10g,丹参 10g,熟地黄 15g,山萸肉 10g,山药 15g,泽泻 10g,僵蚕 10g,钩藤 15g,白芍 10g,合欢皮 15g,炒枣仁 15g。10 剂。

2008 年 9 月 22 日三诊:

眩晕未发,仍觉头晕,颈胀,无手麻腰痛,夜寐改善,胃不适,似饥似欲呕。舌淡红,苔薄黄,脉细弦。BP 148/90mmHg。眩晕,肝肾亏虚,髓海不足为本,肝阳偏亢,风痰瘀阻为标,拟标本同治。天麻 10g^{蒸兑},钩藤 15g,白蒺藜 10g,生地黄 15g,山萸肉 10g,山药 15g,丹参 10g,葛根 20g,法半夏 10g,茯苓 10g,白术 10g,僵蚕 10g,炒枣仁 15g,合欢皮 20g,珍珠母 20g^{先煎},甘草 3g。10 剂。

药后眩晕未作。

按语：

患者以头晕为主，伴有失眠，珍珠母重镇安神，酸枣仁养心安神，合欢皮解郁安神，并且在处方中合欢皮用量较大，一般用 15～20g，《神农本草经》载其"主安五脏，和心志，令人欢乐无忧"。

眩晕（高血压病，脑出血后遗症期）

湛某某，男，53 岁。

2008 年 9 月 8 日初诊：

后脑及颈部胀痛，目眩，耳鸣欠聪，左侧上下肢活动乏力，伴发麻，夜寐纳食均可，大便软溏，日解 2 次。舌淡黯红，苔薄黄腻，脉弦细。BP 130/90mmHg。有高血压病、脑出血等病史。风眩，出血中风后遗症期，肝肾亏损，髓海不足为本，肝阳虽不亢而肝风未靖，脉络瘀血未清，经络未畅。治拟补肝肾，息肝风，通经络为法。方选滋生青阳汤加减。病程久远当缓慢图效，欲速则不达。天麻10g^{蒸兑}，钩藤 15g，白蒺藜 10g，葛根 20g，石决明 15g^{先煎}，白芍 10g，生地黄 15g，地龙 10g，豨莶草 10g，络石藤 15g，怀牛膝 10g，茯苓 10g，山药 20g，桑枝 15g，炙甘草 3g。14 剂。

2008 年 10 月 27 日二诊：

出血中风与缺血中风二者均为肝肾亏损，髓海不足，脑络瘀阻为本，所异者，前者每兼肝阳上亢，阳亢化风，脑络受戕，络破血溢为主，后者则常由气虚血滞，血络瘀阻而成。前方药后头颈部疼痛未现，大便成形、1～2 日一更，仍觉头晕发麻，左上下肢乏力，发麻。舌淡黯红裂纹，苔薄黄腻，脉弦细。BP 130/90mmHg。再拟益肾平肝，和血通络，瘀久津液则聚，易兼痰涎，其苔为据，是以又当佐以豁痰。天麻10g^{蒸兑}，白术 10g，法半夏 10g，茯苓 10g，白芥子 5g，生地黄 15g，山萸肉 10g，山药 20g，丹参 15g，泽泻 5g，钩藤 15g，白芍 15g，怀牛膝 10g，豨莶草 10g，地龙 10g，甘草 3g。14 剂。

按语：

王老师认为不论是出血中风还是缺血中风均以肝肾亏损，髓海不足，脑络瘀阻为本，故前后两方虽有加减，但补肝肾之药未减。

风眩（高血压病 6 案）

案 1：张某某，女，45 岁。

2008 年 9 月 22 日初诊：

头晕间痛 2 年许。头晕病，入暮则面部赤红，夜寐尚谧，口干，神疲，二便调。舌微红，苔薄黄，脉弦细。BP 140/100mmHg。有高血压病史。风眩，肝阴亏虚，肝阳上亢，拟育阴疏肝，滋生青阳汤加减主之。生地黄 15g，麦冬 10g，白芍 15g,石斛 15g,磁石 20g^{先煎},桑叶 10g,菊花 10g,夏枯草 15g,怀牛膝 15g,生牡蛎 20g^{先煎},石决明 20g^{先煎},茯苓 15g,甘草 3g,薏苡仁 20g。14 剂。

2008 年 10 月 14 日二诊:

药后肝阴回复,肝阳遂得潜降,血压已获正常,其头晕痛,面红赤亦随之而除,舌淡红,苔薄,脉弦细。方药既合病机,毋须更弦易辙。生地黄 15g,麦冬 10g,白芍 10g,石斛 15g,石决明 20g^{先煎},天麻 10g^{蒸兑},桑叶 10g,钩藤 15g,夏枯草 15g,白蒺藜 10g,菊花 10g,生牡蛎 20g^{先煎},怀牛膝 10g。14 剂。

药后头晕头痛渐除。

按语:

肝为刚脏,体阴而用阳,以血为本,以气为用,肝为刚脏,将军之官,不受制压,愈压愈亢,唯顺其气以平之。王老师引用清代名医费伯雄之说,以肝之阳气为青阳。《尔雅》释义:"春为青阳。"《汉书》载:"青阳开动,根荄以遂。"所以,青阳有少阳生气、春气、阳和之正气、少火等称谓。青阳为病,升发不及则脑失清明,升发太过则风阳上扰变证骤起,而发为眩晕。本案所用基本方为费伯雄所创滋生青阳汤["生地四钱,白芍一钱,丹皮一钱五分,麦冬一钱五分(青黛拌),石斛二钱,天麻八分,甘菊二钱,石决明八钱,柴胡八分醋炒,桑叶一钱,薄荷一钱,灵磁石五钱整块同煎"],治疗"头目眩晕,肢节摇颤,如登云雾,如坐舟中"(《医醇賸义·中风》)。王老师临床治疗眩晕(阴虚阳亢证)多用此方,取其清肝、平肝、疏肝、养肝之功。

案 2:李某某,男,43 岁。

2008 年 9 月 25 日初诊:

自觉胸闷心忡,过劳气短,头晕痛不著,耳鸣,腰痛,纳寐均可,二便自调。舌淡黯,红苔薄白,脉弦细。BP 150/100mmHg。(高血压病)风眩,心悸,肝心失调,拟肝心并治。天麻 10g^{蒸兑},钩藤 15g,白蒺藜 10g,柴胡 10g,黄芩 10g,茯神 15g,白芍 10g,珍珠母 20g^{先煎},炒枣仁 15g,柏子仁 10g,石决明 20g^{先煎},怀牛膝 10g,龙骨 10g^{先煎},煅牡蛎 20g,炙甘草 3g。14 剂。

2008 年 10 月 21 日二诊:

药后症状均获改善,舌淡红,苔薄黄,脉弦细。BP 135/88mmHg。原法出入。天麻 10g^{蒸兑},钩藤 15g,白蒺藜 10g,生地黄 15g,山萸肉 10g,山药 20g,牡丹皮 10g,泽泻 10g,茯苓 10g,石决明 20g^{先煎},白芍 15g,怀牛膝 10g,龙骨 10g^{先煎},煅牡蛎 20g,柏子仁 10g。14 剂。

药后诸症减。

按语:

初诊先以平肝潜阳、养心定悸为主,二诊患者症状缓解,肝阳渐平,转以滋补肝肾。初诊中柴胡与黄芩的配伍更是王老师常用的药对,两药疏清结合,柴胡味苦性寒,轻清升散,长于疏解少阳半表半里之邪,又能疏肝解郁,开气分之结,解表和里且善升举阳气。黄芩味苦性寒,善清肝胆气分之热,使半表半里之邪内撤,又可燥湿泻火解毒。两药同用,一升清阳,一降浊阴;一输透和解,一清解而降,从而升不助热,降不郁遏,疏透中有清泄,相辅相成,而能调肝胆之枢机,理肝胆之阴阳,升阳达表,退热和解。

案3:黄某某,女,70岁。

2008年11月10日初诊:

头晕头痛,胸闷,心悸气短轻微,夜寐不谧。舌淡红,苔薄黄,脉弦细,BP 185/80mmHg(高血压病,已服厄贝沙坦0.15g/d)。风眩,胸痹,肝心失调,肝阳上亢,心络瘀阻,拟肝心并治。天麻10g^{蒸兑},钩藤15g,白蒺藜10g,石决明20g^{先煎},生牡蛎20g^{先煎},怀牛膝15g,白芍10g,柴胡10g,川黄连4g,法半夏10g,瓜蒌皮10g,丹参15g,泽泻10g,珍珠母20g^{先煎}。10剂。

2008年11月20日二诊:

头晕痛减缓,精神改善,唯晨间血压仍高,收缩压达170mmHg左右。然较前仍属降低且稳定。舌淡红,苔薄黄,脉弦细。BP 160/80mmHg(服降血压西药同前),原法合拍,加强镇肝淡渗之品,冀病在上取之下之意。天麻10g^{蒸兑},钩藤15g,白蒺藜15g,石决明20g^{先煎},白芍15g,麦冬10g,天冬10g,生牡蛎30g^{先煎},代赭石15g^{先煎},珍珠母20g^{先煎},车前子10g,泽泻15g,怀牛膝15g,龙齿15g^{先煎},茺蔚子10g。15剂。

药后头晕痛缓解,血压维持在正常范围。

按语:

初诊选用天麻钩藤饮合小陷胸汤加减肝心同调,后未诉胸闷、心悸症状,故二诊专注平肝潜阳。牛膝引血下行也引水下行;车前子、泽泻淡渗利水,上病治下之意,类西医利尿类降压药之用。

案4:张某,女,56岁。

2011年3月8日初诊:

久患风眩,即使血压高达208/106mmHg,亦无典型肝阳上亢之头晕痛,然细释之,脉弦细,头面部乍热现红,头热,口苦,亦当为阴虚阳亢之征,仲景谓"少阳病,口苦,咽干脉弦,但见一症即可,不必悉具"学者从中应悟彻。生地黄15g,石斛15g,麦冬10g,白芍15g,磁石20g^{先煎},桑叶10g,菊花10g,生牡蛎30g^{先煎},柴胡8g,石决明20g^{先煎},怀牛膝15g,茺蔚子10g,天麻10g^{蒸兑},夏枯草15g。10剂。

2011年3月17日二诊:

前方药后肝阳获潜,血压已显著下降,面部乍热潮红亦明显改善,肝阳者,多指病态,而青阳者乃系肝之正常阳气,欲使肝之青阳上升起煦养之功,必使肝阳得以潜匿。生地黄 15g，麦冬 10g，白芍 15g，石斛 15g，桑叶 10g，菊花 10g，磁石 20g^{先煎}，天麻 10g^{蒸兑}，柴胡 8g，生牡蛎 20g^{先煎}，怀牛膝 10g，夏枯草 15g，甘草 3g。10 剂。

2011 年 3 月 27 日三诊：

上僭之肝阳渐臻平潜，阴亏阳亢之乍热潮红已剩轻微，仍有口苦。舌淡黯，苔薄黄，脉弦细。BP 140/90mmHg。上方加黄芩 10g。14 剂。

药后肝阳平，风眩止。

按语：

肝为刚脏，体阴而用阳，以血为本，以气为用，肝为刚脏，愈压愈亢，唯顺其气以平之。方选滋生青阳汤，《素问·脏气法时论》曰："肝欲散，急食辛以散之。"因此本案用柴胡疏肝解郁以顺其气，所谓"气行则血行"、"血行风自灭"；白芍滋养阴血以养其体，所谓"养其肝血，则其用自平"，二者合用，一疏肝和肝，一涵养肝血，具有疏柔相济，动静结合，体用兼顾之妙；生地、麦冬、石斛育阴生津，助白芍养肝；因肝阳易亢，恐化风生火，扰乱心与血脉，故以天麻、石决明、磁石、生牡蛎平肝潜阳，怀牛膝引血下行，桑叶、菊花、夏枯草、茺蔚子清肝泻肝。全方滋阴潜阳之功效显著，故药后血压下降显著。

案 5：崔某某，女，65 岁。

2012 年 4 月 8 日初诊：

头昏不适，心悸，气短，胸闷痛不著，夜寐欠谧，纳食一般，大便有时软溏。舌淡红，苔薄黄，脉弦细缓。有高血压病史。风眩，胸痹，肝心失调，拟肝心兼治。BP 190/70mmHg。天麻 10g^{蒸兑}，钩藤 15g，白蒺藜 15g，石决明 20g^{先煎}，生牡蛎 20g^{先煎}，柴胡 10g，川黄连 5g，法半夏 10g，瓜蒌皮 10g，丹参 10g，炙甘草 5g，炙远志 5g，柏子仁 15g。10 剂。

2012 年 5 月 3 日二诊：

前症有所改善，血压降低，纳食欠馨，大便软溏、日解 2～3 次。原法加强健运脾胃之剂。上方去瓜蒌皮，加白术 10g，茯苓 15g。10 剂。

2012 年 5 月 14 日三诊：

头晕、胸闷、心忡、气短改善，有时腹胀，大便软，日解 1～2 次。舌淡红苔薄黄，脉弦缓。原法出入。BP 180/60mmHg。天麻 10g^{蒸兑}，钩藤 15g，白蒺藜 15g，柴胡 10g，川黄连 5g，白术 10g，茯苓 15g，法半夏 10g，瓜蒌皮 10g，葛根 20g，石决明 20g^{先煎}，丹参 10g，炙甘草 5g，炙远志 5g，郁金 10g。10 剂。

2012 年 5 月 25 日四诊：

头晕已不著，偶尔掣痛，胸闷、心忡、气短改善，腹胀大便成形，日解 1 次。舌淡红，苔薄黄，脉弦细。BP 150/50mmHg。肝阳有下潜之势，示原法有效。天麻 10g^{蒸兑}，钩藤 15g，白蒺藜 10g，柴胡 10g，黄连 3g，瓜蒌皮 10g，白术 10g，茯苓 10g,丹参 10g,炙远志 5g,石决明 15g^{先煎},炙甘草 3g,炒枣仁 15g,法半夏 10g,葛根 15g。10 剂。

2012 年 6 月 6 日五诊:

间现头晕,掣痛已除,胸不闷,仍有心忡、气短,夜寐有时不谧,纳食尚馨,腹胀,嗳气,大便松散、日解 1 次为主。舌淡红,苔薄黄,脉弦细。BP 146/60mmHg。风眩,胸痹,仍肝心失调,肝阳偏亢,心气营亏乏,心络不畅,心神失宁。拟肝心并治,"见肝之病,知肝传脾,当先实脾",故佐以健运脾胃。白参 10g^{煎兑},麦冬 15g,白术 10g,茯苓 10g,柴胡 10g,天麻 10g^{蒸兑},白蒺藜 15g,川黄连 15g,法半夏 10g,瓜蒌皮 10g,丹参 10g,石决明 20g^{先煎},葛根 20g,炙甘草 5g,炙远志 6g。10 剂。

药后头晕不著,胸闷、心忡、气短改善。

按语:

本案以眩晕为主,兼有胸闷心忡,《素问·至真要大论》云:"诸风掉眩,皆属于肝",《石室秘录·双治法》记载:"肝气既平,则心气亦定,子母有关切之谊,母安而子未有不安者。此心肝两治之妙法也。"王老师常用药对,瓜蒌配法半夏,瓜蒌清热化痰,宽胸散结;半夏辛温燥烈,化痰降逆,消痞散结,如《药性本草》言其"消痰下气,开胃健脾,止呕吐,去胸中痰满"。二药配对,相辅为用,化痰散结,宽胸消痞之功显著。

案 6:许某某,女,58 岁。

2012 年 4 月 27 日初诊:

头晕、目眩、视减,伴血压高 20 余年,无耳鸣、颈胀,腰部发热微痛,口干不适,饮水不多,然时欲湿润之,夜寐易醒,纳食尚馨,大便偏溏,小溲无异常。舌淡红,苔薄黄,脉细弦。BP 180/110mmHg(患者拒服降血压西药)。风眩为主,肝肾亏虚,阴精虚少于下,水不涵木,致肝阳上亢,口渴即厥阴肝木主证之首。拟滋水清肝为法,滋水清肝饮加减。天麻 10g^{蒸兑},钩藤 15g,白蒺藜 15g,炒栀子 10g,山萸肉 10g,柴胡 10g,丹参 10g,茯神 15g,天花粉 20g,天冬 15g,麦冬 15g,石决明 20g^{先煎},生牡蛎 20g^{先煎},知母 10g,黄柏 10g,龟板 10g^{先煎}。10 剂。

2012 年 5 月 13 日二诊:

前症改善。舌淡红,苔薄黄,脉弦细。BP 170/110mmHg。原法出入。天麻 10g^{蒸兑},钩藤 15g,白蒺藜 15g,生地黄 15g,天冬 15g,麦冬 15g,山萸肉 10g,山药 20g,牡丹皮 10g,茯神 15g,泽泻 10g,石决明 20g^{先煎},生牡蛎 20g^{先煎},怀牛膝 10g,百合 20g,石斛 15g。14 剂。

药后诸症改善。

按语:

初诊以滋水清肝饮滋阴养血,清热疏肝,大补阴丸滋补真阴,辅以平肝潜阳,二诊患者症状改善,故去大补阴丸,以滋水清肝饮中之六味地黄汤缓图,使肾精渐复。

风眩(高血压病,脑梗死)

梁某某,女,76岁。

2012年4月28日初诊:

患高血压病20余年,近因双下肢乏力,步履不稳,而在医院作MRI示脑梗死。症见:头晕,目眩视减,颈胀,腰痛不著,左上下肢乏力,左肩背疼痛,夜寐梦扰,纳食乏味,口唇干苦,大便偏干,2~3日一更。舌淡黯红,苔薄黄,脉弦细。BP 150/70mmHg。风眩,肝肾亏虚,髓海不足,肝阳偏亢,脑络瘀阻,督脉失利。治宜益肾平肝,活血通络。天麻10g蒸兑,钩藤15g,白蒺藜15g,生地黄15g,山萸肉10g,山药20g,丹参10g,茯苓10g,泽泻10g,石决明20g先煎,地龙10g,豨莶草10g,鸡血藤15g,桑枝15,怀牛膝10g,10剂。

2012年5月31日二诊:

前述症状改善。舌淡黯红,苔薄白,脉弦细。BP 130/70mmHg。天麻10g蒸兑,钩藤15g,白蒺藜15g,黄芪20g,熟地黄15g,山萸肉10g,山药20g,葛根20g,地龙10g,豨莶草10g,鸡血藤15g,女贞子10g,枸杞子10g,首乌藤20g,怀牛膝10g,石决明15g先煎。10剂。

药后诸症减。

按语:

本案患者虽有脑梗死,但是半身废用症状不显著,所以仍以眩晕为主论治,以益肾平肝,活血通络为主。

风眩(高血压病,冠心病2案)

案1:沈某某,女,71岁。

2010年6月1日初诊:

高血压病,冠心病患者。头晕,目眩且蒙,腰痛,胸闷心忡,气短,夜寐不谧,纳食馨,口干不苦。夜尿5~6次,大便调。舌淡黯红胖大,苔薄黄,脉弦细。BP 140/76mmHg。风眩,胸痹。肝心失调,肝阳偏亢,心气阴两虚,痰瘀互结,心神失宁。拟肝心并治,心痛治肝。天麻10g蒸兑,钩藤15g,白蒺藜10g,珍珠母20g先煎,白参10g煎兑,麦冬15g,五味子5g,川黄连3g,法半夏10g,瓜蒌皮10g,丹参10g,茯神15g,郁金10g,柏子仁10g,炙甘草5g。10剂。

2010年6月11日二诊:

胸闷心忡气短改善,头晕目眩依然,夜寐好转,夜尿减为2~3次。BP 155/90mmHg。原法平肝阳、益气阴、化痰瘀、宁心神有效。加强疏泄肝木,冀

"肝气通则心气和"。天麻 10g^{蒸兑}，钩藤 15g，白蒺藜 15g，珍珠母 20g^{先煎}，白参 10g^{煎兑}，麦冬 15g，五味子 5g，柴胡 10g，法半夏 10g，瓜蒌皮 10g，丹参 10g，茯神 15g，柏子仁 10g，炙甘草 5g，葛根 20g，女贞子 10g，枸杞子 10g。14 剂。

药后胸闷、心忡、气短及睡眠均获改善。

按语：

本案选用天麻钩藤饮平肝潜阳，生脉散、心痛灵Ⅲ号益气养阴，疏肝解郁，活血化瘀，豁痰通络。川黄连配法半夏是王老常用的药对，黄连苦寒降泄，半夏辛散苦燥温通，性质沉降，又能辛散消痞结。二药配对，寒热互用以和其阴阳，辛开苦降以调其升降，有相辅相成之妙用，共奏清热化痰散结之功。

案 2：何某某，女，79 岁。

2011 年 3 月 14 日初诊：

高血压病患者，头重胀、目眩、左耳鸣、腰不痛，胸闷、心忡、气短，夜寐梦扰，纳食不多，口干微苦，夜尿 1～2 次，大便调，舌淡红，苔薄黄，脉弦细。BP 140/80mmHg（已服苯磺酸左旋氨氯地平 2.5mg/d）。风眩，胸痹。肝心失调，心气营亏乏，肝木失疏，痰瘀互结，心络经隧不畅，拟肝心并治。白参 10g^{煎兑}，麦冬 15g，五味子 5g，天麻 10g^{蒸兑}，白蒺藜 20g，柴胡 10g，川黄连 5g，法半夏 10g，瓜蒌皮 10g，丹参 10g，葛根 20g，杏仁 10g，炙甘草 5g，茯神 15g，僵蚕 10g。10 剂。

2011 年 9 月 22 日二诊：

前药后诸症缓解数月，近日再作胸闷、心忡，动则气短，间咳无痰，头重胀不著，纳食一般，口干微苦，夜尿 3～4 次，大便偏干、日解 1 次，双下肢间歇浮肿。舌淡红，苔薄黄，脉弦细。BP 140/80mmHg（服降压药同前）。风眩，胸痹，肝心失调，肝阳暗亢；心气阴不足，心络瘀阻。拟肝心并治，平肝潜阳，益气养阴，豁痰化瘀。天麻 10g^{蒸兑}，钩藤 15g，白蒺藜 10g，白参 10g^{煎兑}，麦冬 15g，五味子 5g，川黄连 5g，法半夏 10g，全瓜蒌 20g，杏仁 10g，茯苓 10g，炙草 3g，石决明 15g^{先煎}，郁金 10g，柏子仁 10g。15 剂。

2012 年 1 月 9 日三诊：

数月病情尚稳定，近来胸闷，心忡，气短已微，头不晕痛，夜寐不谧，纳食尚馨，二便调。舌淡红苔薄黄，脉弦细。BP 155/86mmHg。风眩，胸痹，肝心失调，肝阳偏亢；心气阴亏虚，心络不畅，心神失养，拟肝心并治。天麻 10g^{蒸兑}，钩藤 15g，白蒺藜 15g，石决明 20g^{先煎}，白参 10g^{煎兑}，麦冬 15g，五味子 5g，柴胡 10g，川黄连 5g，法半夏 10g，瓜蒌皮 10g，丹参 10g，茯神 15g，柏子仁 10g，炙远志 5g，炙甘草 5g。15 剂。

药后无头晕痛，胸闷、心忡、气短已微。

按语：

《石室秘录·双治法》记载："病心致痛，理宜治心，而今不治心者，何也？盖心气之伤，由于肝木之不足，补其肝而心君安其位矣。"故本案以滋补肝肾，平肝潜阳，辅以生脉散、心痛灵Ⅲ号益气养阴，活血化瘀，疏肝解郁，豁痰通络。

眩晕（高血压病，高脂血症，脂肪肝，慢性胃炎）

邓某某，男，57岁。

2012年2月7日初诊：

头晕，无目眩及耳鸣，颈胀痛，夜寐不谧，口苦干，纳食一般，大便易溏，尿不多。舌淡红，苔薄黄，脉细弦。BP 175/100mmHg，血脂超标，脂肪肝，慢性胃炎史。（配合西药降压，苯磺酸左旋氨氯地平2.5mg/d）。病眩晕，肝肾亏虚，肝阳上亢，脂浊内蕴。脾胃不足，先行平肝潜阳，健运中土。天麻10g^{蒸兑}，钩藤15g，白蒺藜15g，枳实10g，白术10g，白芍10g，乌贼骨15g，石决明20g^{先煎}，茯苓10g，黄芩10g，麦冬10g，石斛15g，生牡蛎20g^{先煎}，山药15g。10剂。

2012年2月27日二诊：

头晕改善，颈胀痛，无手麻，右侧腰痛，夜寐尚谧，纳食馨，口干苦，大便软溏、日解1次。舌淡黯红裂纹，脉弦细。BP 130/80mmHg。再拟肝胃、肝脾并治。天麻10g^{蒸兑}，钩藤15g，白蒺藜10g，白术10g，茯苓15g，山药20g，石决明15g^{先煎}，炙甘草3g，葛根20g，神曲10g，薏苡仁20g，白芍10g，乌贼骨15g，柴胡10g，黄芩10g。10剂。

药后头晕改善。

按语：

肝阳亢于上，肝木乘土，故脾胃失运，而以肝肾亏虚，肝阳上亢为主，故治疗上以平肝潜阳为主，佐以健脾和胃，肝气调和，则脾胃自调。

眩晕（血管畸形，胶质瘤）

吉某某，男，37岁。

2012年1月9日初诊：

头晕间现1年许，不痛，有时微欲呕，目眩，耳鸣，记忆减退，颈部不适，背部疼痛，夜寐梦扰，易醒，大便稀，日解1~2次。舌淡红，苔薄黄，脉弦细。头部CT示：右顶叶病灶，考虑血管畸形伴钙化，胶质瘤不排除。按脑瘤论治。肾精气亏虚，髓海不足，脑中气血逆调，痰瘀互结为病。拟补肾益精以荣脑，豁痰化瘀以祛邪。黄芪30g，天麻10g^{蒸兑}，法半夏10g，白术10g，茯苓10g，丹参10g，熟地黄10g，山茱萸10g，山药20g，泽泻10g，陈皮10g，姜黄10g，三七

$3g^{冲服}$,山慈菇 10g,半枝莲 15g,女贞子 10g,枸杞子 15g,僵蚕 10g,首乌藤 30g。14 剂。

2012 年 2 月 1 日二诊：

前方药后,诸症减缓。舌淡红,苔薄黄,脉弦细。原方有效,效不更方。上方丹参改牡丹皮 10g,加赤芍 10g,白芍 10g。14 剂。

2012 年 3 月 1 日三诊：

药后相安,病臻稳定,原法循序。黄芪 20g,天麻 $10g^{蒸兑}$,法半夏 10g,白术 10g,茯苓 10g,白芥子 5g,陈皮 10g,丹参 10g,生地黄 15g,山萸肉 10g,姜黄 10g,山慈菇 10g,三七 $3g^{冲服}$,葛根 20g,白芷 15g,虎杖 15g,僵蚕 10g。14 剂。

药后诸症明显缓解。

按语：

王老师认为脑瘤形成之病机关键：一为肾虚髓减,为发病之本;二为脑中气血逆调,痰瘀互结,酿毒而变生为瘤,故其治法当以补肾益精治其本,配合豁痰化瘀消毒散结治其标。

眩晕（内耳眩晕症）

谭某某,女,46 岁。

2012 年 1 月 10 日初诊：

曾发眩晕,近来头晕瞬作,耳鸣左耳尤著,听力下降,夜寐不易入睡,纳食馨,神疲乏力,二便调。舌淡红,苔薄黄,脉细弦。眩晕,耳鸣,肝肾亏虚,肾气不足,髓海失济,拟补肝肾,益精气,祛风定眩。天麻 $10g^{蒸兑}$,熟地黄 15g,山茱萸 10g,山药 15g,牡丹皮 10g,茯神 15g,泽泻 10g,女贞子 10g,枸杞 10g,沙苑子 10g,白术 10g,法半夏 10g,葛根 20g,僵蚕 10g,首乌藤 30g,蝉蜕 10g。10 剂。

2012 年 1 月 19 日二诊：

神疲夜寐改善,眩晕不时而现,耳鸣欠聪如故。舌淡红,苔薄黄,脉细弦。眩晕,耳鸣。髓海不足,肾精气亏乏为主,再拟补肾益精,聪耳定眩。黄芪 20g,当归 10g,熟地黄 15g,白芍 10g,山茱萸 10g,山药 20g,女贞子 10g,法半夏 10g,白术 10g,枸杞子 15g,茯苓 10g,蝉蜕 10g,沙苑子 15g,丹参 10g,磁石 $20g^{先煎}$。14 剂。

2012 年 2 月 10 日三诊：

眩晕已平靖,余大致为前。舌淡红,苔薄黄,脉细弦。原法出入。黄芪 20g,熟地黄 15g,山萸肉 10g,山药 15g,牡丹皮 10g,茯神 15g,泽泻 10g,磁石 $15g^{先煎}$,蝉蜕 10g,沙苑子 15g,女贞子 10g,枸杞子 10g,石菖蒲 5g,益智仁 10g,炙远志 5g。14 剂。

2012年3月8日四诊：

前几日因劳累，头微晕，未至眩晕状态，两耳蝉鸣，左耳为甚，欠聪，腰痛，神疲易倦，夜寐梦扰，纳食二便如恒。舌淡红，苔薄，脉细弱。肾藏精，精生髓，髓聚为脑，耳为肾之窍，故此症状示肾精气亏损，上俸不足，然耳鸣之因，纵因亏损，亦不至发生。此为髓海气血逆乱，气不顺则生风，风吹隙谷则耳鸣脑鸣乃作，宜补肾益精以荣脑，祛风活血以靖风。黄芪20g，山茱萸10g，山药15g，熟地黄15g，龟板10g，广鹿角胶10g^{烊化兑}，菟丝子10g，女贞子10g，枸杞子10g，沙苑子15g，防风10g，蝉蜕10g，僵蚕10g，天麻10g，磁石20g^{先煎}，石菖蒲5g。14剂。

服药后眩晕发作次数及程度均减轻。

按语：

《灵枢·海论》云："髓海不足，则脑转耳鸣，胫酸眩冒"，《灵枢·卫气》云："上虚则眩"，均指明髓海不足是导致眩晕的根本原因，本案患者的情况更能反映这一点，因为其劳累后病情加重，活动时肾精化为肾气维持生命活动，肾精消耗不能上充髓海，故头晕加重。故治疗上仍以补肝肾为主，辅以祛风、化痰、利耳窍。

眩晕（高血压病，脑出血后遗症期，腔隙性脑梗死，脑萎缩，脑白质病变）

王某某，女，69岁。

2012年2月27日初诊：

高血压病、脑出血后近7月。症见前额晕痛，无目眩耳鸣，腰痛，左侧肢体活动恢复近于正常，然有麻木，不痛，乏力，夜寐梦扰，纳食及二便均可。舌淡红，苔薄黄，脉弦细。BP 140/66mmHg。头部CT：右丘脑出血，左基底节少量出血，左基底节、脑干腔隙性脑梗死，脑萎缩，脑白质病变。风眩、中风后遗症为主，肝肾亏损，髓海不足，肝阳偏亢，脑络瘀阻，经络失利。拟益肾平肝，活血通络。通络之剂药宜缓和，防峻猛而戕伤血络。天麻10g^{蒸兑}，钩藤15g，白蒺藜15g，黄芪20g，生地黄15g，山萸肉10g，山药10g，丹参10g，茯苓10g，怀牛膝10g，鸡血藤10g，豨莶草10g，地龙5g，桑枝10g，石决明15g^{先煎}。10剂。

2012年3月20日二诊：

前症改善。舌淡红，苔薄黄，脉弦细。BP 140/60mmHg。原法出入。天麻10g^{蒸兑}，钩藤15g，白蒺藜15g，生地黄15g，山萸肉10g，山药15g，丹参10g，茯苓10g，怀牛膝10g，石决明15g^{先煎}，豨莶草10g，鸡血藤10g，桑枝10g，地龙5g，女贞子10g，枸杞子10g，14剂。

2012年4月24日三诊：

病症大致为前。舌淡黯红，苔薄黄，脉弦细。BP 110/60mmHg。原法出入。黄芪 20g，天麻 10g^{蒸兑}，钩藤 15g，白蒺藜 10g，葛根 20g，片姜黄 10g，熟地黄 15g，山萸肉 10g，鸡血藤 15g，白芍 10g，桑枝 10g，怀牛膝 10g，泽泻 10g，茯苓 20g，冬瓜皮 20g，首乌藤 20g。10 剂。

药后前额晕痛改善。

按语：

本案选天麻钩藤饮合六味地黄汤为主方，辅以补气通络之品，冀肝阳平，精髓生，脑络通，脉络畅。

眩晕（高血压病，肾小动脉硬化，颈椎病）

杨某某，女，66 岁。

2012 年 4 月 5 日初诊：

头晕，目眩，耳听失聪，颈胀痛，手麻，腰痛。夜寐不谧。纳食乏味，口不渴，夜尿频数达 10 余次，尿时不痛，稍有余沥不尽，大便成形。舌淡红，苔薄黄，脉弦细。BP 160/80mmHg。尿常规：蛋白＋、白细胞 0～1 个/HP、红细胞 0～1 个/HP；FBS 5.4mmol/L；ECG：偶发房早。风眩，颈痹。肝肾亏虚，肝阳偏亢；肾虚固脬无力，督脉经气失利。拟益肾平肝，固脬缩泉，疏通督脉。天麻 10g^{蒸兑}，钩藤 15g，白蒺藜 15g，熟地黄 15g，山萸肉 10g，山药 20g，桑螵蛸 15g，覆盆子 15g，益智仁 10g，石决明 20g^{先煎}，葛根 20g，片姜黄 10g，女贞子 10g，枸杞子 15g，菟丝子 15g，乌药 5g。10 剂。

2012 年 4 月 24 日二诊：

前症改善。舌淡红，苔薄黄，脉细弦。BP 146/80mmHg。尿常规：蛋白（－）、潜血＋、红细胞 0～1 个/HP。原法循序。天麻 10g^{蒸兑}，钩藤 15g，白蒺藜 15g，生地黄 15g，山萸肉 10g，山药 20g，乌药 5g，桑螵蛸 15g，益智仁 10g，覆盆子 15g，石决明 20g^{先煎}，茯神 15g，首乌藤 20g，沙苑子 15g，菟丝子 15g。14 剂。

药后诸症均减。

按语：

肝阳亢于上，"壮火食气"（《素问·阴阳应象大论》），则肾中精气耗散，母病及子即是此意，伤及阴精则虚火灼伤肾络导致血尿、蛋白尿等，伤及肾气则肾气耗，气化失常，小便失司等，故本案以滋补肝肾、平肝潜阳，肾之精气得充则小便自利。

眩晕（高血压病，冠心病，颈动脉斑块形成，颈椎病）

王某某，女，70 岁。

2010 年 2 月 22 日初诊：

患者头晕，间发眩晕，视物旋转，站立不稳，恶心欲吐，颈胀痛，手麻，耳鸣，夜寐梦扰不谧,纳食尚可,二便调。舌淡红,苔薄黄,脉弦细。既往诊断:高血压、冠心病、颈动脉斑块形成,颈椎病。天麻10g^{蒸兑},葛根20g,钩藤15g,白蒺藜10g,法半夏10g,白术10g,茯苓10g,生地黄15g,山萸肉10g,山药20g,丹参10g,泽泻10g,首乌藤30g,片姜黄10g,女贞子10g。10剂。

2010年3月9日二诊:

药后眩晕未作,间现头晕,手麻已除,右耳鸣减轻,仍颈胀痛,夜寐不谧,舌淡红,苔薄黄,脉弦细。BP 150/80mmHg。天麻10g^{蒸兑},葛根20g,钩藤15g,白蒺藜10g,法半夏10g,白术10g,茯苓10g,生地黄15g,山萸肉10g,山药20g,珍珠母20g^{先煎},生牡蛎20g^{先煎},枸杞子10g,僵蚕10g,女贞子10g,怀牛膝10g。10剂。

2010年3月26日三诊:

眩晕、头晕已除,有时头痛耳鸣,颈胀痛,腰痛,右足发麻,夜寐不谧,二便调。舌淡红,苔薄黄,脉弦细。BP 110/60mmHg。风痰将除,肝阳亦潜,唯肝肾亏虚,髓海不足,脑络瘀阻,督脉失利,恐一时难图捷效。天麻10g^{蒸兑},熟地黄15g,山萸肉10g,山药20g,葛根20g,丹参10g,片姜黄10g,枸杞子10g,菟丝子15g,女贞子10g,沙苑子10g,珍珠母20g^{先煎},怀牛膝10g,地龙10g,豨莶草10g。14剂。

2010年4月12日四诊:

眩晕愈而未发,余恙亦减,舌淡红,苔薄黄,脉弦细。BP 140/80mmhg。天麻10g^{蒸兑},葛根20g,钩藤15g,白蒺藜10g,生地黄15g,山萸肉10g,山药20g,牡丹皮10g,茯苓10g,泽泻10g,女贞子10g,枸杞子10g,僵蚕10g,葛根20g,豨莶草10g,怀牛膝10g,地龙10g。10剂。

药后眩晕未发,余恙亦减。

按语:

患者有高血压、冠心病、颈动脉斑块形成、颈椎病病史,眩晕、胸痹,肝肾亏损,髓海不足,痰瘀互结,心脑络脉瘀阻,宜补肝肾,去风痰,化瘀血,宁心通络综合调治。

眩晕(高血压病,颈椎椎间盘突出症,脑动脉硬化,脑萎缩)

武某某,女,74岁。

2011年9月5日初诊:

头晕,甚时闭目不能睁,自觉形体愰动,恶心欲呕,右耳欠聪,颈胀,两手发麻,劳则腰胀痛,夜寐梦扰,二便尚调。舌淡红,苔薄黄,脉弦细。BP 120/70mmHg(天气暖和季节无需服用降血压西药),有高血压病、颈椎椎间盘后突、脑萎缩等病史。眩晕,肝肾亏损,髓海不足,风痰上扰,督脉失利。拟补肝肾,益精血,祛风痰,通督脉为法。羚羊角 1g^{煎兑},天麻 10g^{蒸兑},钩藤 15g,白蒺藜 10g,白术 10g,法半夏 10g,茯苓 10g,生地黄 15g,山萸肉 10g,山药 20g,丹参 15g,泽泻 10g,生牡蛎 20g^{先煎},葛根 20g,僵蚕 10g,片姜黄 10g。7 剂。

2011 年 9 月 13 日二诊:

头晕减缓,余恙亦减。舌淡红,苔薄黄,脉弦细。BP 118/64mmHg。原法出入。天麻 10g^{蒸兑},法半夏 10g,白术 10g,茯苓 10g,钩藤 15g,白蒺藜 10g,熟地黄 15g,山萸肉 10g,葛根 20g,丹参 10g,僵蚕 10g,山药 15g,泽泻 10g,女贞子 10g,枸杞子 10g,羚羊角 1g^{煎兑}。7 剂。

2011 年 9 月 20 日三诊:

眩晕未作,头胀微晕,短暂而现,右耳蝉鸣欠聪,颈胀,腰痛已除,双手麻木,心忡,少寐。舌淡黯红,苔薄黄,脉细弦。眩晕,风痰渐获平潜、清化,唯肾虚髓减,督脉经气失利犹待进一步调治。天麻 10g^{蒸兑},钩藤 15g,白蒺藜 10g,葛根 20g,片姜黄 10g,熟地黄 15g,山萸肉 10g,山药 20g,丹参 10g,茯苓 10g,泽泻 10g,女贞子 10g,枸杞子 10g,威灵仙 10g,秦艽 10g,僵蚕 10g。14 剂。

药后眩晕未作。

按语:

王老治疗眩晕的主要方向始终是滋补肝肾,在不同的发病原因之间进行加减,如本案为风痰上扰,故用半夏白术天麻汤,如《兰室秘藏·头痛》记载:"痰浊上逆之眩晕,主以半夏白术天麻汤",《临证指南医案·眩晕门》又云:"所患眩晕者,非外来之邪,乃肝胆之风上冒耳,甚则有昏厥跌仆之虞。"故用羚羊角平肝息风,将愈收功之时,仍是以滋补肝肾为主以防肝阳僭越。

眩晕(高血压病,冠心病,糖尿病)

凌某某,男,82 岁。

2011 年 11 月 9 日初诊:

头晕,胸闷间痛,心忡,气短,咳嗽,不咯痰,腰痛,纳食控制,口渴,尿频,量少,大便成形、日解 2～3 次,双下肢浮肿,舌淡红,苔薄黄,脉弦细。BP 135/100mmHg。有高血压病、冠心病、糖尿病等病史。心电图:心率 90 次/分,不完全性右束支传导阻滞,频发室性早搏。风眩,胸痹,消渴等,目前以前二者为主,肝阳偏亢,心气营亏乏,肝木失疏,痰瘀互结,心络经隧狭隘。拟平肝潜阳,益气养营,豁痰化瘀,宁心安神。西洋参 5g^{煎兑},麦冬 15g,天冬 15g,五味子 5g,天麻 10g^{蒸兑},钩藤 15g,白蒺藜 10g,炒葶苈子 10g,杏仁 10g,茯苓 20g,泽泻 10g,丹参 10g,川黄连 5g,法半夏 10g,瓜蒌皮 10g,猪苓 10g。10 剂。

2011 年 11 月 18 日二诊:

头晕已除,胸闷不痛,心忡,气短,微咳嗽,痰少,口渴好转,尿频,量不多,大便成形,日解 2～3 次,双下肢微肿,舌淡黯,红苔薄黄,脉弦细。心忡、咳嗽、气短、足肿,尿频量少,心衰之征,益气养阴、泻肺利水治之。西洋参 5g煎兑,麦冬 15g,五味子 5g,桑皮 10g,黄芩 10g,杏仁 10g,炒葶苈子 10g,茯苓 20g,浙贝10g,瓜蒌皮 10g,丹参 10g,泽泻 10g,猪苓 10g,冬瓜皮 20g,天麻 10g蒸兑,炙甘草 3g。10 剂。

2011 年 12 月 14 日三诊:

头不晕痛,胸闷痛已不著,心忡,不咳、痰少,夜寐尚谵,纳食一般,口渴,尿不多,大便成形,双足浮肿。舌淡红,苔薄黄,脉弦细。BP 160/90mmHg。原法出入。天麻 10g蒸兑,钩藤 15g,白蒺藜 15g,西洋参 5g煎兑,天冬 15g,麦冬15g,茯苓 20g,杏仁 10g,炙甘草 3g,泽泻 5g,炒葶苈子 10g,五味子 5g,猪苓10g,柴胡 10g,法半夏 10g,川黄连 5g,瓜蒌皮 10g,石决明 15g先煎。10 剂。

2012 年 1 月 12 日四诊:

神疲、肢软、气短改善,口渴减轻,双下肢浮肿近于消退,舌淡黯红,苔剥薄黄,脉弦细。BP 164/80mmHg。原方调整,加强平肝潜阳。西洋参 8g煎兑,天麻 10g蒸兑,钩藤 15g,白蒺藜 10g,天冬 15g,麦冬 15g,石决明 20g先煎,五味子5g,川黄连 5g,瓜蒌皮 10g,杏仁 10g,茯苓 20g,炙甘草 5g,泽泻 10g,炒葶苈子10g,丹参 10g。14 剂。

2012 年 2 月 10 日五诊:

服药后下肢浮肿消退,心率减慢至 70 次/分左右,早搏 1～2 次/分,目前以咳嗽较著,吐黄痰,量不多,咯之不爽,胸闷、气短、腹胀、口渴、纳差、神疲乏力好转,夜寐不谵,大便量少、日解 2～3 次。西洋参 10g煎兑,麦冬 15g,五味子5g,炙麻黄 5g,杏仁 10g,桑白皮 10g,黄芩 10g,浙贝母 10g,瓜蒌皮 10g,炒葶苈子 10g,甘草 3g,茯苓 15g,川黄连 5g,法半夏 10g,忍冬藤 15g,天竺黄 10g。7 剂。

按语:

"心衰"一词最早出现在《备急千金要方·脾脏上》,云:"心衰则伏",其描述的症状主要是因为水肿所致的气促,水肿消则气促缓,与充血性心力衰竭极其相似,在病机上也重视肝心之间的关系,"肝著其根,心气因起……喘息则安"(《备急千金要方·脾脏上》)。患者的主要矛盾就是心气不足而致胸痛、心忡、气短、咳嗽、水肿,所以治疗上以生脉散益气养阴以治本,气促明显,可加葶苈子;痰浊明显,可加茯苓杏仁甘草汤;胸阳不振,可加瓜蒌薤白半夏汤;水肿明显,可加泽泻、猪苓、冬瓜皮等。

3. 中风

中风(脑梗死)

欧某某,女,30 岁。

2012 年 5 月 14 日初诊：

2010 年 4 月—2012 年 4 月曾先后两次发生左侧上下肢乏力，活动不利，第 1 次经治，其左侧肢功能曾基本恢复。今年 4 月 5 日又发生左上下肢不能活动，经治改善。刻下症状：头晕，心忡不适，左侧上下肢活动尚可，左侧肢体乏力、发麻、间或疼痛，胸闷、心忡、气短，夜寐不谧，纳食不多，尿急、尿频，大便成形。舌淡红，苔薄黄，脉细弦。缺血中风，肝肾亏虚，髓海不足，风痰夹杂，脑络瘀阻，经络失利。拟补肾肝，益精气，祛风痰，活血通络。方选健脑通络汤加减。黄芪 30g，当归 10g，白芍 10g，川芎 10g，熟地黄 15g，山萸肉 10g，山药 20g，丹参 10g，天麻 10g^{蒸兑}，豨莶草 10g，鸡血藤 15g，地龙 10g，桑枝 15g，炙水蛭 5g。10 剂。

2012 年 5 月 23 日二诊：

5 月以来未现左侧肢体乏力不能动之象，然仍感头晕，心烦，心忡胸闷少寐之象，纳食尚可。舌淡红，苔薄黄，脉弦细。原法出入。黄芪 30g，天麻 10g^{蒸兑}，白术 10g，法半夏 10g，茯苓 10g，熟地黄 15g，山萸肉 10g，山药 15g，丹参 10g，地龙 10g，柏子仁 10g，炒枣仁 20g，豨莶草 10g，鸡血藤 15g，首乌藤 20g，砂仁 6g。10 剂。

2012 年 6 月 7 日三诊：

左侧上下肢活动自如，左下肢乏力、发麻，头晕，心烦少寐，胸闷，口干苦，舌淡红，苔薄黄，脉细弦。肝胆失疏，痰热内扰之象昭著，权先疏泄肝胆，清化痰热，宁心安神，佐以和血通络。天麻 10g^{蒸兑}，柴胡 10g，百合 20g，黄芩 10g，枳实 10g，竹茹 10g，丹参 10g，茯神 15g，合欢皮 20g，炙甘草 5g，炒枣仁 20g，鸡血藤 15g，怀牛膝 10g，龙骨 10g^{先煎}，煅牡蛎 20g。10 剂。

药后诸症缓解。

按语：

《素问·脉解》曰："内夺而厥，则为喑痱，此肾虚也，少阴不至者，厥也。"精气内夺，肾阴亏虚于下，则肝阳鸱张于上，风阳扰络，夹痰夹瘀，则舌本强而不能言，足痿弱而不能遂，发为喑痱病。故治疗中风之疾，恒以补肾益精健脑，活血化瘀通络治标。针对言语謇涩、肢体麻木等症，可随症加减施治。出血中风患者急性期，尤应注意保护脑络，活血化瘀、通络攻逐之品需谨慎使用，以防络破！

中风（脑梗死后遗症，高血压病）

吴某某，男，63 岁。

2010 年 1 月 29 日初诊：

脑梗死后遗症，经治口中不断流涎明显减少，语言謇涩似有改善，双下肢乏力好转,无头晕,纳食可,二便尚调。舌淡黯红,苔薄,脉弦细。缺血中风遗留语言謇涩为主,脑络瘀阻,风痰凝结于廉泉,口不能言,拟补肾健脑,祛风豁痰,活血通络。黄芪 30g,生地黄 15g,山萸肉 10g,山药 20g,丹参 10g,茯苓 10g,泽泻 5g,天麻 10g^{蒸兑},法半夏 10g,白术 10g,豨莶草 10g,地龙 10g,益智仁 10g,钩藤 15g,胆南星 5g,石菖蒲 5g,炙甘草 5g。15 剂。

2010 年 2 月 15 日二诊:

双下肢乏力,口中流涎明显改善,语言不利亦稍有好转,纳食尚可,舌淡红,苔薄黄,脉弦细。原法进退。天麻 10g^{蒸兑},法半夏 10g,白术 10g,茯苓 10g,陈皮 10g,胆南星 5g,黄芪 30g,熟地黄 15g,山萸肉 10g,丹参 10g,山药 20g,豨莶草 10g,地龙 10g,益智仁 10g,石菖蒲 5g,炙远志 5g。15 剂。

2010 年 3 月 5 日三诊:

病症大致为前,缺血中风,以肾虚髓减为本;风瘀痰阻,脑络不通为标,仍宜益肾补气以健脑;祛风豁痰化痰以通络。黄芪 30g,天麻 10g^{蒸兑},法半夏 10g,茯苓 10g,胆南星 5g,熟地黄 15g,山萸肉 10g,山药 20g,丹参 10g,泽泻 5g,豨莶草 10g,地龙 10g,石菖蒲 5g,炙远志 5g,益智仁 10g,鸡血藤 15g。20 剂。

2010 年 3 月 26 日四诊:

下肢乏力续见改善,无头晕,仍不时流涎。舌淡红,苔薄黄,脉弦细。原法出入。黄芪 30g,天麻 10g^{蒸兑},法半夏 10g,白术 10g,茯苓 10g,陈皮 10g,熟地黄 15g,山萸肉 10g,山药 20g,丹参 10g,地龙 10g,益智仁 10g,豨莶草 10g,桑枝 15g,怀牛膝 10g。20 剂。

2010 年 4 月 16 日五诊:

药后相安,讲话较前稍清晰,舌淡红,苔薄黄,脉弦细。上方加石菖蒲 5g,炙远志 5g。20 剂。

2010 年 5 月 12 日六诊:

流涎较多,双下肢较前有力,语言稍清晰。舌淡红,苔薄黄,脉弦细,原法循序。黄芪 30g,天麻 10g^{蒸兑},法半夏 10g,白术 10g,茯苓 10g,生地黄 15g,山萸肉 10g,山药 20g,地龙 10g,豨莶草 10g,鸡血藤 15g,桑枝 15g,怀牛膝 10g,益智仁 10g。14 剂。

2010 年 5 月 26 日七诊:

近两日右侧上下肢活动不利,余大致为前,舌淡红,苔黄腻,脉弦。BP 115/75mmHg。原法出入。黄芪 20g,胆南星 5g,法半夏 10g,陈皮 10g,茯苓 10g,枳实 10g,竹茹 10g,地龙 10g,怀牛膝 10g,天麻 10g^{蒸兑},豨莶草 10g,鸡血藤 15g,桑枝 15g,生地黄 15g,白芍 10g。14 剂。

2010 年 6 月 9 日八诊:

右下肢活动较前进步,然上下肢疼痛不麻。舌淡红,苔薄,脉弦。原法出入。黄芪30g,生地黄15g,山萸肉10g,山药20g,丹参10g,天麻10g^{蒸兑},钩藤15g,白蒺藜10g,羚羊角1g^{煎兑},胆南星5g,益智仁10g,法半夏10g,茯苓15g,地龙10g,豨莶草10g,桑枝15g。10剂。

2010年6月25日九诊:

上下肢疼痛已除,右上肢活动欠利,下肢较前进步。舌淡黯红,脉弦细。原法调整。黄芪30g,生地黄15g,山药20g,山萸肉10g,法半夏10g,天麻10g^{蒸兑},茯苓10g,丹参15g,地龙10g,白芍10g,豨莶草10g,石菖蒲5g,炙远志5g,桑枝15g,鸡血藤15g。14剂。

按语:

王老师在治疗缺血性中风过程中,创制了健脑通络汤(组成:生地黄、黄芪、山萸肉、山药、茯苓、泽泻、牡丹皮、川芎、归尾、赤芍、桃仁、红花、地龙),在临床治疗中加减运用,如偏于喑哑、吞咽作呛者,伍以炙远志、炒酸枣仁、郁金、木蝴蝶、蝉蜕之类;偏于足痿者伍以鸡血藤、丹参、牛膝、木瓜、伸筋草之类;口舌偏㖞者,伍以白花蛇、白僵蚕、全蝎、水蛭、蜈蚣之类;口角流涎者,加益智仁。坚持补肝肾为本,佐以消痰化瘀、宣通经隧。

4. 痫病(癫痫)

徐某某,男,43岁。

2012年5月22日初诊:

间发突现昏不识人,多于卧位时发作,凡11年,手足抽搐,口吐涎沫,有时咬破舌唇,约5分钟许苏醒,舌淡红,有齿痕,苔薄,脉细弦。脑电图:中度异常脑电图,双额、前中颞慢波。痫病,良由肾精亏虚,髓海不足,脑中气血逆乱,风痰内生,阴阳动静失衡,元神受扰而昏愦,虽外现肝风内动之象,然病位实在于脑。治以补肾益精、祛风豁痰以醒元神,佐以平肝息风。羚羊角1g^{煎兑},钩藤15g,白蒺藜15g,生地黄15g,天麻10g^{蒸兑},山萸肉10g,山药15g,牡丹皮10g,法半夏10g,胆南星5g,络石藤15g,白芍15g,地龙10g,天竺黄10g,石菖蒲5g,炙远志5g,炙甘草3g。14剂。

2012年6月6日二诊:

前方药后近20日未发癫痫(未服西药,平素半月左右一发),无明显不适,痫病,中医一般多从肝风夹痰,上蒙清窍,旁窜四肢而论治,然其病位实在于脑,恙由髓海不足,脑为气街,脑中气血逆调,太极动静失衡,风痰内生,元神受扰,脑为元神之府,统领四肢百骸、五脏六腑,故现类似"肝风"之证,其治之法虽仍不离平肝豁痰息风,然补肾益精,调畅血气,平衡阴阳至为重要。羚羊角1g^{煎兑},钩藤15g,白芍15g,熟地黄15g,山萸肉10g,山药20g,茯神15g,法半夏10g,天竺黄10g,胆南星5g,天麻10g^{蒸兑},地龙10g,石菖蒲5g,丹参10g,僵蚕 10g,炙远志 5g。30 剂。

按语:

在"无痰不成痫"的基础上,王老师认为其发病本质在于脑,如张锡纯所言"痫风之根伏藏于肾,有时肾中相火暴动,痫风即随之而发",是指肾主脑髓而言;癫痫发作时,肾中相火上冲于脑,则脑中气乱而气滞,气运行逆乱,则津液成痰,精血成瘀,脑中元神失养而发病,故在治疗上以补肾生髓为主,辅以平肝息风,豁痰化瘀。用王老师自拟定痫汤(熟地黄、山萸肉、女贞子、枸杞子、羚羊角、天麻、礞石、白术、法半夏、白芍、石菖蒲、炙远志、郁金、僵蚕、全蝎、甘草),痰火盛者加胆南星、天竺黄、龙胆草等;风痰阻络者加钩藤、络石藤、地龙等;脾虚痰盛者加白术、茯苓、山药、黄芪等;心肝血虚者加当归、何首乌;痰瘀互结者加桃仁、丹参。

5. 脑髓消(脑萎缩,多发性腔隙性脑梗死,高血压病,颈椎病)

简某某,女,63 岁。

2007 年 12 月 25 日初诊:

脑萎缩,多发性腔隙性脑梗死,高血压病,颈椎病,冠心病患者。现感头晕胀且痛,欲呕,右耳鸣,腰痛,颈胀,左手微麻,双下肢软弱无力,二便调。舌淡红,苔剥薄,脉弦细。BP 150/75mmHg。目前以脑髓消、缺血性中风、风眩为主。肝肾亏虚,肝阳偏亢,髓海不足,脑络瘀阻。拟益肾平肝,化瘀通络。天麻 10g^{蒸兑},黄芪 20g,白术 10g,法半夏 10g,钩藤 15g,白蒺藜 10g,磁石 20g^{先煎},生地黄 15g,丹参 10g,白芍 10g,地龙 8g,竹茹 10g,女贞子 10g,枳实 10g,石决明 15g^{先煎},枸杞子 15g。14 剂。

2008 年 1 月 7 日二诊:

药后前症有所改善,但易反复。舌淡红,苔薄黄,脉弦细,偶有结象。BP 150/74mmHg。仍属肝肾亏损,髓海不足,脑络瘀阻之候。再拟补益肝肾,活血通络。天麻 10g^{蒸兑},生地黄 15g,山萸肉 10g,山药 15g,丹参 10g,白芍 10g,女贞子 10g,枸杞子 15g,磁石 15g^{先煎},钩藤 10g,白蒺藜 10g,白术 10g。14 剂。

2008 年 3 月 6 日三诊:

头晕胀痛已不著,仍觉两耳蝉鸣,夜寐有时不谧,心悸,气短,纳食不多,微欲呕,咽中咯痰,二便自调。舌淡红,苔薄黄,脉弦细,偶有结象。BP 160/78mmHg。肝阳尤亢,心神未宁。上方加珍珠母 20g^{先煎}。10 剂。

2008 年 3 月 25 日四诊:

头晕胀、纳差、左手麻、神疲等续见改善,余恙未已。舌淡红,苔薄黄,脉弦细。BP 150/90mmHg。原方加强平肝潜阳之剂。天麻 10g^{蒸兑},钩藤 15g,白蒺藜 10g,生地黄 15g,白芍 15g,石决明 20g^{先煎},生牡蛎 20g^{先煎},怀牛膝 10g,磁石 20g^{先煎},女贞子 10g,枸杞子 15g,白术 10g,茯苓 10g,法半夏 10g,炒枣仁

15g,浮小麦30g。14剂。

药后头晕胀、纳差、左手麻、神疲等症状改善。

按语：

脑髓消责之于肝肾不足，脑髓生化乏源，使"脑髓渐空"(《医林改错·脑髓说》)而致此病，故在治疗上以补肝肾为主，根据患者不同的症状分别辅以化痰、活血、祛风等治疗。

6. 躁狂(精神分裂症)

刘某,男,14岁。

2002年10月10日初诊：

脉弦滑,舌淡红,苔嫩黄腻,躁狂多语,头痛,示肝气内郁,痰热中阻影响心神,故症见头痛,多语,心烦易躁之躁狂状态(西医诊断:精神分裂症?)。宜清热豁痰,疏肝宁神为法。柴胡10g,黄芩10g,川黄连4g,枳实10g,法半夏10g,橘皮10g,茯苓10g,胆南星5g,石菖蒲6g,郁金10g,炙远志6g,天麻10g^{蒸兑},合欢皮10g,熟大黄10g,全瓜蒌15g,甘草3g,10剂。

2002年10月21日二诊：

躁狂之症,见于青少年者,一为先天禀赋,一为后天失养,多因痰气作祟,此为疏肝理气解郁,化痰宁神论治之理由,药后头痛,多语,心烦易躁改善,夜寐梦扰,舌胖淡红,苔根薄黄腻。上方去熟大黄,加炒酸枣仁15g。14剂。

2002年11月7日三诊：

症状续有改善,舌脉同前,仍宜疏泄肝胆,清热豁痰,宁心安神为法。柴胡10g,黄芩10g,竹茹10g,枳实10g,法半夏10g,橘皮10g,茯苓10g,胆南星5g,炙远志6g,郁金10g,石菖蒲5g,炒酸枣仁15g,白参10g^{兑煎},炙甘草5g。14剂。

2002年11月26日四诊：

七情失于条达,气血有失乖违,此郁症发生之由,其中以肝气郁滞为主,因抑郁既生,气从火化,灼津为痰,心神受扰,此始呈抑郁,继而躁狂之因。前方药后诸症续减,舌淡苔中根薄白,脉小弦滑,再步原法加味,上方加炒麦芽15g。14剂。

按语：

王老师以脉弦滑,苔黄腻,将躁狂多语病机断为气郁痰热扰乱心肝肺脏,气血乖违,神志不宁,《素问玄机原病式》云:"热甚于外,则肢体躁扰;热甚于内,则神志躁动,反复癫狂,懊恼心烦,不得眠也。""怒为肝志,火实制金,不能平木,故肝实则多怒而为狂也。"治以疏肝理气,清热豁痰,宁心安神之法。躁狂之时,伍熟大黄泻阳明而安四肢,如《素问·至真大要论》"诸躁狂越,皆属于火";抑郁之际,伍炒酸枣仁敛津液而舒肝心,为配伍之妙处。

7. 脑萎（小脑萎缩，小脑共济失调）

刘某某，男，17岁。

2012年3月16日初诊：

四肢软弱乏力，步履不稳，失协调，经常因头晕目眩而跌倒，耳鸣，腰不痛，言语欠流畅，饮水作呛，夜寐不谧，尿失控，大便成形，舌淡红，苔薄黄，脉弱。脑萎之疾（小脑萎缩，小脑共济失调），肾精气亏损，髓海不足，风痰内生，脑络瘀阻，元神失慧，经络失利，拟补肾益精，祛风豁痰，通络醒脑。黄芪30g，天麻10g^{蒸兑}，熟地黄15g，山萸肉15g，山药25g，白术10g，法半夏10g，茯苓10g，丹参10g，泽泻10g，益智仁10g，女贞子10g，枸杞子10g，石菖蒲5g，炙远志5g。14剂。

2012年3月30日二诊：

药后肢软乏力改善，耳鸣亦除，饮水作呛未现，小便已能自控，示肾精气获回复之机，原法出入。黄芪30g，熟地黄15g，天麻10g^{蒸兑}，山萸肉10g，山药15g，茯神15g，白术10g，法半夏10g，女贞子10g，枸杞子15g，沙苑子15g，白芍10g，石菖蒲5g，炙远志5g，益智仁10g，丹参10g。14剂。

2012年4月13日三诊：

小溲失控未现，饮水作呛已无，余恙大致为前。舌淡红，苔薄黄，脉弱。原法循序。黄芪20g，天麻10g^{蒸兑}，白术10g，茯苓10g，法半夏10g，熟地黄15g，山萸肉10g，山药15g，丹参10g，茯神15g，石菖蒲5g，炙远志5g，益智仁10g，桑螵蛸15g，沙苑子15g。14剂。

2012年4月30日四诊：

病症反复，头晕易跌仆，肢软乏力，纳食尚馨，饮水不作呛，寐谧，二便调，舌淡红，苔薄黄，脉弱。再拟补肾益精以荣脑。黄芪20g，白参10g^{煎兑}，天麻10g^{蒸兑}，熟地黄15g，白术10g，山萸肉10g，山药15g，丹参10g，沙苑子15g，益智仁10g，女贞子10g，枸杞子10g，法半夏10g，当归10g，白芍10g。14剂。

2012年5月21日五诊：

近半月病症稳定，头不晕，未见跌仆，饮水不呛咳，小溲能控，仍感双下肢乏力。舌淡红，苔薄黄，脉弱。原法合拍，加减续进。白参10g^{煎兑}，黄芪20g，天麻10g^{蒸兑}，熟地黄15g，白术10g，山萸肉10g，山药20g，丹参10g，沙苑子15g，女贞子10g，枸杞子10g，菟丝子15g，益智仁10g，石菖蒲5g，炙远志5g。20剂。

2012年6月19日六诊：

肢软乏力，步履不稳改善，头不晕，有时因目眩发黑而跌仆，近10多日来未见跌仆。舌淡红，苔薄黄，脉弱。仍属虚证，肾精气亏损，髓海失济，脑中气血逆乱，风痰内生，神机失灵，元神失慧，再拟补肾益精以充沛脑髓，祛风豁痰，醒脑慧神。黄芪20g,白参10g^{煎兑},天麻10g^{蒸兑},白术10g,法半夏10g,熟地黄15g,山萸肉10g,山药20g,丹参10g,僵蚕10g,石菖蒲6g,炙远志6g,益智仁15g,胆南星5g,钩藤15g,地龙5g。20剂。

按语:

本病病位在脑与肾,以肾精不足、元气亏虚为主。肾元虚损,不能上充脑髓,而致脑之络脉不利。以六味地黄汤益精生髓,半夏白术天麻汤祛痰息风为主,佐以补气活血通络,安神益智。

(四)脾胃肝胆病

1. 胃痛

胃痛,大肠胀(慢性胃炎,慢性肠炎)

韩某,女,72岁。

2002年12月3日初诊:

胃脘作胀微痛2年余,有时咽部至胸部亦觉堵胀不适,嗳气,纳食一般,口干不著,肠鸣,大便易溏、日2～3次不一。舌淡红苔薄白,脉缓。病为胃络痛,大肠胀(慢性胃炎、慢性肠炎)。肝胃气滞,肝脾失调,拟方疏肝健脾、和胃止痛。苏叶6g,川黄连3g,吴茱萸5g,白蔻仁6g,法半夏10g,橘皮10g,广木香5g,砂仁6g,荜澄茄10g,香附10g,白术10g,防风8g,白芍10g,葛根20g,炙甘草3g,7剂。

2002年12月10日二诊:

前方拟抑木扶土法以治胃络痛、大肠胀,肝木得疏泄条达之机,脾土遂获升清降浊之能,药后胃部症状近于若失,腹痛、肠鸣、便溏亦获改善,唯有时口干,欲便而至圊矢气不解。舌微红,苔薄黄,脉弦缓。肝木尚未尽疏,脾胃亦未全复,"木疏土,则脾滞以行"。上方加柴胡10g,茯苓10g,炒麦芽15g,14剂。

2003年8月3日三诊:

胃肠疾患已缓解且稳定数月,近因外感服药后又现胸脘部堵胀,于进食吞咽时明显,嗳气,其胀涉及两胁及背部,似有走窜之意。腹痛,大便稀溏、日2～3次。舌淡红,苔薄白,脉濡缓。肺卫虽和,寒邪内犯胃肠,气机逆乱,健运失司,藿香正气散颇宜。一散风寒,二以化湿,三以和中。藿香10g,苏叶4g,法半夏10g,陈皮10g,茯苓10g,神曲10g,川厚朴10g,大腹皮10g,葛根20g,炒苍术10g,炙甘草3g,砂仁6g,防风10g。10剂。

2003年8月14日四诊:

服药后胸脘部堵胀感已不显,大便亦成形、1～2次/日,无腹痛。舌淡红,苔薄白,脉濡缓。原方续服7剂巩固。

按语：

脾胃中土，受纳腐熟运化之所在，赖肝木调畅，疏泄气机，方能脾升胃降以司各职。然肝为厥阴风木之脏，其性刚烈，木旺克土，横逆克犯中焦，升降乖悖，气机阻滞而发为胃痛。其治法在乎辛温开郁不破气，苦辛泄热不伤中，轻扬流通不伤正，补虚祛湿不留邪。本案选用加味连苏饮（薛生白连苏饮，川黄连、苏叶加吴茱萸、白蔻仁而成）合痛泻要方，体现治法之宗旨，加味连苏饮中苏叶辛温，通散达郁；川黄连苦寒健胃助降；吴茱萸辛苦温，温中理气止痛；白蔻仁辛温香窜，通行三焦。全方苦降肝胃上逆之忤气，使肝气条达，胃气和降；辛散肝脾气机郁滞，使清气得升，从而升降有序。合用痛泻要方抑肝扶脾，方证合拍，效如桴鼓。

胃痛，胃疡（慢性萎缩性胃炎，胃溃疡）

黄某，女，60岁。

2012年3月1日初诊：

患慢性萎缩性胃炎5年，近来胃胀痛，无嗳气，微灼热，时有泛酸，纳食不多，口不苦，大便干结，3～4日一更。舌淡红，苔薄黄，脉弦缓。今日做胃镜：胃窦、胃体多发溃疡，浅表-萎缩性胃炎。西医诊断：慢性萎缩性胃炎，胃溃疡。胃痛、胃疡，肝胃不和。拟两和肝胃，佐金制木。百合15g，苏叶5g，柴胡10g，黄芩10g，蒲公英10g，枳实10g，白术10g，白芍15g，乌贼骨15g，川楝子10g，延胡索10g，丹参10g，炙甘草3g，九香虫10g，白及10g，全瓜蒌20g。7剂。

2012年3月8日二诊：

胃及背部胀痛，无嗳气，时有泛酸，灼热已不著，纳食不多，大便已不干结、仍2～3日一次、不爽。舌淡红，苔薄黄，脉弦缓。原法出入。百合15g，苏叶5g，柴胡10g，黄芩10g，川楝子10g，延胡索10g，蒲公英10g，郁金10g，枳实10g，白术10g，白芍10g，甘草3g，丹参10g，全瓜蒌30g，谷芽10g，麦芽10g。7剂。

2012年3月15日三诊：

胃胀痛多于餐后而现，无嗳气及泛酸，大便虽不干结，仍2～3日一更。舌淡红，苔薄黄，脉弦缓。上方加宣肺之品，以通畅腑气。杏仁10g，百合15g，苏叶5g，全瓜蒌30g，紫菀10g，柴胡10g，黄芩10g，枳实10g，白术10g，白芍10g，陈皮10g，法半夏10g，川楝子10g，延胡索10g，香附10g，甘草3g。10剂。

2012年3月25日四诊：

药后胃痛已除，胃胀减缓，纳食不多，大便转正常、日解一次。舌淡红，苔薄黄，脉弦缓。肝胃已趋和谐，肺金治节复司，阳明传导复司，原法巩固。上方加谷芽 10g,麦芽 10g。10 剂。

按语:

"肝胃百合汤"为湖南已故名中医夏度衡先生治疗胃痛的经验方。药仅柴胡、黄芩、百合、丹参、乌药、蒲公英、川楝子、郁金、甘草 9 味,却是由"金铃子散"、"百合汤"、"丹参饮"、颠倒木金散"、"小柴胡汤"多方化裁而出。方取"小柴胡汤"之柴胡、黄芩,"颠倒木金散"去木香,选"丹参饮"去檀香、砂仁。均是因木香、檀香、砂仁属辛香温燥之品,能收到暂时止痛之效,但久用则反而伤及阴精。故取性平之柴胡,性寒之川楝子,微凉之郁金,微温之乌药以疏肝解郁,理气和胃。久病致虚,当以补之,但温补则伤胃,滋腻之药又碍脾,故重用百合、丹参清轻平补之品,合甘草以益气调中,生血,养胃阴。久病入络,气滞血瘀,络损血伤,故用丹参、郁金以活血通络,祛瘀生新。气郁久之化火,血瘀久之生热,本方又取黄芩以清解肝胃之热。依病情酌加制酸止痛之品,合而为之,则标本兼顾,多方协调,不燥不腻,疏理调补相配。既达到较快缓解病情之效,又可久服,从而达到根治之目的。故临床运用时,随证加减,常获良效。

胃痛,胃疡(慢性胃炎,十二指肠球部溃疡)

吴某,男,36 岁。

2008 年 9 月 8 日初诊:

晨间脘腹部胀痛,伴烧心,无嗳气及泛酸。纳食如常,口干间苦,夜间常口水多,咽间作堵,伴气短,大便偏干,有时色黑,舌淡红,苔薄黄,脉弦缓。胃镜:球部吻合溃疡(活动期),慢性浅表性胃炎。胃疡,肝胃气滞蕴热,拟疏肝和胃,佐金制木。百合 15g,柴胡 10g,黄芩 10g,白芍 15g,蒲公英 10g,丹参 10g,苏叶 6g,竹茹 10g,乌贼骨 15g,全瓜蒌 10g,川楝子 10g,延胡索 10g,白及 10g,炙甘草 3g,谷芽 10g,麦芽 10g。14 剂。

2008 年 9 月 23 日二诊:

腹胀痛显减,烧心感已除,大便转正常。舌淡红,苔薄黄,脉弦缓。肝胃渐趋谐和,实胃气获得调畅之幸也。百合 15g,苏叶 6g,丹参 10g,柴胡 10g,白术 10g,全瓜蒌 10g,白芍 10g,枳实 10g,川楝子 10g,延胡索 10g,乌贼骨 15g,黄芩 10g,谷芽 10g,麦芽 10g,鸡内金 10g,炙甘草 3g。14 剂。

2008 年 10 月 17 日三诊:

前数日因腰部外伤未能及时就诊,现胃脘略微胀痛,无灼热,纳食如常,口微干,大便偏溏,有时色黑,日解 2~3 次。舌淡红,苔薄黄,脉弦缓。胃脘痛之属,肝胃气滞不和,拟两和肝胃,健脾助运。苏叶 6g,百合 15g,川黄连 4g,吴茱萸 4g,白蔻仁 6g,柴胡 10g,黄芩 10g,丹参 10g,郁金 10g,乌贼骨 15g,神曲 10g,广木香 5g,砂仁 6g,白术 10g,白芍 10g,炙甘草 3g。14 剂。

按语：

"肝脾同病"主要在于气机不和，或肝气过旺，疏泄太过；或肝气郁而不展，使脾气受其克伐而运化失职，水湿阻滞中焦；或肝气疏泄失常，气机不畅，而出现土反侮木。"后天脾胃难离肝"，王行宽教授主张理胃必调肝气。本案选取肝胃百合汤（由百合、柴胡、郁金、黄芩、乌药、蒲公英、丹参、川楝子、甘草等组成）加减，在归经上，方中药物或入脾胃，或走肝经，合而为之，不燥不腻，具有疏肝理气，清胃活血之功效。

胃痛（慢性胃炎）

陈某，女，70岁。

2010年9月14日初诊：

近日胃脘间疼，嗳气不泛酸，纳食尚可，口干苦，少寐，神疲，二便调。舌淡红，苔薄黄，脉弦缓。胃痛，肝胃不和，两和肝胃，佐金制木。百合15g，苏叶5g，柴胡10g，黄芩10g，川楝子10g，延胡索10g，枳实10g，白芍10g，白术10g，郁金10g，炙甘草3g，谷芽10g，麦芽10g，香附10g，茯神15g，合欢皮15g。7剂。

2010年9月22日二诊：

肝气疏，胃气和，胃痛止，口苦除，仍然神疲乏力，夜寐梦扰，口渴。舌淡黯红，苔薄黄，脉弦细。胃为阳土，得阴始安，提示宜加强益胃养阴。上方去香附，延胡索，加北沙参10g，麦冬10g。10剂。

按语：

王老强调"调肝要结合和胃，和胃又必须结合调肝"，在治疗"胃脘痛"时力推"理脾胃同疏肝木"，即无论何种证型的"胃脘痛"，在治胃的同时必须给予疏肝。故从肝胃论治"胃脘痛"，选肝胃百合汤。方中之百合味甘而平，与甘平之甘草为伍，润胃而不湿脾，健脾而不燥胃，能调中利气，扶土抑木，且甘草能缓急止痛；柴胡、郁金、川楝子、乌药能疏肝解郁、理气和胃；因"久病入络"，气滞血瘀而络损，故用丹参以活血通络、祛瘀生新；气郁久之则化火，血瘀久之则生热，故取黄芩、蒲公英以清解肝胃之郁热。王老善用此方治疗肝胃郁热之胃痛，而得良效。

胃痛（十二指肠球部非典型增生术后，吻合口炎，胆汁反流性胃炎）

蔡某，女，44岁。

2012年3月29日初诊：

十二指肠球部非典型增生术后2年。刻下症见胃堵胀疼痛，背痛，嗳气少，得嗳气则舒，有时稍进食胃胀痛缓解，口干不著，夜寐难以入眠，梦扰不谧，大便成形,需按摩腹部始更衣。舌淡红,苔薄黄,脉弦缓。复查胃镜:术后残胃炎,吻合口炎,胆汁反流。百合 15g,苏叶 5g,柴胡 10g,黄芩 10g,蒲公英 10g,白参 10g^{煎兑},川楝子 10g,延胡索 10g,陈皮 10g,乌药 5g,郁金 10g,谷芽 10g,麦芽 10g,丹参 10g,白术 10g,炙甘草 3g。10 剂。

2012 年 4 月 10 日二诊:

胃胀痛获减,舌淡红,苔薄黄,脉弦缓。再拟疏泄肝胆,益气和胃,养心安神。白参 10g^{煎兑},白芍 10g,丹参 10g,白术 10g,柴胡 10g,枳实 10g,川楝子 10g,延胡索 10g,百合 15g,苏叶 5g,茯神 15g,合欢皮 20g,炙甘草 3g,郁金 10g,炒枣仁 15g,乌药 10g。10 剂。

2012 年 4 月 24 日三诊:

胃胀痛续减,嗳气不多,纳食馨,口不渴,夜寐浮想联翩,不易入睡。大便偏干结、2～3 日一次。舌淡红,苔薄黄,脉细弦。原法合拍,加强安神润肠之品。上方去炒枣仁、合欢皮、乌药、加柏子仁 10g、首乌藤 30g、全瓜蒌 20g。10 剂。

按语:

胃痛,肝胆失疏,胃气薄弱,幽门约束无力,致使胆汁不能顺流入肠,反而逆流于胃。戕害胃络、胃膜而成。故其治之法,一为疏泄肝胆,一为补益胃气,一为和胃消导,尚须佐其肺金,冀其制木之能。本案选用肝胃百合汤佐以宣肺、健脾、疏肝之品而取效。

胃痛(慢性胃炎,自主神经功能紊乱)

戴某,女,59 岁。

2008 年 9 月 8 日初诊:

背胀,纳食不馨,多食后胃胀,空腹时隐痛,嗳气,口干不著,大便成形,欠爽。舌淡红,苔薄黄,脉弦缓。胃胀痛为主,肝胃不和,胃虚气滞,拟疏肝理气,健胃消导为法。党参 10g,柴胡 10g,白术 10g,白芍 10g,枳实 10g,茯苓 10g,炙甘草 3g,谷芽 10g,麦芽 10g,鸡内金 10g,苏叶 6g,广木香 5g,砂仁 6g,陈皮 10g,法半夏 10g,天麻 10g^{蒸兑}。10 剂。

2008 年 9 月 20 日二诊:

胃脘痛背胀已不著,纳差改善,大便成形。舌淡红,苔薄黄,脉弦缓。原法合拍。柴胡 10g,黄芩 10g,枳实 10g,白芍 10g,白术 10g,百合 15g,茯苓 10g,天麻 10g^{蒸兑},法半夏 10g,陈皮 10g,谷芽 10g,麦芽 10g,炒山楂 10g,炙甘草 3g,合欢皮 15g。7 剂。

2008 年 9 月 28 日三诊:

胃脘痛背胀已除,嘱其原方续服 5 剂巩固。

按语：

脾胃病以运化功能失常，致水谷、津液失运，则气血化源不足，生痰聚湿，以及脾不统血，清阳不升为主要病理变化。故常见症状有腹胀、腹痛、食少、纳呆、便溏或排便不爽等。王老于本案中选用香砂六君子汤，方由人参、白术、茯苓、甘草、陈皮、法半夏、砂仁、木香组成，具有健脾益气，行气化痰之功效。主治脾胃气虚，痰阻气滞证，亦即六君子汤的基础上加木香、砂仁而成，这两味药都有行气的作用，意在加强其行气化滞，醒脾助运之功。组方特点可谓是静中有动，补而不腻。

脾胃气机升降有赖于肝之疏泄，肝气郁结易乘脾犯胃导致肝胃气滞，叶天士在《临证指南医案》中谓："肝为起病之源，胃为传病之所。"王老调治脾胃的同时，常辅以疏肝之品，"治肝可以安胃"。依据"木郁达之"的原则，故配以四逆散疏肝理气，方证合拍，则药到病除。

胃痛（慢性萎缩性胃炎）

陈某，女，40岁。

2010年11月20日初诊：

胃脘疼痛3年许，伴灼热，泛酸，嗳气，口微苦不干，纳食一般，二便调。舌淡红，苔薄黄，脉弦缓。胃痛，肝胃气滞郁热，病在胃，其咎在肝。可谓"肝为起病之源，胃为传病之所。"柴胡10g，百合20g，川黄连4g，苏叶6g，吴茱萸4g，黄芩10g，蒲公英10g，竹茹10g，橘皮10g，川楝子10g，延胡索10g，乌贼骨15g，瓦楞子15g，炙甘草5g。14剂。

2010年12月6日二诊：

服药后胃痛已除，灼热感减轻，泛酸、嗳气不多，大便正常。舌淡红，苔薄黄，脉弦缓。胃黏膜活检示：轻～中度慢性萎缩性胃炎，有肠上皮化生。可按胃痞论治。仍属肝胃不和，气滞郁热，久则戕伤胃膜，耗损气阴，胃膜胃络萎缩而成，虽仍主两和肝胃，佐金制木，然仍需增添益气阴，和络脉之品。柴胡10g，百合20g，川黄连4g，苏叶6g，黄芩10g，蒲公英10g，竹茹10g，橘皮10g，川楝10g，延胡索10g，瓦楞子15g，炙甘草5g，丹参10g，麦冬10g，太子参10g。14剂。

按语：

柴百连苏饮（由柴胡、百合、川黄连、苏叶、吴茱萸、白蔻仁组成）乃王老治疗胃病之基础方，临证时每随证候不同而随症加减施治。如对于胃痛日久者，可加丹参、郁金活血化瘀；纳呆、食滞不消者可加谷芽、麦芽、神曲、鸡内金等消食助运；湿热内蕴者，可加藿香、砂仁清化湿热；脾气亏虚者，可合六君子汤健脾益中；气滞者，可加枳实、乌药、佛手、荜澄茄等理气止痛；泛酸者，加瓦楞子、乌贼骨制酸;胃部灼热者,加蒲公英;胃阴亏虚者,可加麦冬、石斛等滋养胃阴。

胃痛,胃疡,大肠胀(慢性胃炎,消化性溃疡,慢性结肠炎)

唐某,男,34 岁。

2012 年 6 月 23 日初诊:

胃脘胀痛,间发 1 年许,有时反胃,无嗳气,少有泛酸,纳食尚馨,口干不著,夜寐不易入眠,肠鸣,便软溏、日解 2 次。舌淡黯红,苔薄黄,脉弦缓。有十二指肠球部溃疡,红斑渗出性胃炎,结肠直肠炎病史。胃痛、胃疡、大肠胀,肝胃不和,肝脾失调,中州失健,然其咎总责之于肺金治节不行。故治宜佐金制木,两和肝胃,健脾助运。百合 5g,苏叶 5g,川黄连 5g,吴茱萸 5g,白蔻仁 5g,防风 10g,苍术 10g,白术 10g,白芍 10g,青皮 10g,陈皮 10g,葛根 20g,党参10g,薏苡仁 30g,香附 10g,炙甘草 5g。14 剂。

2012 年 7 月 8 日二诊:

胃胀已除,仍胃痛,乘车则欲呕,泛酸亦时作,大便软,日解 2 次。舌淡红,苔薄黄,脉弦缓。原法出入。苏叶 5g,川黄连 5g,吴茱萸 5g,白蔻仁 5g,防风10g,白术 10g,白芍 10g,青皮 10g,陈皮 10g,葛根 20g,神曲 10g,广木香 5g,砂仁 6g,枳实 10g,川楝子 10g,延胡索 10g,炙甘草 5g。10 剂。

2012 年 7 月 19 日三诊:

胃胀除,晨间微痛,嗳气、反胃、泛酸均已不著,纳食尚馨,厌油腻,口干,夜寐改善,大便软溏,日解 1～2 次。舌淡红,苔薄黄,脉弦缓。胃痛,大肠胀,虽云脾胃、肝脾有和调之势,然毕竟未至和谐之境。苏叶 5g,川黄连 5g,吴茱萸5g,白蔻仁 5g,柴胡 10g,防风 10g,白术 10g,白芍 10g,葛根 20g,枳实 10g,川楝子 10g,延胡索 10g,薏苡仁 20g,鸡内金 10g,谷芽 10g,麦芽 10g。14 剂。

2012 年 8 月 3 日四诊:

药后肝脾和调,精神可,二便调,未诉不适,纳食馨。舌淡红,苔薄白,脉弦缓。拟以原方续进巩固疗效。苏叶 5g,川黄连 5g,吴茱萸 5g,白蔻仁 5g,柴胡10g,防风 10g,白术 10g,白芍 10g,葛根 20g,枳实 10g,川楝子 10g,延胡索10g,薏苡仁 20g,鸡内金 10g,谷芽 10g,麦芽 10g。7 剂。

按语:

费伯雄在《医醇賸义》中言:"天下无神奇之法,只有平淡之法,平淡之极乃为神奇……"王老临证常以看似平淡之剂出奇治愈疑难杂证。方证相合即可产生四两拨千斤之效,加味连苏饮即是其中一方。本方取苏叶辛温,气味芳香,疏肝和胃通降顺气;黄连苦寒泄降胃热,以降上冲之胃火;加吴茱萸辛热疏肝,温胃降气;加白蔻仁辛温,芳香化湿,和中止呕。四药相伍,共奏苦辛通降之效。本方药味少,用量轻,具轻清灵动之特点。因本案兼有肠鸣腹泻,故以痛泻要方两和肝脾,抑木扶土,收效显著。

2. 大瘕泄(溃疡性结肠炎2案)

案1:杨某,男,56岁。

2009年6月14日初诊:

确诊"溃疡性结肠炎"2年余,刻下大便日解3～4次,尚通畅,不成形,夹血及黏液,伴腹痛,肠鸣,纳食不多,口干不苦。舌淡红,苔薄黄腻,脉濡弦。肝脾不调,肠道湿热积滞,肠间气血逆乱。抑肝扶脾,清肠除湿,调畅气血。大瘕泄方加减。藿香10g,防风8g,白术10g,白芍15g,陈皮10g,薏苡仁30g,葛根20g,香附10g,败酱草15g,地榆炭10g,侧柏炭10g,赤小豆30g,炙甘草3g,广木香5g,川黄连4g,麦芽10g,神曲10g,马齿苋15g。10剂。

2009年6月24日二诊:

腹胀痛,微肠鸣,大便软、夹血及黏液、每日解2～3次,纳食馨,口微干,难以入眠。舌淡红,苔薄黄,脉弦缓。原法出入。防风8g,水牛角10g^{先煎},生地黄15g,丹参10g,赤芍15g,葛根20g,山药20g,薏苡仁30g,地榆炭10g,侧柏炭10g,茯苓15g,败酱草15g,香附10g,白术10g,当归10g,赤小豆30g,川黄连5g,白头翁10g,甘草5g。14剂。

2009年7月15日三诊:

病情稳定,大便成形、稍夹黏液及血、日解1～2次,口干。舌淡红,苔薄黄,脉弦缓。肝脾并治,补泻兼施。葛根20g,黄芩10g,川黄连4g,炙甘草3g,赤芍10g,白芍10g,防风8g,白术10g,党参10g,地榆炭10g,侧柏叶10g,槐花10g,薏苡仁20g,香附10g,败酱草15g,萆薢10g。15剂。

2009年8月3日四诊:

大便大致成形、未见脓血、已无黏液、日解2次、通畅,腹胀痛已除,纳食尚馨,口微干。舌淡红,苔薄黄,脉弦缓。肝脾失调,湿热积滞内蕴,大肠传导失司,仍宜抑木扶土,清化湿滞。党参15g,苍术10g,白术10g,白芍15g,陈皮10g,炙甘草3g,防风8g,地榆炭15g,萆薢10g,葛根20g,山药15g,黄芩10g,黄柏10g,薏苡仁30g,香附10g,败酱草15g,赤小豆20g。15剂。

按语:

溃疡性结肠炎,中医名"大瘕泄",始见于《难经》,瘕者,假也,言其病症似痢而实非痢也。本病病机以肝旺克伐脾土,肝脾失调,脾失健运为本,湿热、积滞、瘀毒互结肠间阻遏气机,戕伤肠膜、肠络而成。故其治法当以调和肝脾为主,兼以化湿清热导滞、和血泄毒,其中调和气血尤为重要,殊不知,"调气则后重自除,行血则便脓自愈"。王老经验方—大瘕泄方(由防风、白术、白芍、陈皮、薏苡仁、葛根、川黄连、败酱草、当归、广木香、槟榔、马齿苋、甘草组成)方中用痛泻要方之防风、白术、白芍、陈皮,抑木扶土,和调肝脾。葛根、川黄连、甘草取葛根芩连汤之意,清化湿热。当归、甘草、木香、槟榔取芍药汤中的调气和血之含义。薏苡仁健脾利湿,清热排脓。马齿苋清热凉血止痢,为治疗热毒血痢之良药。败酱草清热解毒,消痈排脓。诸药同用,有抑木扶土,清化湿滞,调气和血之功效。

案2:林某,男,39岁。

2008年3月16日初诊:

腹痛且胀,大便成形,每日1～2次,有时夹带黏液及少量脓血,曾有里急后重。结肠镜检示:溃疡性结肠炎改变。现伴有神疲乏力,纳食如常。舌红,苔薄黄,脉弦缓。病系大瘕泄,脾肠气虚,湿热瘀阻,瘀毒互结,肠失传导,其治之法当以益气健脾,清利大肠湿热为主,然疏肝以斡旋升降枢机,补肺以益脾土之虚亦不可忽视之。白参10g煎兑,黄芪20g,柴胡10g,黄芩10g,当归10g,白芍15g,白术10g,茯苓10g,川黄连4g,干姜8g,百部10g,桔梗8g,赤小豆20g,马齿苋15g,炙甘草3g。7剂。

2008年3月24日二诊:

大瘕泄之疾,调和肝脾,清利湿热,行气和血,补益肺气,此乃余诊治之一般规律,其间孰先孰后,孰重孰轻,临证权衡唯在病机。药后大便每日1行,脓血未见,黏液减少,腹胀已除。两胁下及腹痛依然,口干不苦。舌红,苔薄少,脉弦缓。原法出入。上方去赤小豆,加广木香5g。白参10g煎兑,黄芪20g,柴胡10g,黄芩10g,当归10g,白芍15g,白术10g,茯苓10g,川黄连4g,干姜8g,百部10g,桔梗8g,赤小豆20g,马齿苋15g,炙甘草3g,广木香5g。7剂。

2008年4月3日三诊:

药后现两胁下疼痛减缓,间或腹胀痛,大便每日解1～2次、微有黏液。舌淡红,苔薄,脉弦细。再拟原法,改投升阳益胃汤主之,方虽易而法未更也。白参10g煎兑,黄芪20g,白术10g,茯苓10g,法半夏10g,陈皮10g,川黄连4g,泽泻10g,防风8g,羌活3g,独活3g,柴胡10g,白芍15g,槟榔6g,炙甘草5g。7剂。

2008年4月25日四诊:

现两胁下疼痛近愈,腹胀痛轻微偶作,神疲改善,大便以每日1行为主,质正常,稍夹黏液。舌苔薄黄根部剥脱,脉濡。仍宜肝脾兼调,清热化湿并治。上方去羌活、独活、白术,加广木香5g,炒苍术10g,薏苡仁20g。7剂。

按语:

溃疡性结肠炎是一种慢性非特异性结肠炎症,病位主要在结肠黏膜层,以溃疡病变为主,其主要症状为腹痛、腹泻、里急后重及脓血便,病程长,病情反复发作。本病中医谓"大瘕泄",《难经·五十七难》曰:"大瘕泄者,里急后重,数至圊而不能便,茎中痛。"王老认为本病病位在大肠,与肝、脾、肾均有关联,其中与肝、脾联系更为密切。病机特点为肝强乘伐中土,肝脾失调为本,导致湿热瘀毒蕴结肠道,气血壅滞不通,大肠通降不利,而出现里急后重;不通则痛,而见腹痛;湿热蕴滞,清浊不分,混杂而下,而见肛门灼热、泄泻;热郁湿蒸、气血凝滞,腐败肠间,导致肠中膜络损伤而出血。治疗当以通利肠道,调和气血为主,同时配以疏肝健脾、祛湿清热、化瘀止血等法,方可奏效。大瘕泄方标本兼顾,有抑木扶土,清化湿滞,调气和血之功效,切合病机,故能获效。

3. 便秘

便秘(慢性结肠炎)

王某,女,41 岁。

2011 年 10 月 20 日初诊:

大便干结 3 年余,夹少量白色黏液,每日解 1 次,解而不爽,无腹胀痛及胃痛,纳食尚馨,口干。舌淡黯红,苔薄黄腻,脉弦缓。肝失疏泄,肺失肃降,肠失传导,导致大便秘结。便夹黏液,舌苔黄腻为肠道湿热之表现。治以开肺气,疏肝气,理脾气,润肠气。拟肠痹汤加减,百合 20g,杏仁 10g,紫菀 10g,全栝楼 15g,柴胡 10g,白芍 10g,枳壳 10g,香附 10g,甘草 3g,黄芩 10g,马齿苋 15g,桃仁 10g,火麻仁 10g,当归 10g,败酱草 10g,玄参 15g。10 剂。

2011 年 11 月 2 日二诊:

大便干结好转,每日解 1 次,夹少量白色黏液,无腹胀痛。舌淡红,苔薄黄,脉弦缓。再拟开肺气,疏肝郁,理脾滞,润肠结。百合 15g,全栝楼 15g,杏仁 10g,紫菀 10g,柴胡 10g,枳实 10g,白芍 10g,火麻仁 10g,败酱草 15g,马齿苋 10g,香附 10g,薏苡仁 20g,甘草 3g,黄芩 10g。10 剂。

2011 年 11 月 14 日三诊:

大便转正常,每日解 1 次为主,无黏液。舌淡红,苔薄黄,脉弦缓,原法有效,上方加减续治。杏仁 10g,百合 15g,全瓜蒌 15g,紫菀 10g,柴胡 10g,白芍 10g,枳实 10g,甘草 3g,火麻仁 10g,薏苡仁 15g,黄芩 10g。10 剂。

按语:

王老治疗便秘擅长多脏腑调燮。《医经精义·脏腑通治》曰:"肝与大肠通,肝病宜疏通大肠,大肠病宜平肝为主。"肝之阴血不足,或肝气郁滞不舒,疏泄失常易致便秘。王教授在便秘治疗中,常选验方肠痹汤加减。方中四逆散加香附疏肝理气,调畅气机,助大肠传导。玄参、火麻仁、当归养阴润肠通便。便夹黏液,舌苔黄腻为肠道湿热之表现故加黄芩、马齿苋、桃仁、败酱草,清热化湿,和血止痢。肺与大肠相表里,肺气失于宣降,腑气不通,大肠传导功能受阻,气不布津,大肠失于濡润,皆可导致便秘。清代《石室秘录·大便闭结》曰:"大便闭结者,人以为大肠燥甚,谁知是肺气燥乎? 肺燥则清肃之气不能下行于大肠。"古亦有"上道开,下窍泄,开天气以通地道"。王教授常用百合、紫菀、杏仁、全瓜蒌等宣肺而助肃降,宣导大肠,使肺气得降,行气于腑,津液下达,腑通便调,出纳有序,寓下焦治上,提壶揭盖之意。津液得以润通肠腑,浊气得以下降魄门,从而未用一味通导之药而得通导之效,也从临床应用方面印证了"肺与大肠相表里"之说。综上所述,开肺气,疏肝气,理脾气,润肠气实乃治疗便秘之常法。

便秘(习惯性便秘)

谢某,女,49岁。

2011年5月10日初诊:

便秘10余年,数日乃至1周始解,大便干结如粟状,腹胀不痛,口干苦,纳可。舌淡红,苔薄黄,脉沉细。诊断为习惯性便秘,证属肝失疏泄、肺失宣降、肠失传导所致大便秘结。杏仁10g,百合20g,紫菀10g,栝楼仁15g,柴胡10g,枳实10g,白芍10g,厚朴10g,火麻仁10g,芦荟5g,桃仁10g,青皮10g,当归10g,生地黄15g,玄参15g,甘草3g。7剂。

2011年5月18日二诊:

前方从肝、肺、脾、肠并治,服药时大便软、日解1～2次,停药后2日一解、偏干,口微干。舌淡红,苔薄黄,脉弦细。再拟开肺疏肝、理脾润肠为法。药用:杏仁10g,百合20g,栝楼仁10g,柴胡10g,黄芩10g,厚朴10g,枳实10g,火麻仁10g,芦荟10g,白芍10g,玄参10g,生地黄10g,麦冬10g,青皮10g,甘草3g。7剂。

2011年5月26日三诊:

大便转正常,仍予原方加减调治1个月而愈。

按语:

便秘之疾,虽病位在肠,但涉及肝、肺、脾多脏,治疗理应多脏调燮、综合治理,王老以疏肝理脾、宣肺通腑为法,并创立肠痹汤,药用柴胡10g,枳实10g,白芍15g,杏仁10g,紫菀10g,百合20g,玄参15g,生地黄15g,栝楼20g,火麻仁10g,青皮10g,甘草5g。本方由四逆散、麻仁丸、增液汤加开宣肺气之品化裁而成。方中柴胡升发阳气、疏肝解郁,枳实、青皮疏肝破气、消积导滞,与柴胡为伍,一升一降,加强舒畅气机之功,并奏疏肝理脾之效;杏仁上肃肺气、下润大肠,栝楼宽胸散结、润肠通便,且有"疏肝郁、润肝燥、平肝逆、缓肝急"之功,百合、紫菀均入肺经,四者共奏调肺气以通腑气之效;白芍敛阴养血、柔肝缓急,火麻仁性味甘平,质润多脂,玄参滋阴润燥、壮水制火,启肾水以润肠燥,生地养阴清热、壮水生津,五者益阴增液以润肠通便,使肠燥润、津液行、腑气通;综观全方,一则疏肝气、一则宣肺气、一则理脾气、一则通腑气,具有宣降结合、下不伤正、润而不腻之功,使肝气疏、脾气行、肺气调,则腑气自通,大便自调。女性患者、老年患者可加当归、肉苁蓉;腹胀者,可加木香、槟榔、厚朴、莱菔子;便后痔血者,加地榆炭、槐花;胃肠燥热明显,可加熟大黄、芦荟;久病多瘀,可加桃仁;临厕努挣、气短乏力,可加黄芪、党参。

4. 大肠胀

大肠胀(慢性结肠炎 2 案)

案 1:王某,女,67 岁。

2009 年 7 月 13 日初诊:

现感腹胀,纳后尤著,活动后渐缓,肠鸣,自觉气体内窜,肛门亦觉坠胀,大便成形、每日解 2 次,伴气短乏力,大腹为脾所辖,故显系脾虚气滞之候,然酿生之由,多缘肝气怫郁条达失司,何以为凭? 脉弦缓,口干苦是也。病大肠胀,疏肝气、理脾气、开肺气。防风 6g,白术 10g,白芍 10g,陈皮 10g,柴胡 10g,党参 10g,黄芩 10g,茯苓 10g,广木香 5g,腹皮 10g,神曲 10g,砂仁 6g,枳实 10g,百部 10g,桔梗 6g。10 剂。

2009 年 7 月 24 日二诊:

近两日腹胀,肠鸣较著,有跳动感,大便时肛门气坠,每日解 2 次,先干后溏,夜间出冷汗,心悸,下肢抽筋。舌淡红,苔薄黄,脉弦缓。改拟健脾疏肝理气。党参 10g,白术 10g,茯苓 10g,广木香 5g,砂仁 6g,陈皮 10g,川厚朴 10g,槟榔 6g,黄芪 15g,升麻 5g,葛根 20g,神曲 10g,柴胡 10g,桔梗 6g,炙甘草 3g。10 剂。

2009 年 8 月 4 日三诊:

病症大致如前,仍感腹胀,午后为甚,肠鸣,有跳动感,大便大致成形,每日 1 次,解时气坠不畅,纳食不多,口干不苦,夜间盗汗。舌淡红,苔薄黄,脉缓弱。中气不足,脾虚气陷,肝木偏旺,横逆克土,改拟升阳益胃法。即以补中益气汤升补脾气,兼以疏泄肝木,更益防风、羌活、独活等风类药以鼓舞脾气,斡旋中州,佐以黄连、泽泻、法半夏等清化湿热,其效如何,尤待观察。党参 10g,黄芪 30g,白术 10g,陈皮 10g,升麻 5g,柴胡 10g,炙甘草 3g,川黄连 4g,法半夏 10g,茯苓 10g,泽泻 10g,防风 6g,羌活 5g,独活 5g,白芍 10g,广木香 5g。10 剂。

2009 年 8 月 14 日四诊:

脾气宜升则健,胃气宜降则和,若遭肝木郁乘,则中州气机痞塞,胀满或痛等症遂生。又脾病易虚,胃病易实,二者罹患则虚实之象乃现。审前方立法之意于此可见。药后腹胀获减,仅午后稍著,余时均舒畅。大便成形、每日 1 行。仍觉口淡乏味,下肢无力。此脾气未醒,气虚失煦之证。党参 10g,白术 10g,黄芪 20g,陈皮 10g,柴胡 10g,法半夏 10g,茯苓 10g,白芍 10g,防风 6g,羌活 5g,独活 5g,炙甘草 3g,升麻 5g,黄芩 8g,广木香 5g,川厚朴 10g。14 剂。

按语：

慢性泄泻临床上屡见不鲜，中老年人居多，病程缠绵难以速愈，每因饮食不节，起居失常，劳作过度复发加剧，日久导致身体日趋虚弱。王老认为慢性泄泻病因多种，病理变化复杂，但脾胃运化功能不健，肠腑功能失职是本病病机重点。脾主升、主运化，全赖阳气充足，如阳气不足不能升举，反下陷而成泄泻。欲治其泄，必责之脾。治脾必先升发阳气，欲使阳气升发，尤当化湿。此外，"肝为起病之源，胃为传病之所"，治脾胃疾病不离治肝。升阳益胃汤出自《脾胃论》，方中党参、黄芪、甘草乃气厚味薄之品，重在补益脾胃，升运中阳；羌活、独活、防风、柴胡均属味薄主升之风药，有鼓动中焦，升发清阳之功效；白术益气健脾燥湿，善治脾虚湿困之泄泻，合茯苓、陈皮、半夏，益胃以化湿，湿化则阳气升发；黄连清滞留之余热；泽泻引导湿热下行；白芍酸敛肝气，并节制柴胡、防风、羌活、独活之辛散。全方合用，具有补中、升阳、下渗之功，又寓痛泻要方补土泻木之意，故对肝郁脾虚之泄泻疗效满意。

案2：肖某，女，54岁。

2012年7月31日初诊：

大便软溏反复发作10余年，夹泡沫或黏液，解时欠畅，日解3～5次不一，伴左少腹胀痛，肠鸣，矢气不多，胃间胀，纳食一般，乏味，口干苦。舌淡红，苔薄黄，脉形弦缓。曾作肠镜：慢性结肠炎。大肠胀之疾，肝脾失调，湿热内蕴，大肠传导失司，拟抑木扶土，清化湿热。防风10g，苍术10g，白芍10g，青皮10g，陈皮10g，葛根20g，败酱草15g，黄芩10g，马齿苋15g，神曲10g，广木香5g，槟榔10g，炙甘草3g，白术10g，川厚朴10g。14剂。

2012年8月15日二诊：

胃胀肠鸣已除，纳食改善，示肝胃已和，然肝脾失调，脾虚气滞犹著，再拟肝脾肺并治，冀"木疏土得则脾虚滞以行"，肝得金之欲降，则木无疏泄之患。百合15g，苏叶5g，川黄连5g，吴茱萸5g，白蔻仁5g，炮姜10g，炒苍术15g，白术10g，白芍10g，青皮10g，陈皮10g，广木香5g，槟榔10g，枳实10g，葛根20g，川厚朴10g，炙甘草3g。10剂。

2012年8月26日三诊：

药后腹胀不显，纳食尚馨，大便通畅成形、每日1～2次。舌淡红，苔薄黄，脉弦缓。原方续进巩固。7剂。

按语：

久泄或名"大肠胀"，病名出自《内经》："大肠胀者，肠鸣而痛濯濯……"本案患者患病多年，病属复杂，肝脾不调、肠中积热并存。王老经验方大瘕泄方由痛泻要方、葛根芩连汤、芍药汤加减化裁而来。取痛泻要方抑木扶土，肝脾两调，葛根芩连汤、芍药汤清化湿热，调气和血之意。用后方证合拍，疗效颇佳。

大肠胀,肠痹,胃痛(慢性结肠直肠炎,慢性浅表性胃炎)

吴某,女,49岁。

2012年7月31日初诊:

大便或软溏或干结反复10余年,2~3日一更,便溏或便秘,总觉排解不畅,肛门作胀,伴脐腹胀痛,肠鸣,有时胃胀痛,纳食尚馨,口干苦。舌淡红,苔薄白,脉缓。肠镜:慢性结肠、直肠炎;胃镜:浅表性胃窦胃炎(充血渗出)伴多发息肉。大肠胀,肠痹,胃痛为患,开肺、疏肝、和胃、理脾为法,杏仁10g,百合15g,苏叶5g,全栝楼20g,柴胡10g,紫菀10g,黄芩10g,马齿苋10g,枳实10g,广木香5g,白芍10g,槟榔10g,陈皮10g,青皮10g,熟大黄5g,炙甘草3g。7剂。

2012年8月7日二诊:

腹胀痛减缓,大便1~2日一更,稍感排解不畅。舌淡红,苔薄黄,脉弦缓。原法合拍,续进。7剂。

按语:

大肠胀,肠痹,胃痛,总属肺金治节失司,致使脾胃不和,肝脾失调,肠间气机阻遏,故治宜开肺,疏肝,和胃,理脾,调畅大肠气机。王老常用杏仁、百合、苏叶、栝楼、紫菀开宣肺气;柴胡、黄芩清肝、疏肝;枳实、广木香、槟榔、青皮、陈皮等调理肠道、脾胃气机。

大肠胀,劳淋(慢性结肠炎,泌尿系感染)

谭某,女,81岁。

2012年8月3日初诊:

大便稀溏40余年,尿频10余年,刻下症见大便稀溏,便意窘迫,时而失控,腹微胀痛,尿频尿急,淋沥不尽,经常自遗而不觉,纳食不多,头晕。舌红少苔,脉缓弱。BP 140/70mmHg。有高血压病史。尿R:蛋白(一),潜血(+),镜检:白细胞2个/HP,红细胞1个/HP。风眩,大肠胀,劳淋,以后二者为主,中气虚羸,气虚失摄,湿热下受,拟补益中气,疏泄肝木,兼清湿热为先,纵有肾亏之候,容后再议。白参10g煎兑,黄芪20g,炒苍术15g,白芍15g,白术10g,升麻5g,柴胡10g,益智仁15g,山药20g,乌药10g,覆盆子15g,桑螵蛸15g,黄柏10g,石榴皮15g,薏苡仁30g,芡实20g。10剂。

2012年8月14日二诊:

前方药后大便转成形,日解1次,已无失禁之象,示肝脾已调,脾虚复健,尿频仍多,余沥不尽,有自遗之象。舌淡红,苔薄黄,脉弱。BP 130/70mmHg。尿常规:蛋白(一),隐血(+2),镜检:白细胞1个/HP,红细胞3~5个/HP,原法出入。黄芪30g,银花20g,黄柏10g,凤尾草15g,土茯苓20g,泽泻10g,车前草 10g,白参 10g_{煎兑},炒苍术 15g,白术 10g,益智仁 10g,桑螵蛸 15g,覆盆子 15g,芡实 20g,薏苡仁 20g,萹蓄 10g。10 剂。

2012 年 8 月 25 日三诊:

尿频急,余沥不尽之象已显著缓减,大便成形,日一行。舌淡红,苔薄白,脉弱。原方加减续进巩固。黄芪 30g,黄柏 10g,凤尾草 15g,土茯苓 20g,泽泻 10g,车前草 10g,白参 10g_{煎兑},炒苍术 15g,白术 10g,益智仁 10g,桑螵蛸 15g,覆盆子 15g,芡实 20g,薏苡仁 20g,萹蓄 10g,白茅根 15g。10 剂。

按语:

脾者釜也,肾阳乃釜底之薪,釜底无薪,脾虚不运,中气下陷,肾虚不固而致泄泻、尿频急自遗。经云:"中气不足,溲为之使。""脾病者,虚则腹满肠鸣飧泄,食不化。"《景岳全书·杂病》指出:"肾为胃关,开窍于二阴,所以二便之开闭,皆肾脏之所主。"本案均系中气不足,脾肾亏虚,"损者益之,"故治宜补中益气汤,桑螵益智三子汤等化裁,一诊药后排便正常,唯下焦湿热尚存,故原方佐以清利湿热,通淋利尿之品,效果显著。

5. 呃逆

呃逆(膈肌痉挛)

周某,男,46 岁。

2006 年 3 月 2 日初诊:

嗳气,呃逆频作间发 20 余年。患者现嗳气,呃逆频作,纳后胃胀,有时反胃,泛酸,口干不苦,夜寐不谧,二便自调。舌红,苔薄黄腻,脉弦缓(西医考虑膈肌痉挛?)。藿香 10g,苏叶 6g,川黄连 4g,吴茱萸 10g,白蔻仁 6g,法半夏 10g,枳实 10g,竹茹 10g,茯苓 10g,陈皮 10g,木蝴蝶 10g,炙枇杷叶 10g,甘草 3g,旋覆花 10g,瓦楞子 10g。10 剂,频频呷饮。

2006 年 3 月 12 日二诊:

上方仅服 3 剂后,嗳气、呃逆辄止,目前胃微胀,纳食可。舌淡,苔薄黄,脉弦缓。原法合拍,略作剪裁,上方去瓦楞子、枇杷叶,加麦芽 10g。藿香 10g,苏叶 6g,川黄连 4g,吴茱萸 10g,白蔻仁 6g,法半夏 10g,枳实 10g,竹茹 10g,茯苓 10g,陈皮 10g,木蝴蝶 10g,甘草 3g,旋覆花 10g,麦芽 10g。10 剂,频频呷饮。

2006 年 3 月 23 日三诊:

前方按疏肝和胃,清化湿滞立法,呃逆已愈,嗳气少作,胃脘不胀,口不干苦,右侧头痛,夜寐欠谧。舌淡红,苔薄黄腻,脉濡弦。湿热尚未尽化,肝气犹未平调,原方加调肺气之品,以冀金能克木。藿香 10g,苏叶 6g,川黄连 4g,吴茱萸 10g,白蔻仁 6g,法半夏 10g,枳实 10g,竹茹 10g,茯苓 10g,陈皮 10g,木蝴蝶 10g,甘草 3g,旋覆花 10g,麦芽 10g,百合 15g,杏仁 10g。10 剂。

按语：

此案呃逆、嗳气产生之因是由肝气犯胃，肺金治节不行或胃中湿热阻滞所致，近代名医张简斋，在薛生白之连苏饮基础上加吴茱萸、白蔻仁而组成加味连苏饮。方中以黄连、苏叶为基础疏肝和胃，加吴茱萸、白蔻仁共奏苦辛通降之效。此方药味少，用量轻，具轻清灵动之特点，煎后可嘱患者不定时频频饮用。此患者舌红，苔黄腻提示痰热内蕴，故合用温胆汤清化痰热，和降胃气。

呃逆，胃痛（慢性胃炎，胃息肉）

周某，男，47岁。

2007年9月30日初诊：

胃息肉及慢性胃炎患者，现感胃微胀，纳后作梗，嗳气、呃逆频频，数分钟1次，口不干苦，大便时溏。舌淡黯，苔薄黄，脉弦缓。中医现称"呃逆"、"胃瘤"、"胃痛"。恙由肝气逆调，引起胃中气血紊乱瘀阻为瘤、息肉类病。胃胀、嗳气、呃逆乃胃气上逆之象，然数月来迭经中西药物罔效，权拟重病轻取，以苦辛通降，畅达气机为法。苏叶5g，川黄连3g，吴茱萸4g，白蔻仁5g，浙贝母8g，砂仁3g，丹参8g，郁金8g，荷梗8g。7剂。特嘱其将上药以开水泡服，频频呷饮之。

2007年10月8日二诊：

药后嗳气、呃逆减缓，现以早、晚为著，纳后微有作梗，大便业已正常。舌淡红，苔薄黄。上方以气血兼调，痰瘀并治，再加入枇杷叶和胃降逆；木蝴蝶舒肝气，调肺气，和胃气以更进一筹。苏叶5g，川黄连3g，吴茱萸4g，白蔻仁5g，浙贝母8g，砂仁3g，丹参8g，郁金8g，荷梗8g，炙枇杷叶5g，木蝴蝶5g。7剂，服法同前。

2007年10月15日三诊：

药后自诉嗳气、呃逆频作减缓已有十之八九，胃胀不著，大便正常，唯近来齿痛时作。舌淡黯，苔薄黄，脉细。仍宜疏肝和胃，苦降辛通以畅达气机，药宜取其性，以轻巧取胜。苏叶5g，川黄连3g，吴茱萸2g，白蔻仁4g，地骨皮8g，丹参8g，砂仁3g，浙贝母8g，荷梗8g，郁金8g。7剂。

按语：

呃逆虽属小恙之疾，然治之非易，患者遍求名医，屡更方药，疗效不著。王老别开生面，重病轻取，辛开苦降之药经泡服，取其气而留其性，频频呷饮之法经胃脾而化精微、疏气机，有四两拨千斤之妙。

6. 黄疸，鼓胀，胆石（肝硬化、腹水、肝内胆管多发结石、胆囊炎）

伍某，女，58岁。

2010年8月20日初诊：

面黄、目黄、小便黄伴腹胀大3个月。西医诊断：肝硬化，腹水，脾大，胃底静脉曲张，肝内胆管多发结石，胆囊炎等。现症见面部、白睛黄染，腹胀大不痛，纳差，无呕吐，口干苦，间歇发热，神疲乏力，尿深黄，大便成形，每日1解，双下肢轻度浮肿。舌淡红，苔薄黄，脉弦缓。病黄疸，鼓胀，胆石，肝胆失疏，胆汁内郁，积久酿成砂石；木旺克土，脾失运化，水湿内蕴化热为黄疸、水肿，久则脾胃气虚。故而治以清化湿热，利胆退黄，健脾除湿。茵陈20g，炒栀子10g，熟大黄5g，柴胡10g，黄芩10g，黄芪20g，金钱草20g，鸡内金10g，蒲公英15g，虎杖15g，郁金10g茯苓20g，泽泻10g，丹参10g，大腹皮10g，甘草3g。14剂。

2010年9月5日二诊：

腹胀大减轻，纳食略有增加，无呕吐，口干不苦，已无发热，尿黄，大便调，双下肢浮肿消退。舌淡红，苔薄黄，脉弦缓。治以疏泄肝胆，健脾助运，清化湿热，活血祛瘀。茵陈20g，茯苓20g，泽泻15g，白术10g，柴胡10g，黄芩10g郁金10g，鸡内金10g，金钱草20g，炒栀子10g，黄芪20g，当归10g，赤小豆30g，黄柏10g，丹参10g，赤芍10g，白芍10g，甘草3g，大腹皮10g。20剂。

按语：

患者自觉腹胀大，纳差，神疲乏力，口干苦，间歇发热，面黄、目黄、小便黄。舌淡红，苔薄黄，脉弦缓。病属黄疸，鼓胀，胆石，恙为肝阴血亏损，肝叶失养，肝络瘀阻，疏泄失司，胆汁外溢。肝木既旺，鲜有不克脾土者，故见脾虚湿聚，气血水郁，留滞腹中而成鼓胀。急则治其标，故着重以清化湿热，利胆退黄为其治疗大法。《金匮要略》曰："见肝之病，知肝传脾，当先实脾。"故在清肝、疏肝、化肝、柔肝、利胆基础之上，佐以健脾利湿，行气消胀。茵陈蒿汤、茵陈五苓散为治疗黄疸、鼓胀之要方。

7. 胆胀（慢性胆囊炎）

余某某，男，52岁。

2010年7月23日初诊：

患慢性胆囊炎史10余年，此次过食油腻食物后感上腹胀痛，牵扯至腰背部疼痛，并恶心呕吐，大便秘结，时有发热恶寒。舌红，苔黄腻，脉弦滑数。证属肝胆湿热，郁滞不通。治宜疏肝利胆，清热攻下，活血化瘀，通因通用。柴胡10g，黄芩10g，郁金10g，枳壳10g，白芍10g，金钱草30g，牡丹皮10g，法半夏10g，陈皮10g，炒麦芽15g，甘草5g。10剂。

2010年8月3日二诊：

药后湿热已除，肝胆疏泄正常。上腹痛不显，已无恶心呕恶，大便通畅。舌淡红，苔薄黄，脉弦。原方续进巩固疗效。7剂。

按语：

本脉证病机的关键乃是肝胆湿热，因此治宜疏肝利胆、调畅气机，以应肝喜条达之性,以顺胆腑贵在通降之机。组方系柴芩温胆汤合大柴胡汤加减变化而来,全方疏肝郁、行滞气、散结滞、清肝火、除痰热、调肠胃,诸药相伍,升降相宜、行散并举、胆胃同调,则肝气舒、胆腑利、胃气和,诸症自愈。

8. 鼓胀,肝叶硬(肝硬化腹水)

江某,男,46岁。

2009年6月8日初诊:

腹胀大,下肢浮肿已6月余。鼓胀、肝叶硬患者,西医诊断为肾功能不全,肝硬化。现症见腹膨隆胀大,双下肢浮肿,尿少,大便干结,纳差,头晕痛不著,不咳,口干不渴,舌淡黯红,苔黄腻,脉弦细。BP 160/100mmHg。肝脾肾亏虚,湿热瘀毒互结。利水渗湿,化瘀排毒为法。方选己椒苈黄汤合三仁汤,杏仁10g,白蔻仁6g,薏苡仁30g,藿香10g,柴胡10g,黄芩10g,茯苓20g,熟大黄10g,椒目6g,炒葶苈子10g,汉防己10g,泽泻10g,腹皮15g,车前子10g,泽兰10g。7剂。

2009年6月15日二诊:

腹胀大减缓,下肢浮肿时甚时减,纳差,微欲呕,口干不多饮,大便不成形。舌淡黯,苔薄黄腻,脉弦细。杏仁10g,薏苡仁20g,白蔻仁6g,黄芪30g,茯苓20g,柴胡10g,黄芩10g,熟大黄10g,藿香10g,椒目5g,炒葶苈子10g,汉防己10g,泽泻10g,腹皮15g,车前子10g,泽兰10g。10剂。

2009年6月27日三诊:

腹胀大继续见减缓,下肢浮肿已消退,纳食略有增加,口干欲饮,大便软溏。舌淡黯,苔薄黄腻,脉弦细。原方续进7剂。

按语:

当代著名中医学家任继学教授将"肝硬化"称"肝叶硬",《医宗己任编》曾提出"肝叶硬",谓"肝主血,血少则肝叶硬也",现病鼓胀、水肿为苦,乃肝脾肾三脏受损之疾。肝疏泄失常,脾运化失司,肾开合不利,三焦气化无权,气血水互结腹中,水湿泛滥下肢肌肤,遵循"甚者独行"之训而缓图。宜开上、宣中、渗下,方选三仁汤合己椒苈黄汤化裁化气利水行瘀,邪从二便排出。

(五)肾系病

1. 肾衰

肾衰(高血压肾病,慢性肾功能不全)

江某,女,50岁。

2012年5月7日初诊:

患者患有高血压肾病,慢性肾功能不全,右肾切除术后,左肾结石等,目前以面色萎黄无华,肢体及颜面浮肿为主,头不晕痛,腰不痛,纳食不馨,尤呕恶,口微干,夜寐谵,尿频不痛,量少,大便成形。舌淡红,苔薄白,脉弦细。BP 138/50mmHg。近期测血肌酐850μmol/L。天麻10g^{蒸兑},黄芪20g,钩藤15g,白蒺藜15g,生地黄15g,山药20g,山萸肉10g,茯苓20g,泽泻10g,牡丹皮10g,熟大黄10g,苏叶5g,川黄连5g,女贞子10g,枸杞子10g,石决明15g^{先煎},莲子须10g,芡实20g,玉米须20g,冬瓜皮20g。14剂。

2012年5月21日二诊:

病症大致如前,大便偏溏,日解2~3次。舌淡红,苔薄黄,脉缓弱。原法续进。天麻10g^{蒸兑},黄芪20g,钩藤15g,白蒺藜15g,生地黄15g,山药30g,山萸肉10g,茯苓20g,泽泻10g,牡丹皮10g,熟大黄10g,苏叶5g,川黄连5g,莲子须10g,芡实20g,玉米须20g,冬瓜皮20g,猪苓10g。14剂。

2012年6月4日三诊:

面浮肢肿等均已减轻,仍有耳鸣神疲,大便软溏、日解2~3次。舌淡红,苔薄黄,脉弦细。BP 158/70mmHg。今日复查肾功能:血肌酐665μmol/L,血尿素氮21.97mmol/L,尿酸290μmol/L,示肌酐较前次明显降低,上方加石决明15g,车前子10g。14剂。

2012年6月18日四诊:

头晕已除,纳食尚馨,肝阳已获潜降,病情续有好转,舌淡红,苔薄黄,脉细弦。BP 132/70mmHg。原法合拍。天麻10g^{蒸兑},生地黄15g,山药30g,山萸肉10g,黄芪20g,当归10g,熟大黄10g,白芍10g,苏叶5g,川黄连5g,法半夏10g,女贞子10g,枸杞子10g,沙苑子10g,莲子须10g,玉米须20g,首乌藤10g,石决明20g^{先煎}。14剂。

按语:

患风眩,肾水,久病肾气受损,肾阴暗耗,肾衰既重,开合失司,致使肾精外泄而湿浊难清,溺毒内蕴,浸淫脾胃,清阳不升,浊阴不降,中轴枢机失利;水不涵木而致肝阳上亢。故王老以益肾平肝,淡渗水湿,清泄溺毒,佐以补益气血之剂治之。天麻、钩藤、白蒺藜、石决明合六味地黄丸滋肾潜阳;女贞子、枸杞子、芡实固肾摄精;肺为相傅之官,司治节,朝百脉,肺之宣降如常在慢性肾衰的治疗中至关重要,正如岳美中所言:"开其上闸即所以启其下窍。"故稍加苏叶开宣肺气;而黄连、苏叶一降一升又可调畅中焦气机;玉米须、冬瓜皮以清热利水消肿。药后血肌酐明显降低,症候减轻。但此为慢性病,病机错综复杂,故宜坚持就医,缓缓图治。

肾衰(慢性肾炎,慢性肾功能不全3案)

案1:谢某,男,46岁。

2009年5月10日初诊:

头晕腰痛,纳食一般,恶心,夜寐早醒,口干,大便软,每日 2 次。夜尿不多,双下肢不肿。舌淡红,苔薄黄,脉弦细。BP 130/80mmHg(服降血压西药控制)。已确诊慢性肾炎,肾功能不全,氮质血症期,肾性高血压。拟益肾固涩,清热泄毒,和胃降逆并施。白参 10g^{煎兑},法半夏 10g,川黄连 4g,陈皮 10g,黄芩 10g,干姜 6g,熟大黄 6g,甘草 3g,枳实 10g,竹茹 10g,泽泻 10g,沙苑子 10g,菟丝子 10g,枸杞子 10g,金樱子 20g,芡实 20g,半枝莲 15g,蝉蜕 10g,玉米须 20g。10 剂。

2009 年 5 月 21 日二诊:

前列症状明显缓减。舌淡红,苔薄,脉细弦。BP 130/80mmHg。原法出入,增加健脾平肝之品。上方加白术 10g,天麻 10g。14 剂。

2009 年 6 月 7 日三诊:

慢性肾炎,肾功能不全,氮质血症期,肾性高血压患者,现血压已趋正常,示肝阳已获平潜。其病虽属肾气阴亏虚,封藏失职,水湿不化,内潴于肾,变生溺毒,由肾络而入营血,浸淫脏腑,耗伤气血,毒害五体;肾阴亏则水不涵木,致使肝阳上亢而成风眩,自不待言;然肾之亏,又不唯在肾一脏,关联肺失治节,脾失健运,故治宜多脏调燮,综合治理,水湿毒瘀气滞并治。余之经验,恒以固守中焦为主而旁顾他脏。白参 10g^{煎兑},黄芪 30g,当归 10g,白术 10g,法半夏 10g,川黄连 4g,炮姜 6g,茯苓 10g,泽泻 10g,山萸肉 10g,山药 20g,生地黄 15g,熟大黄 6g,牡丹皮 10g,玉米须 20g,半枝莲 15g,蝉蜕 10g,金樱子 15g,芡实 20g,重楼 10g。14 剂。

2009 年 6 月 22 日四诊:

头晕,纳食改善,恶心已除,仍有腰痛,神疲,梦扰,大便每日 1～2 次,质软。舌淡红,苔薄黄,脉弦细。BP 135/90mmHg。病机悉如前述,加酸枣仁养心安神。上方加炒枣仁 15g。14 剂。

2009 年 7 月 7 日五诊:

病症大致如前。舌淡红,苔薄黄,脉沉细。BP 130/100mmHg。益肾健脾平肝,清热泄毒为法。生地黄 15g,山药 20g,黄芪 20g,天麻 10g^{蒸兑},柴胡 8g,山萸肉 10g,川黄连 4g,半枝莲 15g,白花蛇舌草 15g,熟大黄 8g,干姜 6g,法半夏 10g,石决明 15g^{先煎},金樱子 15g,芡实 15g,蝉蜕 10g,泽泻 10g,茯苓 15g,丹参 10g。14 剂。

2009 年 7 月 21 日六诊:

目前诸般症状,如头晕、纳差、恶心、神疲、梦扰等均获改善,大便成形,每日 1 次,仍感腰痛,口干,纳食稍逊。舌淡黯,苔薄黄,脉细弱。BP 110/70mmHg。肝阳已平,溺毒内蕴,脾胃升清降浊力怯,肾气亏损尤甚,前方化裁。撤减平肝,增强健脾之品,冀先天回复,后天康健则浊毒可清,湿热可化。

上方加白术 10g,改石决明 10g。14 剂。

案 2:彭某,男,70 岁。

2011 年 9 月 27 日初诊:

纳食不馨,微欲呕,头不晕,腰不痛,精神佳,夜寐谧,尿不多,大便成形,日解 1 次。舌淡红,苔薄,脉弱。BP 130/80mmHg。近期复查肾功能:肌酐 202.9μmol/L,尿素氮 8.14mmol/L。尿常规:蛋白(+++),潜血(+),白细胞 1~2 个/HP,管型 0~2 个/HP。肾水,肾衰,肾精气虚损,封藏失职,营精下泄;水湿不化,变生溺毒,潜藏于营血,耗伤气血,毒害脏腑。拟补肾益精,固精、清泄溺毒。黄芪 20g,生地黄 15g,山药 20g,山萸肉 10g,茯苓 15g,牡丹皮 10g,泽泻 10g,芡实 20g,莲子须 10g,沙苑子 15g,蝉蜕 10g,女贞子 10g,枸杞子 15g,菟丝子 15g,熟大黄 10g,苏叶 5g,陈皮 10g,法半夏 10g。10 剂。

2011 年 10 月 18 日二诊:

前方共服 18 剂,复查尿常规:蛋白减至(++),潜血转(-),红细胞 2~3 个/HP,除纳差外,无其他不适,大便成形、日解 1 次。舌淡红,苔薄黄,脉弱。肾脏封藏固精之能有渐复之趋势,原法增加健胃消食之品。上方加谷芽 10g,麦芽 10g,鸡内金 10g,白术 10g。14 剂。

2011 年 11 月 10 日三诊:

纳食不馨,微欲呕,口干,头不晕,腰不痛,大便软、日解 1 次。舌淡红,苔薄黄,脉沉。复查血肌酐降至 161.97μmol/L,尿常规:蛋白(+++)。再拟原法出入。黄芪 30g,生地黄 15g,山萸肉 10g,山药 20g,茯苓 15g,沙苑子 15g,芡实 20g,莲子须 15g,蝉蜕 10g,苏叶 5g,川黄连 5g,白术 10g,炒山楂 10g,谷芽 10g,麦芽 10g,熟大黄 10g,女贞子 10g,枸杞子 10g,菟丝子 10g,砂仁 8g。14 剂。

2012 年 12 月 9 日四诊:

纳食一般,大便软溏、日解 1 次。余大致如前。舌淡红,苔薄黄,脉弦细。BP 165/95mmHg,复查:尿蛋白(+++),血肌酐降至 146.2μmol/L。再拟益肾平肝,固摄营精,清泄溺毒。原方中酌加平肝息风之品。"溺毒"之名出自于《温热论》,"溺"古称"尿",勿唸"溺水"之溺。天麻 10g^{蒸兑},钩藤 15g,白蒺藜 15g,黄芪 20g,陈皮 10g,法半夏 10g,茯苓 15g,川黄连 5g,苏叶 5g,枳实 10g,竹茹 10g,熟大黄 10g,谷芽 10g,麦芽 10g,鸡内金 10g,生地黄 15g,山药 20g,山萸肉 10g,芡实 20g,莲须 15g,蝉蜕 10g,女贞子 10g,枸杞子 15g,石决明 20g^{先煎},瓜蒌仁 15g。14 剂。

案 3:赵某,男,18 岁。

2012 年 6 月 26 日初诊:

患慢性肾炎伴慢性肾功能不全 4~5 年。目前症见:神疲易倦,腰痛,无水肿,头晕目眩,多于久蹲起立时而现,纳食尚馨,大便偏干结,2日一更,小便尚可。舌淡红,苔薄黄,脉弱。尿常规:蛋白(+),潜血(+),尿素氮 17.8mmol/L,肌酐 624μmol/L,尿酸 728μmol/L。肾衰,肾精气亏虚,封藏失职,营精暗泄;肾气化不行,水湿变生溺毒,潜藏营血,毒害五脏,耗伤气血。拟补肾益精,固涩营精,清泄溺毒。黄芪 20g,生地黄 15g,山药 20g,山萸肉 10g,牡丹皮 10g,茯苓 10g,泽泻 10g,熟大黄 10g,苏叶 5g,川黄连 5g,女贞子 10g,枸杞子 10g,沙苑子 15g,金樱子 15g,芡实 20g,半枝莲 15g,蝉蜕 10g,白蒺藜 15g,马勃 10g,藕节 10g,白茅根 20g,墨旱莲 10g。20 剂。

2012 年 8 月 2 日二诊:

服上方后大便仅日解 1 次,尿量可,偶尔腰痛,神疲改善,尤其欣慰者,血化验明显改善,7 月 28 日血液检查:尿素氮 11.5mmol/L,肌酐 501.7μmol/L,尿酸 573μmol/L,尿蛋白(-),潜血(+)。方药证相合拍。黄芪 30g,生地黄 15g,山萸肉 10g,山药 20g,牡丹皮 10g,茯苓 15g,泽泻 10g,熟大黄 10g,苏叶 5g,川黄连 5g,沙苑子 15g,蝉蜕 10g,莲子须 15g,芡实 20g,马勃 10g,枸杞子 15g,女贞子 10g,墨旱莲 10g,白茅根 20g,半枝莲 15g,当归 10g。20 剂。

2012 年 8 月 26 日三诊:

腰痛,头晕目眩,神疲,无水肿,纳食馨,大便软溏、日解 1~2 次,尿不多。舌淡红,苔薄黄,脉沉弱。肾功能检测较就诊时明显改善。再拟补肾益精,固涩营精,清泄溺毒为法。黄芪 30g,生地黄 15g,山药 20g,山萸肉 10g,茯苓 20g,牡丹皮 10g,泽泻 10g,苏叶 5g,川黄连 5g,熟大黄 10g,蝉蜕 10g,沙苑子 15g,女贞子 10g,枸杞子 10g,莲子须 15g,芡实 20g,白茅根 20g,小蓟 15g,藕节 10g,栝楼仁 15g,马勃 10g。20 剂。

2012 年 9 月 24 日四诊:

腰痛已除,精神尚可,大便溏,日解 2~3 次。舌淡红,苔薄,脉弱。近日复查:血肌酐 497.9μmol/L,尿素 15.7mmol/L,尿酸 648.9μmol/L。病症尚属稳定,原法出入。上方去栝楼仁加煅牡蛎 20g,猪苓 10g。20 剂。

按语:

慢性肾衰之溺毒入血,浸淫脏腑,毒害五体,逆变上脑,其症危重。气之宣降在肺,升降在脾,开合在肾,均由肝之疏泄节制,方可通调三焦水道,气化而为溺。故肾衰之治难循一法,唯求应机。王老善用六味地黄汤合五子衍宗丸、温胆汤化裁,五脏兼治,补泻并行,阴阳同调,其用药注意配伍大黄、茯苓、泽泻以排毒,配伍半枝莲、白花蛇舌草以解毒,配伍竹茹、黄连、法半夏、陈皮以止呕,配伍柴胡、郁金、天麻、石决明、白芍、山茱萸、干地黄、炒栀子、牡丹皮以疏肝、平肝、养肝、清肝等,如兼尿血则加用白茅根、小蓟、藕节等。

2. 水肿

肾水（慢性肾炎3案）

案1：胡某，女，23岁。

2003年8月11日初诊：

拟诊慢性肾炎，表现为持续尿蛋白及镜检红细胞，但自觉症状甚少，仅觉眼睑浮肿，偶尔咽痛，口干，余无痛楚。大便软溏，1~2日一行。舌淡红，苔薄黄，脉沉细。BP 98/60mmHg，复查尿常规：蛋白（＋＋＋），红细胞5~8个/Hp。处方：生地黄15g，山药20g，茯苓10g，牡丹皮10g，山萸肉10g，泽泻6g，女贞子10g，墨旱莲10g，黄芪20g，白参10g^{煎兑}，小蓟15g，白茅根20g，藕节10g，柴胡10g，益母草10g，重楼10g，虎杖10g，赤芍10g，芡实15g，蝉蜕10g。14剂。

2003年8月26日二诊：

仅觉眼睑轻度浮肿，尿频，复查尿蛋白（＋），红细胞2~3个/Hp。舌淡红，苔薄白，脉细。BP 106/80mmHg，再拟原法出入。黄芪20g，生地黄15g，女贞子10g，墨旱莲10g，牡丹皮10g，赤芍10g，山萸肉10g，山药15g，茯苓10g，小蓟15g，金樱子10g，芡实15g，益母草10g，白茅根20g，藕节10g，蝉蜕5g，沙苑子10g，菟丝子10g，枸杞子10g。14剂。

2003年9月11日三诊：

眼睑浮肿已不显，小便调，大便软溏。舌淡红，苔薄白，脉沉细。原方已初见成效，续进巩固。14剂。

按语：

恙由风邪夹毒上受，从咽沿足少阴肾经侵蚀入肾，损伤肾络，影响肾之气化，致使其封藏失职，营精渗透而外泄，故治宜益肾固精，清热凉血，佐以疏风泄毒。王老在参芪地黄汤之基础上加重楼、虎杖、蝉蜕等疏风清热解毒，小蓟、白茅根、藕节等凉血止血，尤擅长以五子衍宗丸补肾固精。

案2：杨某，女，38岁。

2009年11月4日初诊：

患者腰微酸痛，双下肢浮肿两年余，入暮尤著，晨起水肿消退明显，久立劳累时加重，以往相关检查无异常改变，近十日来尿常规检查：尿蛋白（＋＋~＋＋），白细胞少量。舌淡红，苔薄白，脉沉细。慢性肾病为主。前者系肾虚封藏失司，水湿不化；后者为肝木失于疏泄，水窍气化乏力，致水饮潴留，所谓"肝主水窍"之意。黄芪30g，生地黄15g，山药15g，山萸肉10g，茯苓10g，泽泻10g，牡丹皮10g，柴胡10g，白芍15g，益母草10g，芡实15g，金樱子15g，蝉蜕8g，丹参10g，汉防己8g，赤小豆20g。14剂。

2009 年 11 月 18 日二诊：

药后相安，腰痛减缓，双下肢微肿，余者尚可。口不渴，纳食一般，二便尚可。经肾活检示：轻度系膜增生性肾小球肾炎。黄芪 30g，生地黄 15g，山药 15g，山萸肉 10g，茯苓 10g，泽泻 8g，牡丹皮 10g，菟丝子 10g，沙苑子 10g，芫蔚子 10g，玉米须 20g，半枝莲 20g，蝉蜕 8g，金樱子 20g，芡实 15g，重楼 10g，马勃 10g，柴胡 8g。14 剂。

2009 年 12 月 2 日三诊：

患者服药期间病情一直缓和，有时仅感到头微晕，腰间或疼痛，舌淡红，苔薄白，脉沉细。BP 102/80mmHg。肾水之疾，肾气亏虚，封藏失职，肾络瘀阻，精气外泄，拟补益肝肾，和血化瘀，辅以疏泄肝木。黄芪 20g，生地黄 15g，山药 15g，山萸肉 10g，淫羊藿 10g，丹参 10g，菟丝子 15g，女贞子 10g，沙苑子 10g，覆盆子 10g，益母草 15g，杜仲 15g，蝉蜕 10g，金樱子 20g，重楼 10g。14 剂。

2009 年 12 月 16 日四诊：

药后头晕已除，右腰部系肾穿刺部位，遇劳疼痛。舌淡红，苔薄白，脉沉细。复查尿蛋白（＋），白细胞 0～2 个/HP。拟原法续进。14 剂。

2009 年 12 月 31 日五诊：

目前症状已甚少，仅感双下肢乏力而已，尿蛋白由（＋＋＋）下降至（＋）。舌淡红，苔薄黄，脉弦细。上方加全栝楼 15g。14 剂。

按语：

此疾中医名"肾水"，肾气虚弱，封藏失职，营精下泄，气化失司，水湿潴留，为其病机，人皆知之，然五脏相生相克，一脏罹病，绝非囿于一脏，往往多脏牵连，如肾水而言，他如肺虚，御外无力，邪毒上受，下袭肾脏；肝主疏泄，主血道，又司水窦，故肝气失于条达，水窦气化乏力，致水饮潴留，又可见水肿；脾与水湿关系毋须明言，故治肾水之疾，宜多脏调燮，综合治理，清肺疏肝，健脾益肾兼调，气、阴、水、瘀、毒并治。辨证精准，故收效显著。

案 3：舒某某，女，20 岁。

2007 年 6 月 14 日初诊：

腰痛，神疲，两下肢肿胀，晨起面浮肿，腰酸痛。舌淡红，苔薄黄，脉沉，尿沉渣计数：红细胞 275 000 个/ml，均型 30%，变异型 70%，白细胞 0～2 个/HP，尿蛋白（＋）。慢性肾炎，肾水，肾精气亏虚，虚火灼络，血溢下渗，营精外渗，水湿不化，治拟补肾，清热，固精，渗湿，佐以开肺。黄芪 30g，生地黄 15g，炙麻黄 5g，杏仁 10g，连翘 15g，赤小豆 30g，泽泻 10g，桑白皮 10g，山药 20g，益母草 15g，蝉蜕 10g，山萸肉 10g，白茅根 20g，玉米须 20g，茯苓 15g，女贞子 10g，墨旱莲 10g，牡丹皮 10g，藕节 10g，水牛角 10g^{先煎}，14 剂。

2007 年 6 月 29 日二诊：

面浮间现,双下肢已不肿,口干。舌淡红,苔薄黄,脉弦细。测血压 90/60mmHg,原方加固精淡渗之剂。黄芪 30g,生地黄 15g,山萸肉 10g,山药 20g,牡丹皮 10g,泽泻 10g,茯苓 15g,水牛角 10g^{先煎},炒栀子 10g,赤芍 15g,金樱子 15g,沙苑子 10g,莲子须 10g,玉米须 20g,赤小豆 30g,女贞子 10g,墨旱莲 10g,半枝莲 15g,猪苓 10g,小蓟 20g。14 剂。

按语:

此疾王老按肾水辨病,肾气虚弱,固摄乏力,营精外泄。然肾气虚弱之因,多因邪热瘀毒内蕴肾络引起,故治宜补肾气,益精气,清邪热,化瘀毒,再佐以开宣肺气。六味地黄丸、犀角地黄汤、二至丸、麻黄连翘赤小豆汤为主方。

肾水(肾病综合征)

刘某,男,38 岁。

2008 年 8 月 14 日初诊:

颜面及双下肢水肿,腰膝酸痛,纳食欠佳,二便调,夜寐欠安。舌淡黯红,少苔,脉沉细。尿常规:尿蛋白(＋＋)。肾病综合征,临床出现肝肾亏虚,精气不足,心肾不交之候,治宜补肝肾,益精气,交通心肾。天麻 10g^{蒸兑},生地黄 15g,山萸肉 10g,山药 20g,白芍 10g,茯苓 10g,牡丹皮 10g,泽泻 5g,骨碎补 10g,炒枣仁 15g,沙苑子 15g,女贞子 10g,菟丝子 15g,枸杞子 15g,杜仲 15g,黄芪 20g,补骨脂 10g,首乌藤 20g。15 剂。

2008 年 9 月 1 日二诊:

尿蛋白(＋),镜检(一),大便软溏,每日一次,余均可。舌淡黯红,苔薄,黄白相兼,脉沉细。脾虚健运失司,然其咎责之于火不暖土。黄芪 30g,熟地黄 15g,山萸肉 10g,山药 20g,牡丹皮 10g,茯苓 10g,泽泻 10g,沙苑子 10g,菟丝子 15g,女贞子 10g,枸杞子 10g,覆盆子 10g,补骨脂 10g,肉蔻仁 10g,天麻 10g^{蒸兑},白术 10g,骨碎补 10g,蝉蜕 10g。15 剂。

按语:

《诸病源候论》曰"水病者,由脾肾俱虚故也。肾虚不能宣通水气,脾虚不能制水,故水气盈溢,渗液皮肤,流遍四肢,所以通身肿也"。提示本病以脾肾亏虚为本,水湿停滞为标。肾藏精,肾虚不能固摄封藏则精微泄漏,脾气健则水谷精微不致外泄,脾虚不运则水湿泛滥,正如张景岳所言:"阴中无阳则不能化,所以水道不通,溢为水肿",此外脾肾之间也有相互制约关系,肾主水、而受制于脾,脾虚不能制水,则亦致水湿壅盛。

水肿(特发性水肿)

董某,男,85 岁。

2005 年 10 月 24 日初诊：

右颜面素来肿胀，继而左侧又肿，晶莹透亮，右侧肿胀遮目，无痒痛之苦。曾患心梗，现胸闷痛、心悸、气短不著，余症平稳。舌淡红，苔薄黄腻，脉滑。暂按照水肿论治。师曰："上肿曰风，然风不夹湿，焉能成新卧蚕之状"。此是外感风寒，内有湿热。拟麻黄连翘赤小豆汤方加减。炙麻黄 4g，杏仁 10g，连翘 10g，赤小豆 20g，桑白皮 10g，炙甘草 3g，蝉蜕 10g，苏叶 8g，茯苓 10g，猪苓 10g，泽泻 10g，丹参 10g，白蒺藜 10g。10 剂。

2005 年 11 月 5 日二诊：

病症大致如前，眼睑浮肿略有改善，舌淡胖有齿痕，苔薄黄，脉滑。眼睑为脾所辖，参舌、脉，宜加健脾化湿之品。《金匮要略·水气病脉证病治》："诸有水者，腰以下肿当利小便；腰以上肿当发汗乃愈"；"夫水病人，目下有卧蚕，面目鲜泽，脉伏，其人消渴。病人消渴，小便不利，其脉沉绝者，有水，可下之。"治疗水肿可调肺、脾、肾三脏。炙麻黄 5g，杏仁 10g，连翘 15g，赤小豆 20g，桑白皮 10g，茯苓 10g，猪苓 10g，泽泻 10g，薏苡仁 20g，汉防己 10g，泽兰 10g，黄芪 20g，党参 10g。14 剂。

2005 年 11 月 20 日三诊：

面部及眼睑浮肿已明显减轻。舌淡红，苔薄黄，脉滑。方证合拍，拟原方巩固。炙麻黄 5g，杏仁 10g，连翘 15g，赤小豆 20g，桑白皮 10g，茯苓 10g，猪苓 10g，泽泻 10g，薏苡仁 20g，汉防己 10g，泽兰 10g，黄芪 20g，党参 10g。14 剂。药后水肿消除。

按语：

风邪犯肺，肺气失于宣畅，不能通调水道，风水相搏，发为水肿。脾主运化，有布散水精之能。外感水湿，脾阳被困，或饮食劳倦等损及脾气，造成脾失转输，水湿内停，乃成水肿。肾主水，水液的输化有赖于肾阳的蒸化、开阖作用。久病劳欲，损及肾脏，则肾失蒸化，开合不利，水液泛滥肌肤，则为水肿。诚如《景岳全书·肿胀》篇指出"凡水肿等证，乃肺、脾、肾三脏相干之病。盖水为至阴，故其本在肾；水化于气，故其标在肺；水唯畏土，故其制在脾。今肺虚则气不化精而化水，脾虚则土不制水而反克，肾虚则水无所主而妄行"。一诊采用麻黄连翘赤小豆汤开肺气，祛风邪，解毒利水，使表证解，热毒清，水湿利而冀风水平息，然疗效不显。二诊转以调肺、脾、肾三脏，益气健脾，化气利水，开宣肺气而收效明显。

水肿，瘿劳（甲状腺功能减退）

刘某，女，47 岁。

2011 年 3 月 18 日初诊：

曾甲状腺功能减退已3年,现服优甲乐,甲状腺激素检测在正常范围,但经常眼睑浮肿,有时下肢亦浮肿,腰痛,神疲,头晕不著,夜寐尚谧,纳食不馨,口不渴,大便秘结,1周一更,小溲不多。舌淡红,苔薄黄,脉细。尿常规(一)。肾功能正常。虚证为主,脾肾亏虚,气血不足,水湿不化,久则气阳亦现虚亏。拟补脾肾益气阳,化水湿并治。黄芪20g,生地黄15g,熟地黄15g,山药15g,茯苓20g,肉苁蓉15g,全栝楼15g,白芍10g,当归10g,桑白皮10g,女贞子10g,枸杞子10g,菟丝子15g,沙苑子15g。10剂。

2011年3月28日二诊:

药后眼睑浮肿已不明显,下肢肿亦减轻,精神好转,仍大便秘结。舌淡红,苔薄黄,脉细。原方加火麻仁10g。继服10剂。

按语:

甲状腺功能减退中医称为瘿劳,产生之由与脾肾阳气虚衰,不能制水有关。由于肾阳乃人体诸阳之本,生命之源,五脏阳气皆源于肾阳,肾中元阳衰微,气化失司,开阖不利,以致水湿、痰浊、瘀血等阴邪留滞;肾阳不足,命门火衰,火不生土,不能温煦脾阳,或肾虚水泛,土不制水而反为所侮,脾阳受伤,而出现脾肾两虚。王老擅长从脾肾调治,补脾肾益气阳,化水湿并治。方证合拍,故而取效。

3. 淋证

血淋(泌尿系感染)

赵某,女,35岁。

2009年5月15日初诊:

近1周出现尿频,小便灼热,混有血丝,双下肢浮肿,头晕,心烦,纳食一般,口干不苦,夜寐梦扰。舌红,少苔,脉细弦。尿常规:红细胞6~8个/HP,白细胞10个/HP。血淋,证属气阴两亏,湿热下注。以益气养阴,清热通淋,凉血止血为法。清心莲子饮加减。太子参10g,麦冬10g,莲子肉10g,萹蓄10g,石韦10g,地骨皮10g,生地黄15g,黄芩10g,炒蒲黄10g,仙鹤草10g,丹参10g,白茅根20g,小蓟15g,车前子15g。7剂。

2009年5月23日二诊:

患者服药后尿频灼热明显减轻,无尿痛,头晕好转,双下肢仍水肿。舌红,苔少,脉细。复查尿常规:白细胞0~4个/HP,余(一)。上方加天花粉15g,以滋阴清热。太子参10g,麦冬10g,莲子肉10g,萹蓄10g,石韦10g,地骨皮10g,生地黄15g,黄芩10g,炒蒲黄10g,仙鹤草10g,丹参10g,白茅根20g,小蓟15g,车前子15g,天花粉15g。15剂。

按语:

王老认为,该案非湿热下注,亦非脾肾两虚,关键在于心火下移,心以血为本,以火为用,与小肠相表里。该患者心中蓄热日久,热移小肠,灼伤阴津,小便必涩,所以常伴见心烦失眠、头晕、多梦、舌质红,皆为心火偏亢之象。心自火生,可安之,勿泻也。故选用清心莲子饮加减,方中太子参补气以制心火;麦冬泻火于肺;黄芩清火于肝;地骨皮、车前子清火于肾;莲子交通心肾,乃以水制火之意;原方茯苓泻火于脾。

劳淋(膀胱尿道炎)

刘某,女,48岁。

2012年3月26日初诊:

患膀胱尿道炎,尿道息肉,高血压,冠心病等。目前以前者为主,尿频,尿急,尿痛,时而伴血尿,久卧则腰部不适疼痛。口干苦,纳食不多,夜寐不谧。大便易干结。舌淡红,苔少,脉细弦。黄芪20g,知母10g,黄柏10g,凤尾草15g,柴胡10g,黄芩10g,炒栀子10g,土茯苓20g,牡丹皮10g,赤芍10g,白芍10g,山萸肉10g,山药20g,白茅根20g,小蓟15g,银花20g,藕节10g,墨旱莲10g。10剂。

2012年4月7日二诊:

尿频、尿痛已除。腰部不适亦减轻,头不晕,纳食改善,夜难入眠,大便软溏。舌淡红,苔薄,脉细弦。仍以劳淋为主,肾精气亏虚,封藏失密致使湿热之邪易于下受,逆犯膀胱,损伤血络,令其气化失司。再拟补肾益精,清利湿热,佐以疏泄肝木。黄芪20g,知母10g,黄柏10g,生地黄15g,山药30g,茯苓15g,牡丹皮10g,泽泻10g,凤尾草15g,薏苡仁20g,车前叶10g,萹蓄10g,女贞子10g,枸杞子10g,墨旱莲10g,白茅根15g,藕节10g,小蓟15g,柴胡10g。10剂。

按语:

劳淋为主,肾精气亏虚,封藏失职,湿热下受,留聚膀胱,使其气化失司,甚则灼伤血络,而致血溢下渗。治以补肾益精,以治其本;清化湿热,凉血止血以治其标;又足厥阴肝经抵少腹、绕阴器、主疏泄,固又当佐以疏泄肝木之品。王老采用知柏地黄汤滋补肾精,清下焦之湿热,佐以柴胡、黄芩等清肝疏肝。因肾虚血尿,故加车前、凤尾草、白茅根、藕节、小蓟等清热通淋,凉血止血。

劳淋(慢性肾盂肾炎2案)

案1:蒋某某,女,45岁。

2011年11月6日初诊:

患者有慢性肾盂肾炎病史,间现尿频、尿急、余沥不尽,多于经后显现,伴头晕目眩、耳鸣,腰酸痛,神疲乏力,夜寐易于惊醒,纳食一般,口不渴,大便软溏、每日解1次,下肢不肿。舌淡红,苔薄黄腻,脉弱。BP 105/70mmHg,12小时尿沉渣细胞计数:红细胞1287000/ml,白细胞1089000/ml。病属劳淋,肾阴亏虚,心肾不交。以清热除湿,滋养阴精,交通心肾为法。知母10g,黄柏10g,生地黄15g,山萸肉10g,山药15g,土茯苓15g,白参10g^{煎兑},黄芪30g,炒栀子10g,黄芩10g,地骨皮10g,麦冬10g,白茅根20g,小蓟15g,车前子10g,牡丹皮10g,泽泻10g,莲子肉15g。10剂。

2011年11月17日二诊:

尿频、尿急、余沥不尽已不显,头晕、目眩、耳鸣、腰酸痛,神疲乏力不著,仍夜寐不安。舌淡红,苔薄黄,脉弱。原法合拍,加首乌藤15g养心安神,续进。白参10g^{煎兑},黄芪30g,炒栀子10g,黄芩10g,地骨皮10g,麦冬10g,土茯苓15g,生地黄15g,山萸肉10g,山药15g,知母10g,黄柏10g,白茅根20g,小蓟15g,车前子10g,牡丹皮10g,泽泻10g,莲子肉15g,首乌藤15g。10剂。

按语:

清心莲子饮以党参、黄芪益气,车前子,瞿麦、地骨皮、麦冬养阴;石莲子交通心肾;黄芩清热;茯苓、车前子导湿热从小便出;配伍严谨得当,为治疗气阴两虚,湿热蓄留,标本合治之良方。患者尿频、尿急,小便余沥不尽,此盖肾不化气、膀胱失束之候。故王教授合用知柏地黄汤补益肾阴,清除湿热,化气行水,可谓药到病除。

案2:唐某,女,70岁。

2011年7月16日初诊:

慢性肾盂肾炎复发,尿频、尿急、尿痛,伴左侧腰痛,口不干苦,纳差,大便干结,又患胃痛,不耐苦寒之剂。舌淡红,苔薄黄,脉弦细。劳淋、胃痛等疾,病位病机殊异,目前以劳淋为主,以心之气营亏虚,心火下移小肠,小肠分清泌浊失司为其病机。肝气失于条达,亦参与其中,故病虽在肾与膀胱,却从心肝并治。白参10g^{煎兑},黄芪20g,土茯苓15g,莲子肉10g,车前子10g,黄芩10g,地骨皮10g,炒栀子8g,凤尾草15g,川楝子10g,延胡索10g,甘草5g,天麻10g^{蒸兑},刺蒺藜10g。7剂。

2011年7月24日二诊:

前述尿频、尿急、尿痛曾缓解,纳食增加,胃痛未现。今日凌晨受凉后又见尿频、尿痛,大便干结不畅。舌淡红,苔薄黄,脉弦细。劳淋之疾,肾虚为本,湿热内蕴,一遇劳累及寒温失调即发。急则治标,先行清利淡渗为主。萹蓄10g,瞿麦10g,炒栀子10g,车前子10g,凤尾草15g,生黄芪20g,石韦10g,土茯苓10g,草薢10g,滑石10g,甘草5g,冬葵子6g。7剂。

2011年8月1日三诊:

劳淋之疾,小腹疼痛,尿频、尿急、尿痛,口干,服前方药后诸症缓解,然每隔数日即小有发作。舌淡红,苔薄黄,脉濡弦。原方加黄柏10g清化湿热。10剂。

按语：

本病与厥阴心、肾经关系密切。心属阳，其性属火，与小肠相表里，心经热盛，移热小肠，下注膀胱，遂发为淋证。肾司二便，与膀胱相表里，其经脉相连，水道相通，肾气亏虚，湿热之邪易侵袭膀胱罹患本病。初期多为湿热实证，如《景岳全书·淋浊》篇云："淋证之初，则无不由乎热剧，无容辨矣。"久淋不止，反复发作，易耗气伤阴，形成虚实夹杂之证。《素问·评热病论》谓："邪客久留，必致其虚。"故本病多为本虚标实之证。治疗大法乃为补清并举，标本兼顾。清心莲子饮出自《太平惠民和剂局方》，主要有清心泻火、养阴补肾、分利湿热之功效，原治"上盛下虚，心火上炎，心烦，口渴，妇人积热，崩带淋漓"。王师据其病机，移借治疗本病。方中莲子肉清心固肾；地骨皮、黄芩坚阴以退虚热，且地骨皮清降之中又有补性，故以滋阴清热见长，能"下滋肾水以壮水之下源"；车前子甘寒滑利，性善降泄，能清热利湿又有养阴滋益肝肾之作用。茯苓淡渗利湿，兼有补益之性；麦冬养阴清心，张锡纯谓之能"引肺气清肃下行，通调水道以归膀胱"；党参、黄芪益气扶正；甘草调和诸药。全方有益气养阴、清心益肾、利湿清热之功，故疗效满意。

淋证（尿道综合征）

陈某，女，25 岁。

2012 年 2 月 27 日初诊：

患者尿频、尿急、尿痛反复发作 5 年，夜尿多。现症见尿频、尿急、尿微胀痛，余沥不尽，腰痛，夜寐不谧，纳食不多，口渴且苦。舌淡红，苔薄黄，脉细弦。病淋证，肾精气亏虚，固脬无力，兼夹肝木失于条达，疏泄失司所致，虚中夹实。拟补肾固脬，疏泄肝木。黄芪 20g，熟地黄 15g，山萸肉 10g，山药 20g，茯苓 15g，牡丹皮 10g，泽泻 10g，女贞子 10g，枸杞子 10g，覆盆子 10g，车前子 10g，菟丝子 15g，柴胡 10g，白芍 10g，郁金 10g。10 剂。

2012 年 3 月 12 日二诊：

前症有所改善，夜寐梦扰，舌淡红，苔薄黄，脉弱。原法出入。黄芪 20g，生地黄 15g，山萸肉 10g，山药 15g，土茯苓 15g，牡丹皮 10g，泽泻 10g，女贞子 10g，沙苑子 15g，菟丝子 15g，车前子 10g，覆盆子 15g，知母 10g，黄柏 10g，天麻 10g^{蒸兑}，白芷 15g。14 剂。

2012 年 3 月 26 日三诊：

尿频、尿急、尿痛，余沥不尽均有改善，腰痛已除，头晕痛，无耳鸣，夜寐梦扰，纳食尚馨，口渴不苦。舌淡红，苔薄黄，脉细弦。淋证，再拟补肾固脬，疏泄肝木。黄芪 20g，熟地黄 15g，白术 10g，山萸肉 10g，茯苓 10g，牡丹皮 10g，泽泻 5g，山药 20g，柴胡 10g，女贞子 10g，枸杞子 15g，菟丝子 15g，覆盆子 15g，车前子 5g,天冬 15g,麦冬 15g,天麻 10g^{蒸兑}。10 剂。

按语:

本案病机:一为肾精气亏虚,固脬无力;一为脾气不足,"中气不足,溲便为之变";一为肝气郁,疏泄不利。依此立法当应补肾固脬,疏泄肝木,佐以益气健脾。王行宽教授选用六味地黄汤加女贞子、枸杞子、覆盆子、菟丝子等滋阴益肾;柴胡、白芍、郁金疏肝解郁;黄芪益气健脾。多脏调燮,综合治理,疗效颇佳。

石淋,热淋(右肾结石,尿路感染)

吴某,女,70 岁。

2012 年 7 月 30 日初诊:

右肾结石,现腰痛,尿频、尿急、尿热,尿黄见血丝状,无余沥不尽,头晕,纳食馨,口干,大便调。舌淡红,苔薄黄,脉细弦。多次尿检:蛋白(一),潜血(＋＋)～(＋＋＋),镜检红、白细胞增多。今日尿常规:蛋白(一),潜血(＋＋＋),镜检:白细胞 1 个/HP,红细胞 2～4 个/HP。石淋,热淋之属,以后者为主,肾虚砂石积聚,其封藏失密,易湿热之邪下受逆犯膀胱,气化失司。拟补肾益精,清泄湿热,兼祛砂石。知母 10g,黄柏 10g,凤尾草 15g,墨旱莲 10g,女贞子 10g,生地黄 15g,山药 15g,牡丹皮 10g,土茯苓 20g,炒栀子 10g,小蓟 15g,银花 20g,枸杞子 10g,白茅根 20g,藕节 10g,萹蓄 10g,赤芍 10g,水牛角 10g^{先煎},金钱草 20g。10 剂。

2012 年 8 月 11 日二诊:

腰痛减缓,尿频、尿热感改善。舌淡红,苔薄黄,脉细弦。尿常规示:潜血(＋),镜检白细胞 0～3 个/HP,红细胞 0～1 个/HP。原法出入。黄芪 20g,银花 20g,生地黄 15g,山药 15g,土茯苓 20g,牡丹皮 10g,泽泻 10g,金钱草 20g,石韦 15g,怀牛膝 10g,黄柏 10g,知母 10g,白茅根 20g,小蓟 15g,藕节 10g,水牛角 10g^{先煎},萹蓄 15g,赤芍 10g,白芍 10g。14 剂。

2012 年 8 月 26 日三诊:

前方药后,肾系症状已不显。复查尿常规:白细胞已消失,蛋白质(一),潜血(＋),镜检:红细胞 2～3 个/HP。舌淡红,苔薄黄,脉弱。湿热将获清彻。黄芪 20g,生地黄 15g,山萸肉 10g,山药 10g,牡丹皮 10g,赤芍 10g,白芍 10g,土茯苓 15g,泽泻 10g,女贞子 10g,墨旱莲 10g,水牛角 10g^{先煎},白茅根 20g,藕节 15g,小蓟 15g,黄柏 10g。14 剂。

按语:

肾精亏虚、封藏失密,致使湿热之邪乘隙下受,逆犯膀胱及肾,暗灼肾络,血溢下渗而成。故治宜补肾益精、清利湿热、凉血止血为主。知柏地黄丸、犀角地黄汤、二至丸为要方;止尿血不外小蓟、茅根、藕节之类;通淋必有金钱草、石韦、泽泻、萹蓄、凤尾草等药,清利湿热茯苓易土茯苓;怀牛膝引血下行、引水下行、引石下行。

4. 腰痛,尿血(隐匿性肾炎)

张某,女,35岁。

2010年3月20日初诊:

隐匿型肾炎,持续镜下血尿,刻下以腰部酸胀疼痛,心忡、气短、胸闷,夜难入眠,神疲为苦,舌淡,苔薄黄,脉细数,偶有歇止。尿沉渣:红细胞:38 000/ml,均型40%,变异60%,蛋白(－),白细胞(－)。肾阴亏虚,腰府失养,虚热灼伤肾络,血溢下泄,心肾不交,拟补肾益精,清热凉血,交通心肾。白参10g^{煎兑}、麦冬15g,五味子5g,生地黄15g,茯神15g,山药20g,山萸肉10g,牡丹皮10g,泽泻5g,女贞子10g,墨旱莲10g,柏子仁10g,沙苑子10g,炒枣仁15g,菟丝子15g,枸杞子15g,藕节10g,白茅根15g,黄芪20g,赤芍10g。10剂。

2010年4月1日二诊:

心悸、少寐减轻,腰已不痛,纳食一般,口干不著,大便偏干。舌淡红,苔薄黄,脉弦细数。仍以心肾并治。生地黄15g,山萸肉10g,山药20g,牡丹皮10g,赤芍10g,白芍10g,女贞子10g,墨旱莲10g,藕节10g,白茅根20g,花蕊石15g,首乌藤30g,炒枣仁20g,枸杞子10g,沙苑子10g,小蓟15g。15剂。

2010年4月17日三诊:

诉药后尿沉渣复查已正常,胸闷、心忡、气短已不著,觉腰部畏冷,夜寐不谧,纳食尚馨。舌淡红,苔薄,脉沉细。原法巩固。黄芪20g,生地黄15g,山药20g,山萸肉10g,牡丹皮10g,茯苓10g,泽泻10g,女贞子10g,旱莲草10g,枸杞子15g,沙苑子10g,菟丝子15g,首乌藤30g,炒枣仁20g,白茅根15g,藕节10g,花蕊石10g,赤芍10g,白芍10g。20剂。

2010年5月8日四诊:

夜寐略有改善,余同前,纳食尚馨,口不渴,大便调。舌淡红,苔薄黄,脉细弱。尿常规:潜血(＋),白细胞(－),蛋白(－),镜检:红细胞0～1个/HP。原方续进。10剂。

按语:

《金匮要略》曰:"热在下焦,则尿血。"热居下焦,下焦脉络损伤,血溢水道而尿血。治疗时宜详辨热之虚实,关之脏腑,本案证属肾之气阴两亏,虚火内生致使下焦脉络损伤,致使血失其行,故王教授以六味地黄丸合二至丸滋阴补肾,交通心肾,佐以凉血止血,养心安神。《血证论》曰:"凡离经之血,虽属清血鲜血,亦是瘀血。"故血瘀常见;再者隐匿性肾炎血尿病程长,缠绵反复,久病入络,久病多瘀,赤芍、花蕊石等即可起到化瘀止血之效。方证相符,用之取效。

5. 肾风（紫癜性肾炎 2 案）

案 1：曾某，男，29 岁。

2010 年 4 月 12 日初诊：

感冒数天，发热伴双下肢紫癜，瘀斑色黯红，肘关节、膝关节胀痛，纳食可，二便尚调。舌黯红，苔白腻，脉沉细。尿常规：蛋白（＋），隐血（＋＋＋），红细胞 1～3 个/HP。病在卫分、营分，感冒引发肾风（紫癜性肾炎），以祛风泄热，清营凉血，补肾益精为法。黄芪 20g，蝉蜕 10g，重楼 10g，荆芥 10g，生地黄 15g，白蒺藜 15g，牡丹皮 10g，山萸肉 10g，山药 20g，茯苓 10g，泽泻 5g，白茅根 20g，女贞子 10g，枸杞子 10g，沙苑子 10g，芡实 20g，莲子须 10g，墨旱莲 10g，藕节 10g，白芍 10g，赤芍 10g，柴胡 10g。14 剂。

2010 年 4 月 27 日二诊：

感冒发热症候已除，紫癜已部分消退，关节疼痛亦明显缓减。舌黯红，苔薄白，脉沉细。复查尿常规：蛋白（－），隐血（＋）。原方去解表泄热之品。黄芪 20g，重楼 10g，生地黄 15g，白蒺藜 15g，牡丹皮 10g，山萸肉 10g，山药 20g，茯苓 10g，泽泻 5g，白茅根 20g，女贞子 10g，枸杞子 10g，沙苑子 10g，芡实 20g，莲子须 10g，墨旱莲 10g，藕节 10g，白芍 10g，赤芍 10g，柴胡 10g。14 剂。

按语：

《金匮要略》云："风伤皮毛，热伤血脉……热之所过，血为之凝滞。"本病良由风毒潜伏营血，浸淫肾脏，耗其精血，损伤血络，令肾封藏失职，营精暗耗而致。故治宜疏风泄毒，清营凉血，补肾益精，久病多肝郁，是以疏泄肝木必不可少。蝉蜕、重楼、荆芥、白蒺藜祛风邪泄热毒；六味地黄丸、二至丸补益肾精；白茅根、藕节、赤芍清营凉血、止血消瘀；柴胡疏泄条达；黄芪、白芍、芡实、莲子须益气固涩，复封藏失职。

案 2：杨某，女，68 岁。

2008 年 12 月 10 日初诊：

患紫癜性肾炎，腰痛，头晕痛，尿色黄，甚者褐黄。舌淡红苔薄黄，脉弦细。BP 168/68mmHg。尿沉渣：红细胞 15 000 个/ml，均型：40%，变异 60%。白细胞 2～5 个/HP，蛋白（＋＋）。尿常规：隐血（＋）。紫癜，肾风，风眩之属，肝肾亏虚，肝阳上亢，风毒潜伏肾脏，火热损伤血络，肾封藏失职，营精下注。拟益肾平肝，祛风泄毒，凉血清营，固涩营精，综合调整。天麻 10g^{蒸兑}，钩藤 15g，白蒺藜 10g，生地黄 15g，白茅根 20g，牡丹皮 10g，水牛角 10g^{先煎}，赤芍 10g，山药 10g，小蓟 15g，山萸肉 10g，金樱子 15g，芡实 20g，莲子须 10g，沙苑子 10g，蝉蜕 10g，银花 20g，半枝莲 20g，藕节 10g。15 剂。

2008 年 12 月 26 日二诊：

药后腰痛明显缓减，无头晕痛，小便转清。舌淡红，苔薄黄，脉弦细。

BP 138/72mmHg,示肝阳已获潜降,原方去天麻、钩藤、白蒺藜。生地黄 15g,白茅根 20g,牡丹皮 10g,水牛角 10g^{先煎},赤芍 10g,山药 10g,小蓟 15g,山萸肉 10g,金樱子 15g,芡实 20g,莲子须 10g,沙苑子 10g,蝉蜕 10g,银花 20g,半枝莲 20g,藕节 10g。15 剂。

按语:

血得热则行,得寒则凝。王老认为,紫癜之病在于血分,或由风热外袭,或由痰食郁热,或由阴虚火旺所致。血之妄动,未尝不由热盛所致。热伤血络,血溢四旁则为此病。邪热内淫,耗伤肝肾之阴,肾失固摄,则精微下泻。肾阴亏虚为本,瘀毒内蕴为疾病之标,治疗"必伏其所主,而先其所因",治宜滋阴固肾,凉血散瘀,方选六味地黄汤合牛角地黄汤。方中水牛角清心、凉血、解毒,配生地黄一以凉血止血,一以养阴清热。芍药、丹皮既能凉血又能散瘀,凉血与活血散瘀并用。患者因阴虚阳亢,风阳上扰,故以天麻、钩藤、白蒺藜等平肝息风。

6. 癃闭

癃闭(神经性尿闭)

谢某,女,62 岁。

2010 年 7 月 12 日初诊:

夙患风眩阴虚阳亢之病证,小便量少伴下肢水肿 3 月余。经治目前肝阳已近平潜,现小溲量少而无腹胀之苦,卧位时量稍增多,立位时则明显减少,两下肢有时浮肿,若无小便时则四肢作胀,经过多种检查均无阳性结果。舌淡黯,苔薄黄,脉细。BP 130/80mmHg(已服降压西药)。中医名癃闭、风眩,责之肝之疏泄乏力,肝主水窦,司血道;肺失治节,水道不利,决渎失司,故病虽在膀胱而其咎在肝、肺。拟疏泄肝木,宣畅肺气,通利小便。柴胡 10g,枳壳 10g,白芍 10g,苏叶 8g,桔梗 10g,杏仁 10g,百部 10g,全栝楼 15g,冬葵子 8g,升麻 5g,甘草 3g。7 剂。

2010 年 7 月 20 日二诊:

三焦为水道,司决渎,而肺居上焦为水之上源,肝主疏泄司水窦,故上方从肺、肝论治以疗二便不利之疾,药后夜尿增加,晨起大便 2 次、质正常,下肢浮肿清晨稍减,停药 1 天,夜尿复见减少。舌淡黯,苔薄黄,脉弦。BP 130/78mmHg。示血脉瘀阻,仲景谓:血不利则为水。提示宜加活血通利之品。苏叶 8g,泽兰 10g,桔梗 10g,茺蔚子 10g,杏仁 10g,柴胡 10g,枳壳 10g,黄芪 30g,汉防己 10g,全栝楼 15g,冬葵子 8g,白芍 10g,甘草 3g。10 剂。

2010 年 8 月 2 日三诊:

夜尿增多,翌日四肢肿胀减轻,舌淡黯,苔薄黄,脉沉。仍宜宣肺气,疏肝气，利水气为法。炙麻黄 5g，杏仁 10g，赤小豆 30g，桑白皮 10g，连翘 6g，柴胡 10g，枳壳 10g，茯苓皮 10g，陈皮 10g，大腹皮 10g，冬葵子 10g，泽兰 10g，益母草 15g，车前子 10g，冬瓜皮 15g。10 剂。

按语：

《素问·宣明五气》曰："膀胱不利为癃。"《灵枢·本输》称"三焦……实则闭癃"，均指本病病机为膀胱与三焦气化不利，然此病与肝肺亦密切相关。张介宾注曰："肺主气，气调则营卫脏腑无所不治，故曰肺主治节。"李用粹在《证治汇补·癃闭》中指出"一身之气关于肺"，肺清则气行，肺浊则气壅，故小便不通，由肺气不能宣布者居多，宣清降气为主。本案中，王教授选用苏叶、桔梗、杏仁、百部等宣畅肺气以达提壶揭盖之效。肝经抵会阴绕阴器，脏腑气化功能赖肝之疏泄条达。若肝气郁滞，则膀胱气化失司，故合用四逆散疏肝解郁而利水道。

癃闭（手术后尿闭）

林某，男，75 岁。

2007 年 7 月 17 日初诊：

因腹股沟疝而行修补术，术后出现二便闭塞，经治疗大便虽已通畅，而小溲癃闭依然，小腹作胀，须导管导尿，神疲乏力，无头晕、腰痛。舌绛红少苔，脉弦细。BP 150/75mmHg。肾司二便，肾精气亏损，膀胱气化无力，拟补肾开肺，气阴并治，佐以柔肝疏肝。西洋参 10g^{煎兑}，天冬 15g，生地黄 15g，山萸肉 10g，山药 15g，牡丹皮 10g，泽泻 10g，茯苓 10g，桔梗 8g，炙麻黄 5g，紫菀 10g，柴胡 10g，冬葵子 10g，泽兰 10g，桂枝 8g，地龙 10g，石决明 20g^{先煎}。14 剂。

2007 年 8 月 2 日二诊：

大便通畅，质软，日解一次，而小溲依然癃闭。舌红少苔，脉弦细。拟益肾宣肺疏肝，气化膀胱，综合调治。生地黄 20g，山萸肉 10g，山药 15g，牡丹皮 10g，泽泻 10g，茯苓 10g，枳壳 10g，桔梗 8g，炙麻黄 5g，杏仁 10g，猪苓 15g，桂枝 8g，地龙 10g，柴胡 10g，石决明 20g^{先煎}。14 剂。

2007 年 8 月 16 日三诊：

前方服药 5 剂，小溲遂获通畅，如此，二便闭塞均告消除，头不晕，无腰痛，夜寐谧，纳食馨。舌淡红，少苔，脉弦细。BP 140/75mmHg。肾司二便，肺为水之上源，主通调，肝主疏泄，又司水窍，此为上方立法依据，脉症相参，转方益肾平肝，通利为法。生地黄 15g，山萸肉 10g，山药 15g，牡丹皮 10g，泽泻 10g，茯苓 10g，天麻 10g^{煎兑}，石决明 20g^{先煎}，猪苓 15g，泽兰 10g，车前子 10g，怀牛膝 15g，地龙 10g，百合 15g，知母 10g，冬瓜皮 15g。14 剂。

按语：

患者高龄，肾气已亏，行手术加重肾气肾精亏虚，气阴并亏，膀胱气化不利。然其气化无不涉及肝之疏泄条达、肺的治节通调。从肾、肝、肺论治,选用六味地黄丸、柴胡疏肝散、百合知母汤等加减运用。结合血压及舌脉,本案有阴虚阳亢之征,故方中合用重镇平肝潜阳之品,天麻、石决明等。尿闭,利水为要,泽泻、茯苓、猪苓、车前子、冬瓜皮等适宜;然利水勿忘利血,泽兰、桂枝、地龙即是此用;怀牛膝补通两用,引水下行。

(六) 气血津液病

1. 郁病

郁病——脏躁(更年期综合征 3 案)

案 1:黄某某,女,46 岁。

2008 年 7 月 14 日初诊:

阵发烘热、面红、汗出,心烦,夜寐不谧,月经周期紊乱。舌淡红,苔薄黄,脉弦细。脏躁为主,女子以肝为先天,肝主疏泄,主肌腠,"血道由肝",而胆附于肝,肝胆升降相合,"凡十一脏皆取决于胆",可见胆在调燮脏腑功能方面,其作用至关重要,此从肝胆入治之理。诊断:更年期综合征。法半夏 10g,陈皮 10g,枳实 10g,竹茹 10g,茯神 15g,柴胡 10g,黄芩 10g,青蒿 10g,浮小麦 30g,炒枣仁 15g,珍珠母 20g先煎,黄芪 20g,百合 20g,合欢皮 10g,炙甘草 3g。10 剂。

2008 年 8 月 4 日二诊:

药后有效验,停药数日,病证如初,全身不适,莫可名状。脏躁为主,主诉繁多,一身悉病。舌淡红,苔薄黄,脉细弦,提示心肺不足,气阴两虚,肝胆失疏,冲任失调,痰热内扰,气血逆乱,"百脉一宗,悉致其病",言该病从心肺入手,调畅血脉,可除诸症。然女子以肝为先天,"凡十一脏皆取决于胆",肝胆互为表里,一升一降,构建人体又一枢机升降之轴,故又宜注重疏泄肝胆。百合 30g,生地黄 15g,知母 10g,浮小麦 30g,柴胡 10g,黄芩 10g,茯神 10g,炒枣仁 15g,法半夏 10g,陈皮 10g,枳实 10g,竹茹 10g,白芍 10g,龙齿 15g先煎,煅牡蛎 20g,炙甘草 3g。10 剂。

2008 年 8 月 14 日三诊:

诸症悉减,唯情绪波动大,晨起后一段时间心情抑郁,伤心欲哭,移时则安。舌淡红,苔薄黄,脉细弦。原法有效,上方增损,加合欢花、玫瑰花解郁安神。百合 30g,生地黄 15g,知母 10g,浮小麦 30g,柴胡 10g,黄芩 10g,茯神 10g,炒枣仁 15g,法半夏 10g,陈皮 10g,枳实 10g,竹茹 10g,合欢花 10g,玫瑰花 10g,白芍 10g,龙齿 15g先煎。10 剂。

2008 年 9 月 14 日四诊:

月经已如期而至,身形尚和,为求巩固,原法出入。百合 30g,生地黄 15g,知母 10g,浮小麦 30g,柴胡 10g,黄芩 10g,茯神 10g,炒枣仁 15g,法半夏 10g,陈皮 10g,枳壳 10g,竹茹 10g,合欢花 10g,大枣 10g,炙甘草 3g。10 剂。

案 2:张某某,女,48 岁。

2009 年 2 月 13 日初诊:

近 20 余日乍热,面红,夜寐欠谧,哈欠连连,面部暗疮,纳食,二便可,月经紊乱。舌淡红,苔薄黄,脉弦细。脏躁(西医诊断为更年期综合征),冲任失调,肝胆失疏,阴虚而郁热内生,外现于肌肤,拟疏泄肝胆,毓阴清热。柴胡 10g,黄芩 10g,百合 30g,知母 10g,枳壳 10g,竹茹 10g,生地黄 15g,浮小麦 30g,黄柏 10g,龟板 15g^{先煎},炙甘草 5g,白芍 10g。14 剂。

2009 年 2 月 27 日二诊:

前方取柴芩温胆,四逆散,百合地黄知母汤,甘麦大枣合大补阴丸复方取舍,意在疏泄肝胆,调养心肺,益其肾阴,清其虚热,服药仅 7 剂,病症若无,唯面部暗疮仍丛生,舌淡红,苔薄黄,脉细弦。原法巩固,更益清肝之品。柴胡 10g,黄芩 10g,白芍 10g,枳壳 10g,甘草 3g,芦荟 5g,合欢皮 15g,百合 30g,牡丹皮 10g,知母 10g,黄柏 10g,龟板 10g^{先煎},生地黄 15g,浮小麦 30g,炒枣仁 15g。14 剂。

2009 年 3 月 22 日三诊:

二进疏泄肝胆,调畅心肺之剂,俾肝胆升降复司,气血运行畅通,故其乍热,面红,哈欠,夜寐不谧均已消除;面部痤疮亦见减少,舌淡红,苔薄黄,脉弦细,原法已合病机,循序渐进。百合 30g,生地黄 15g,知母 10g,柴胡 10g,枳壳 10g,黄芩 10g,甘草 3g,白芍 10g,黄柏 10g,龟板 15g,浮小麦 30g,芦荟 5g,牡丹皮 10g,炒栀子 10g。14 剂。药后病证消除。

按语:

脏躁病源于《金匮要略·妇人杂病脉证治第二十二》,"妇人脏躁,喜悲伤欲哭,象如神灵所作,数欠伸,甘麦大枣汤主之"。"杂病治肝,多脏调燮,综合治理"为王老临证治病特色之一,本病从肝、心、肺论治,柴芩温胆汤、四逆散、百合地黄汤、百合知母汤、甘麦大枣汤等为主方。

案 3:李某,女,57 岁。

2009 年 11 月 27 日初诊:

乍热汗出,形寒,双下肢发热,口干,纳食一般。舌淡红,苔薄黄,脉弦细。反复感冒。生黄芪 20g,浮小麦 20g,甘草 3g,银柴胡 10g,生地黄 15g,地骨皮 10g,青蒿 10g,知母 10g,白术 10g,防风 8g,秦艽 10g,黄柏 10g。10 剂。

2009 年 12 月 15 日二诊:

双下肢发热好转,口干喜冷饮,头晕,乍热汗出偶现。舌红,苔薄黄,脉弦细。秦艽 10g,黄芪 15g,鳖甲 15g,青蒿 10g,知母 10g,黄柏 10g,银柴胡 10g,生地黄 15g,地骨皮 10g,石斛 10g,麦冬 10g,丝瓜络 10g。10 剂。

按语:

本案病机为气阴两亏,阴虚内热。即阳争于阴,汗出营虚,则卫亦随之而虚。故方选玉屏风散益气固表,青蒿鳖甲汤养阴清热。

郁病(焦虑症 3 案)

案 1:周某某,女,58 岁。

2010 年 7 月 14 日初诊:

难以入眠,夜寐易醒,紧张,焦虑,心忡,喜叹息,头晕,耳若蝉鸣,腰痛,纳食尚可,口干、口涩、口酸,大便偏干结,舌微红,苔薄黄腻,脉细弦。病属郁病,不寐。目前虽有肝肾亏虚之象,然其证恒以心肺气阴亏乏,肝胆失于疏泄通降,痰热内扰,魂神不入其舍为主,故先行调心肺,益气阴,疏肝胆,清痰热,安魂神为法。百合地黄知母汤合柴芩温胆汤加减。百合 30g,生地黄 15g,知母 10g,柴胡 10g,黄芩 10g,茯神 15g,法半夏 10g,陈皮 10g,枳实 10g,竹茹 10g,炙甘草 5g,合欢皮 20g,珍珠母 20g^{先煎},炒枣仁 30g,龙齿 15g^{先煎},煅牡蛎 30g。10 剂。

2010 年 7 月 24 日二诊:

药后夜寐明显改善,余恙亦减,舌淡红苔薄黄,脉弦细,原法有效,加减续进。百合 30g,生地黄 15g,知母 10g,柴胡 10g,黄芩 10g,茯神 15g,枳实 10g,天麻 10g^{蒸兑},法半夏 10g,陈皮 10g,竹茹 10g,炒栀子 10g,炒枣仁 30g,龙齿 15g^{先煎},煅牡蛎 30g,合欢皮 20g。10 剂。

案 2:程某某,男,42 岁。

2010 年 6 月 1 日初诊:

胸闷痛,部位走窜,心忡气短,头晕,心烦,抑郁,焦虑,夜寐不谧,纳差,口干苦,神疲,大便调。舌淡黯,苔黄腻,脉弦细。心电图、心脏 B 超等未见异常改变。郁病,肝失疏泄,气血痰湿瘀滞,心神受扰。拟疏肝解郁,清化痰湿,宁心安神。柴胡 10g,黄芩 10g,法半夏 10g,胆南星 5g,藿香 10g,茯神 15g,炒栀子 10g,川芎 10g,神曲 10g,炙甘草 5g,丹参 15g,郁金 10g,百合 30g,知母 10g,龙齿 15g^{先煎},煅牡蛎 20g。10 剂。

2010 年 7 月 2 日二诊:

胸闷痛减轻,头晕痛,心烦焦虑抑郁,夜寐不谧,纳一般,口微干,易汗出神疲,二便调。舌淡红,苔薄黄腻,脉弦细。郁证,再拟疏肝解郁,行气活血,豁痰化瘀,养心安神。柴胡 10g,黄芩 10g,枳实 10g,竹茹 10g,法半夏 10g,陈皮 10g,胆南星 5g,茯神 15g,郁金 10g,合欢皮 20g,炒栀子 10g,炙甘草 5g,百合 20g,白芷 15g,天麻 10g^{蒸兑},龙齿 15g^{先煎},煅牡蛎 20g。10 剂。

2010 年 7 月 20 日三诊：

前症续见改善，除偶作心烦，余证已无大碍，舌淡红，苔薄黄腻，脉弦细。郁证之属，食、痰、湿、火、气、血郁滞而成，故其治法亦不外食、痰、湿、火分论治，使气郁宣通则血郁可安。炒栀子 10g，川芎 10g，神曲 10g，香附 10g，炒苍术 10g，柴胡 10g，黄芩 10g，茯神 15g，郁金 10g，丹参 15g，合欢皮 20g，天麻 10g^{蒸兑}，百合 20g，炒枣仁 20g，炙甘草 3g。14 剂。

按语：

郁病总因情志内伤，气机郁滞，脏腑功能失调所致。《金匮要略》言："百合病者，百脉一宗，悉致其病也，意欲食复不能食，常默默，欲卧不能卧，欲行不能行，饮食或有美食，或有不用闻食臭时，如寒无寒，如热无热，口苦，小便赤，诸药不能治，得药则剧吐利，如有神灵者，身形如何，其脉微数。"是以精神、饮食、行为异常的病证，类今之郁病。朱丹溪将该病归纳为气、血、痰、火、食、湿六因所致，创六郁汤、越鞠丸。王教授以百合地黄汤、百合知母汤合柴芩温胆汤、越鞠丸加减，治之均获良效。

案 3：莫某，女，44 岁。

2010 年 1 月 21 日初诊：

情绪紧张，焦虑，心烦，夜不能寐 1 年余，然头晕胀痛不著，精神亦可，纳食不馨，口微干，大便易溏，日解 1～2 次。舌尖红，苔薄白，脉弦细。郁病，不寐之疾，肝胆失疏，痰热内扰，心神失宁，神魂又不入其舍，然"百脉一宗"，"一宗者"，心肺也，故佐以养心润肺。柴胡 10g，黄芩 10g，党参 10g，茯神 15g，白术 10g，枳实 10g，百合 30g，生地黄 15g，炒枣仁 30g，合欢皮 20g，珍珠母 20g^{先煎}，龙齿 15g^{先煎}，煅牡蛎 20g，川黄连 5g，炙甘草 5g。10 剂。

2010 年 2 月 2 日二诊：

病症大致如前，舌淡红，苔薄黄腻，脉弦细，原法出入。柴胡 10g，黄芩 10g，百合 20g，法半夏 10g，陈皮 10g，枳实 10g，竹茹 10g，茯神 15g，炒枣仁 15g，郁金 10g，合欢皮 15g，炙甘草 3g，天麻 10g^{蒸兑}，鸡内金 10g，谷芽 10g，麦芽 10g。10 剂。

2010 年 2 月 22 日三诊：

紧张、焦虑、夜寐有改善，纳食不馨，口微干，大便成形，舌淡红，苔薄黄，脉弦细。再拟疏肝解郁，宁心安神。百合 30g，柴胡 10g，黄芩 10g，白芍 15g，茯神 15g，炒枣仁 30g，合欢皮 20g，炙甘草 5g，法半夏 10g，天麻 10g^{蒸兑}，枳实 10g，竹茹 10g，龙齿 15g^{先煎}，煅牡蛎 20g。14 剂。

2010 年 3 月 9 日四诊：

紧张、焦虑偶现，夜寐尚可，有时梦扰，心烦，头皮发麻，纳食不多，大便成形、日解 1 次。舌淡红，苔薄黄腻，脉细弦。原法出入。川芎 10g，炒苍术 10g，香附 10g,炒栀子 10g,神曲 10g,柴胡 10g,当归 10g,白芍 10g,茯神 15g,炒枣仁 30g,牡丹皮 10g,合欢皮 20g,龙齿 15g^{先煎},煅牡蛎 20g,甘草 3g。14 剂。

按语:

丹溪曰:"人以气血为本,气血冲和,百病不生,一有怫郁诸病生焉。"《古今医统大全·郁证门》亦曰:"郁为七情不舒,遂成郁结,既郁之久,变病多端。"其症候繁杂,究其根源,多由肝失疏泄,气血不调而成。肝郁化火,痰热内扰,胆胃不和,三焦气机不畅,神魂被扰。王行宽教授治疗本案以柴芩温胆汤疏泄肝胆,调和脾胃,燮理三焦气机,木郁达之,肝气得于舒畅,以百合地黄汤养心益肺,安谧心神;以越鞠丸疗六郁。郁金、合欢皮、炒酸枣仁、龙齿、牡蛎、珍珠母、谷麦芽等理气机、除郁热、消积食、安心神。

郁病(神经症 2 案)

案 1:王某某,男,35 岁。

2009 年 8 月 4 日初诊:

自觉胸背腹部冷气走窜不适,有时头晕,腰酸软疼痛,夜寐一般,纳食喜热饮、欠馨,神疲乏力,夜尿频,大便调。舌淡黯红,苔薄白,脉弱。各项检查均无大碍。郁病为主(神经症),肾气阳亏虚,肝失条达,气血逆调,寒气内窜,拟益气温阳,疏泄肝木,调畅血气,散寒通络。白参 10g^{煎兑},黄芪 20g,熟附片 10g^{先煎},白术 10g,茯苓 10g,炙甘草 5g,柴胡 10g,枳壳 10g,白芍 10g,熟地黄 15g,山萸肉 10g,山药 20g,干姜 10g,麦冬 10g。10 剂。

2009 年 11 月 2 日二诊:

服上药 20 剂,病症曾缓解。近日前述诸症有再作之势,舌淡红,苔薄黄,脉弦细。改拟疏肝理气解郁。柴胡 10g,枳壳 10g,白芍 10g,白术 10g,茯苓 10g,当归 10g,香附 10g,郁金 10g,青皮 10g,陈皮 10g,炙甘草 5g,合欢皮 15g,炒枣仁 15g,川楝子 10g,延胡索 10g。14 剂。

2009 年 11 月 19 日三诊:

胸胁背腹部冷气走窜不适时轻时重,余症已不明显。舌淡红,苔薄黄,脉弦缓。原法出入。柴胡 10g,枳壳 10g,白芍 10g,白术 10g,炙甘草 3g,当归 10g,茯神 15g,合欢皮 15g,郁金 10g,川楝子 10g,延胡索 10g,乌药 10g,香附 10g,炒枣仁 15g。10 剂。

按语:

郁病不外气、血、痰、火、食、湿六因,总以气郁为主、为先,四逆散、柴胡疏肝散、逍遥散之类必不可少。然阳气亏虚,可致肝气失于条达而郁结,或气郁阻碍阳气布达的病症也时有发生,本案自觉胸背腹部冷气走窜、喜热饮、夜尿频、舌淡、苔薄白、脉弱,即是阳气不足、阳虚不能布达之象,温阳即可解郁,解郁则可通阳。师古不可泥古。

案2:陈某某,女,38岁。

2012年5月21日初诊:

畏寒,然动则汗出,又觉发热欲摇扇,头晕目蒙,耳鸣,腰不痛,夜寐梦扰,纳食一般,口干不苦,大便易溏,舌淡红,苔薄黄,脉细弦。实验室检查未见异常。中医诊断属郁病。病机肝肾亏虚,髓海不足,心肾不交,精气双亏,阴阳失衡,复兼肝胆失疏,阳气不能布达肌表。白参10g煎兑,黄芪20g,熟地黄15g,山萸肉10g,山药20g,牡丹皮10g,茯神15g,柴胡10g,枳实10g,白芍10g,熟附片10g先煎,白术10g,黄芩10g,合欢皮15g,炒枣仁15g。10剂。

2012年6月6日二诊:

出汗明显减少,发热好转,大便溏、1~2日一更。舌淡红,苔薄黄,脉细弦。原法出入。白参10g煎兑,黄芪20g,麦冬15g,五味子5g,熟附片5g先煎,白术10g,柴胡10g,黄芩10g,白芍10g,茯神15g,合欢皮20g,炒枣仁15g,炙甘草5g,枳壳10g,山药15g。10剂。

2012年6月21日三诊:

病症明显改善,衣着较正常人略多,汗出减少,下肢畏冷,咽疼,舌淡红,苔薄黄,脉细弦。再拟益气阴,疏肝胆,调阴阳,安心神。白参10g煎兑,黄芪20g,麦冬15g,熟附片5g先煎,五味子5g,柴胡10g,黄芩10g,枳壳10g,白芍10g,茯神15g,浮小麦30g,炒枣仁20g,青皮10g,木蝴蝶10g,炙甘草5g。10剂。

按语:

服药后患者出汗明显好转,寒、热症状改善。畏寒、发热,动则汗出,王老认为与阳气不能布达肌表有关,究其原因有二:①真阳不足,用附子汤,如《伤寒论·辨少阴病脉证并治》所云:"少阴病,得之一二日,口中和,其背恶寒者,当灸之,附子汤主之。"②肝胆失疏,阳气郁遏,用四逆散,如《伤寒论·辨少阴病脉证并治》所云:"少阴病,四逆……四逆散主之。"该案既用附子汤、也用四逆散温阳解郁,生脉散气阴双补以止汗。更有柴胡、黄芩和解表里。

2. 血证

鼻衄(鼻黏膜炎症)

王某,女,40岁。

2011年10月24日初诊:

左侧鼻腔出血,口干,舌麻辣疼痛,夜寐不谧,舌微红,苔薄黄,脉细弦。鼻衄(西医诊断为鼻黏膜炎症),肝木逆乘肺金。损伤鼻中络脉,拟肝肺并治。青黛5g冲服,芦荟5g,牡丹皮10g,栀子10g,赤芍10g,白芍10g,柴胡10g,枳实10g,怀牛膝10g,生地黄15g,甘草3g,白茅根15g,藕节10g,玄参15g,天冬

15g，麦冬 15g，百合 20g。7 剂。

2011 年 11 月 1 日二诊：

前方从肝治肺，药后鼻衄未作，左鼻孔微有血痂，其舌麻辣疼痛及少寐亦获明显改善。舌微红，苔剥薄黄，脉弦细。鼻衄之疾。鼻为肺之窍，其鼻衄常作肺火论治，然缘其由，实因肝火逆乘肺金而致。故再拟清肝凉血法治之。牡丹皮 10g，栀子 10g，芦荟 10g，柴胡 10g，黄芩 10g，赤芍 10g，白芍 10g，甘草 3g，生地黄 15g，茯神 15g，柏子仁 10g，炒枣仁 15g，玄参 10g，怀牛膝 10g，天冬 15g，麦冬 15g。10 剂。

2011 年 11 月 17 日三诊：

服药期间因行经而停药，左鼻衄 2 次，量不多，口干减轻。舌麻辣疼痛已转轻微，晨起面红。舌微红，苔薄黄，脉细弦。肝火刑金，肺热上熏致使其鼻窍络脉损伤而血溢。故再拟清肝凉血。牡丹皮 10g，栀子 10g，柴胡 10g，白芍 10g，赤芍 10g，生地黄 15g，甘草 3g，芦荟 5g，怀牛膝 10g，水牛角 10g^先煎，藕节 10g，白茅根 15g，茯神 15g，柏子仁 10g，玄参 15g，麦冬 15g，天冬 15g。10 剂。

2011 年 11 月 28 日四诊：

脉细弦，舌淡红中心裂沟，苔薄黄，示肝阴血亏虚，如此则肝用易亢，一则刑金，损伤肺外窍之络脉，一则母病及子，而致心忡，少寐。前方从肝论治，鼻衄未作，余症亦减，原法出入。上方加炒枣仁 20g，10 剂。

2011 年 12 月 16 日五诊：

左鼻腔似有出血，然未流出。伴面红、口唇干、少寐，舌淡红有裂纹，苔薄黄少津，脉弦细。再拟清肝凉血安神。牡丹皮 10g，栀子 10g，柴胡 10g，当归 10g，生地黄 15g，白芍 10g，赤芍 10g，夏枯草 15g，天冬 15g，麦冬 15g，石斛 15g，怀牛膝 10g，水牛角 10g^先煎，玄参 15g，甘草 3g，白茅根 20g，首乌藤 30g。10 剂。药后 3 个月未见鼻衄等症发生。

按语：

《素问·五运行大论》曰"气有余，则制已所胜，而侮所不胜"。肝木既可克脾土，亦可逆乘肺金。鼻为肺窍，肝火过旺，木火刑金，灼伤肺窍鼻之血络而为鼻衄。凡血证，止血为第一要务，凉血止血、收敛止血、活血止血为常法。本案以犀角地黄汤合丹栀逍遥散加减清肝凉血止血。清肝无不栀子、牡丹皮、青黛、夏枯草、芦荟、黄芩等属；玄参、麦冬、天冬、石斛加强清热养阴；牛膝引血下行；白茅根、藕节止血要药。

紫斑（血小板减少性紫癜）

陈某某，女，29 岁。

2012 年 5 月 14 日初诊：

特发性血小板减少性紫癜患者。症见:间断性出现全身散在紫癜,月经量多,无齿衄及鼻衄,头痛,腰痛,夜寐梦扰不谧。纳食一般,口微干不苦,易疲劳,二便调。舌淡红,苔薄黄,脉细弦。中医诊断:血证、虚劳,或名"紫斑"。紫癜之名出自《本草纲目·痂》。心脾两虚,肝木失疏,致使心不主血,脾不统血,肝不藏血,寒热虚实错杂。拟心、脾、肝综合治理。白参10g煎兑,黄芪20g,当归10g,生地黄15g,熟地黄15g,白芍10g,赤芍10g,牡丹皮10g,炒栀子10g,柴胡10g,茯神15g,天冬15g,麦冬15g,炙甘草3g,炒枣仁15g,柏子仁10g,地骨皮10g,阿胶10g烊化兑。14剂。

2012年6月14日二诊:

特发性血小板减少性紫癜。刻下以少许紫斑,月经提前,量特多,色红,有血块,腹痛。无紫癜及鼻衄、齿衄。夜寐不谧,纳食馨,口干不苦,二便调。舌淡黯红,苔薄黄,脉细弦。血证,紫癜。肝经郁热,肝不藏血,脾不统血,拟肝脾并治,清热凉血兼施。黄芪20g,牡丹皮10g,栀子10g,柴胡10g,黄芩10g,阿胶10g烊化兑,生地黄15g,熟地黄15g,白芍10g,赤芍10g,天冬15g,麦冬15g,地骨皮10g,当归10g,炙甘草3g,青蒿10g,水牛角10g先煎。14剂。

2012年7月2日三诊:

病症如前,仍然月经提前,量多有块,伴头晕、心悸、气短,神疲,纳食一般,口微干,舌淡红,苔薄黄,脉细弦。原法出入。黄芪30g,当归10g,白芍10g,生地黄15g,熟地黄15g,阿胶10g烊化兑,桂圆肉10g,茯神15g,炒枣仁20g,牡丹皮10g,炒栀子10g,白术10g,丹参10g,柴胡10g,水牛角10g先煎,赤芍10g。14剂。

2012年7月17日四诊:

前症有改善,月经将期。今日血常规:血小板 74×10^9/L;血红蛋白73g/L;红细胞 4.65×10^{12}/L。舌淡红,苔薄黄,脉细弦。原法出入。白参10g煎兑,黄芪30g,当归10g,赤芍10g,白芍10g,熟地黄15g,生地黄15g,牡丹皮10g,炒栀子10g,柴胡10g,阿胶10g烊化,水牛角10g先煎,桂圆肉10g,红枣4枚,炒枣仁20g,茯神15g,炒蒲黄10g。14剂。

2012年8月1日五诊:

此次月经约1周而净,其经量及血块减少,仍神疲,少寐,大便软溏、日解3~4次。舌淡红,苔薄黄,脉细弦。复查血常规:血红蛋白79g/L,红细胞 4.85×10^{12}/L,血小板 60×10^9/L。原法出入。白参10g煎兑,黄芪30g,白术10g,茯神15g,炒枣仁20g,阿胶10g烊化兑,当归10g,白芍10g,牡丹皮10g,柴胡10g,熟地黄15g,炒栀子10g,炙甘草3g,桂圆肉10g,水牛角10g先煎,红枣4枚,山药30g。14剂。

2012年8月16日六诊:

此次月经应期而至,量多色红块少,腹不痛。已2~3个周期未经住院治疗。

夜寐不谧。舌淡红,苔薄黄,脉细弦。上方加柏子仁 10g,首乌藤 30g。14 剂。

2012 年 8 月 28 日七诊:

近日夜寐不谧难以入睡较著,舌淡红,苔薄黄,脉细弦。今日血常规:血小板 $56×10^9$/L,血红蛋白 88g/L,红细胞 $5.20×10^{12}$/L。上方加安神之品。白参 10g^{煎兑},黄芪 20g,天冬 15g,麦冬 15g,当归 10g,生地黄 15g,熟地黄 15g,白芍 10g,牡丹皮 10g,炒栀子 10g,阿胶 10g^{烊化兑},茯神 15g,炒枣仁 20g,首乌藤 30g,龙齿 15g^{先煎},煅牡蛎 20g,水牛角 10g^{先煎},黄柏 10g。14 剂。

2012 年 9 月 21 日八诊:

特发性血小板减少性紫癜。月经超前。量多块多,行经期长,常须住院治疗止血。经治,现月经应期而至,第二日经量较多,块少,仍须 5~6 日始净,然无须住院治疗。今日血常规:血红蛋白 95g/L,红细胞 $5.58×10^{12}$/L,血小板 $70×10^9$/L,较前提升。舌淡红,苔少,脉细弦。此病常属中医肝不藏血,脾失统摄之病机,前者多因肝经郁热,血热妄行;后者又以气虚血失所摄,虚实兼杂之侯。不可执一而治,获效之理,恐亦缘由于此。上方加合欢皮 20g。14 剂。

按语:

血证多因气不摄血或火热迫血妄行致血液不循常道,正如明·张景岳《景岳全书·杂证谟·血证》中所言:"而血动之由,惟火惟气耳。"本案以紫癜,月经提前、量多、行经期长,伴虚劳为苦。认为其病机主要在于肝经郁热,血热妄行,肝不藏血,脾不统血,心不主血。肝、心、脾三脏综合治理,参芪四物汤、丹栀逍遥散、犀角地黄汤之属为宜。

尿血(紫癜性肾炎)

曾某某,男,30 岁。

2010 年 5 月 27 日初诊:

病紫癜性肾炎半年,现腰酸痛,小便色黄乃至褐黄,神疲易倦,纳食尚馨,形体畏冷,夜寐早醒,大便成形,病后无浮肿,病初伴见紫癜,舌淡红,苔薄黄,脉细。尿常规:尿蛋白(++),潜血(++),镜检红细胞 12 个/HP。尿沉渣:红细胞 39 000/ml,变异 68%,均形 32%,蛋白+2,白细胞(一)。病属尿血并紫癜又名肾风。肾精气亏虚,封藏失职,营阴下渗,热郁内蕴,损伤血络。拟补肾固精,清热凉营,疏风泄毒。黄芪 30g,生地黄 15g,山萸肉 10g,山药 20g,牡丹皮 10g,茯苓 10g,赤芍 10g,白芍 10g,女贞子 10g,墨旱莲 10g,蝉蜕 10g,花蕊石 15g,枸杞子 10g,沙苑子 10g,白茅根 20g,藕节 10g,水牛角 10g^{先煎},莲子须 10g,芡实 15g,半枝莲 20g。14 剂。

2010 年 6 月 10 日二诊:

前述症状有减缓,守原法,原方 14 剂。

2010年6月24日三诊:

腰酸、神疲改善,夜寐好转,尿黄,舌淡红,苔薄黄,脉细。昨日尿R:潜血(+),蛋白(+-),红细胞1~6个/HP。再拟补肾益精,清热凉血。黄芪20g,生地黄15g,山萸肉10g,山药20g,牡丹皮10g,赤芍10g,白芍10g,女贞子10g,墨旱莲10g,白茅根20g,小蓟15g,仙鹤草10g,藕节10g,水牛角10g先煎。14剂。此后守方28剂,病情较稳定。

2010年8月6日四诊:

偶作腰酸痛,易疲劳,舌淡红,苔薄黄,脉细弦。昨日尿常规:蛋白(-),隐血(+),红细胞2~3个/HP。肾风为病,风毒内潜营血,浸淫肾脏,耗其精气,损伤肾络,令肾封藏失职,营阴暗耗而成。目前风毒近除,肾精气未复,原法出入巩固。黄芪30g,生地黄15g,山萸肉10g,山药20g,茯苓10g,白术10g,牡丹皮10g,莲子须10g,蝉蜕10g,赤芍10g,白芍10g,女贞子10g,墨旱莲10g,白茅根20g,金樱子15g,芡实15g,小蓟15g,水牛角10g先煎,半枝莲20g。14剂。

2010年9月6日五诊:

药后相安。近日上感,咽痒不痛、鼻塞、咳嗽吐绿痰、口干,服抗生素后四肢现皮疹、瘙痒。舌淡红,苔薄黄,脉浮。先治上感及过敏性皮疹,后进原方。银花20g,蝉蜕10g,牛蒡子10g,黄芩10g,桑叶10g,白蒺藜10g,甘草10g,浙贝10g,瓜蒌皮10g,前胡10g,天竺黄10g,鱼腥草15g,杏仁10g,白前10g,炒葶苈子10g。4剂。继用8月6日方10剂。

2010年10月8日六诊:

感冒已愈。刻下症见腰酸痛,头微晕,纳食馨,夜寐梦扰,二便调,无紫癜。昨日尿常规:蛋白(+-),镜检(-)。治宜疏风泄毒,清营凉血,补肾益精。然久病多肝郁,是以疏泄肝木必不可少。黄芪20g,蝉蜕10g,重楼10g,白蒺藜15g,生地黄15g,山萸肉10g,山药20g,牡丹皮10g,茯苓10g,泽泻5g,赤芍10g,白芍10g,女贞子10g,墨旱莲10g,枸杞子10g,沙苑子10g,芡实20g,莲子须10g,白茅根20g,小蓟15g,藕节10g,柴胡10g。14剂。

2011年1月21日七诊:

腰微酸痛,头不晕,精神佳,夜寐梦扰,纳食馨,口干,大便软溏,日解一次为主,舌淡红,苔薄黄,脉细弦。尿常规:蛋白(-),隐血(+-),镜检(-)。黄芪20g,生地黄15g,山萸肉10g,山药20g,牡丹皮10g,茯苓10g,泽泻10g,赤芍10g,白芍10g,女贞子10g,墨旱莲10g,枸杞子10g,沙苑子10g,白茅根20g,小蓟15g,炒栀子10g,藕节10g,水牛角10g先煎,半枝莲15g。14剂。其后3月复查4次尿常规均正常,1次尿沉渣未见异常。

尿血（双肾多囊肿并出血）

储某，男，29岁。

2012年2月9日初诊：

双肾多发性囊肿患者。前日曾见尿血，尿常规检查：尿蛋白（＋），红细胞（＋＋＋＋）。舌淡红，苔薄黄，脉弱。中医诊断：肾囊肿、尿血。肾精气亏虚，封藏失职，营精暗泄。阴虚内热由生，损伤肾络，故血下渗。治宜补肾益精，清热凉血，固涩营精。黄芪20g，生地黄15g，山萸肉10g，山药20g，牡丹皮10g，赤芍10g，白芍10g，水牛角10g^{先煎}，女贞子10g，墨旱莲10g，枸杞子15g，芡实20g，沙苑子15g，藕节10g，葛根20g，莲子须10g。14剂

2012年3月12日二诊：

药后肉眼尿血未现。左肾微痛，余无不适。舌淡红，苔薄黄，脉弱。尿常规：隐血（＋）。原法出入。上方去芡实，加小蓟15g。14剂。

2012年4月16日三诊：

服药期间眼见尿血2～3次，其他症状均不明显。舌淡红，苔薄黄，脉细弦。尿常规：隐血（＋＋＋），镜检：白细胞0～2个/HP、红细胞0～3个/HP、蛋白（一）。原法调整，加减续进。黄芪20g，生地黄15g，山药20g，山萸肉10g，茯苓10g，牡丹皮10g，泽泻10g，莲子须15g，芡实20g，沙苑子15g，水牛角10g^{先煎}，女贞子10g，墨旱莲10g，小蓟15g，葛根20g，藕节10g，枸杞子10g，黄柏10g。14剂。

2012年5月24日四诊：

目前无明显主观不适。舌淡红，苔薄黄，脉细弦。昨日尿常规：蛋白（一）、隐血（＋）。较前有改善。故再拟补肾益精，清热凉血，以宁肾络，防其伐伤血溢。上方加花蕊石10g。30剂。

2012年7月2日五诊：

药后相安，无明显不适，尿常规正常，肾功能正常。舌淡红，苔薄黄，脉弱。再拟补肾益精，清热凉血以巩固。黄芪20g，生地黄15g，山药20g，山萸肉10g，茯苓10g，牡丹皮10g，泽泻10g，莲子须15g，蝉蜕10g，水牛角10g^{先煎}，女贞子10g，墨旱莲10g，黄柏10g，花蕊石10g，沙苑子15g，枸杞子15g，芡实15g，藕节10g。30剂。

2012年8月6日六诊：

双侧多囊肾并出血者。5投补肾益精，清热凉血，固涩营精之剂。目前复查常规尿：蛋白（一）镜检：红细胞（一）无明显不适。舌淡红，苔薄黄，脉细弦。原法有效，拟巩固之。上方10剂。隔日1剂。

1个月后尿常规及尿沉渣检查均正常。

按语：

前案尿血并紫癜（肾风），因风毒内潜营血，浸淫肾脏，损伤肾络，耗其精气，令肾封藏失职，营精外泄而成。其治之法抓住三要点：一是补肾益精，一是祛风泄毒，一是凉营清热。六味地黄丸合二至丸合犀角地黄汤加减。黄芪补气固涩，且能托邪毒外出。封藏失职，营精下泄出现蛋白尿、血尿，固涩之品如金樱子、芡实、莲须常用；止血以白茅根、小蓟、藕节、仙鹤草、花蕊石之属。病与感冒、咽喉不适有关，风毒显著者，加半枝莲、蝉蜕、重楼等。后案肾囊肿多与禀赋有关，属肾虚，不能封藏，营精下泄，虚热灼络。因风毒不著，而不用祛风泄毒，余治相差无几。

尿血（IgA 肾病）

刘某某，女，34 岁。

2008 年 3 月 24 日初诊：

体检发现镜下血尿 5 月，2 月前确诊为 IgA 肾病。今日尿沉渣：红细胞 30 000/ml，变异 75％，均型 25％，蛋白（－），白细胞（0～3 个/HP）。现腰微痛，无头晕，心烦易躁，少寐，纳食有时不馨，舌淡红，苔薄白，脉沉细。此病尿血，由肾阴精气亏虚、虚火灼络、心肾不交所致。生地黄 15g，山药 20g，牡丹皮 10g，山萸肉 10g，茯苓 10g，泽泻 5g，白芍 10g，赤芍 10g，女贞子 10g，枸杞子 15g，沙苑子 10g，白茅根 20g，小蓟 15g，藕节 10g，水牛角 10g^{先煎}，首乌藤 20g，黄柏 10g，炒栀子 10g。20 剂。

2008 年 4 月 14 日二诊：

时现腰痛，心忡，少寐，心烦易躁，纳食欠佳，微欲呕。舌淡红，苔薄黄，脉弦细。尿沉渣：红细胞＜800/ml，蛋白（－），白细胞（－）。生地黄 15g，山萸肉 10g，山药 20g，牡丹皮 10g，茯苓 10g，黄芪 20g，白术 10g，法半夏 10g，陈皮 10g，谷芽 10g，麦芽 10g，鸡内金 10g，白茅根 15g，女贞子 10g，墨旱莲 10g，小蓟 15g，枸杞子 15g，白芍 10g，赤芍 10g。20 剂。

2008 年 5 月 28 日三诊：

偶作心烦，纳食少，余无不适，舌淡红，苔薄黄，脉弦细。连续 3 次检测尿沉渣及尿常规正常。上方去小蓟加柴胡 10g，郁金 10g。10 剂。

按语：

该案肾阴亏虚、虚热灼络、心肾不交，中州失健，与前两案尿血同用补肾益精、凉营清热，六味地黄丸合二至丸合犀角地黄汤加减，因本案肝木不疏，中州失健，故注重健脾疏肝，加强运化，药用白术、法半夏、陈皮、谷芽、麦芽、鸡内金、柴胡、郁金等。

3. 消渴

消渴（2 型糖尿病、糖尿病肾病）

李某某,男,70 岁。

2007 年 6 月 1 日初诊:

2 型糖尿病,糖尿病肾病患者,目前口干,神疲,纳馨,夜尿两次,头不晕,无胸闷痛及心忡,两足浮肿,舌淡红,苔薄黄,脉弦细,BP 128/85mmHg。空腹血糖为 14.4mmol/L。诊断:消渴(2 型糖尿病,服格列齐特缓释片每日 60mg)。黄芪 20g,百合 20g,生地黄 15g,山萸肉 10g,茯苓 15g,泽泻 10g,牡丹皮 10g,玉米须 15g,猪苓 10g,冬瓜皮 15g,天花粉 15g,山药 20g,白参 10g^{煎兑},麦冬 10g,车前子 10g。10 剂。

2007 年 6 月 11 日二诊:

药后双足浮肿消退,神疲改善,舌淡红,苔薄黄,脉弦细。消渴,肝肾亏虚,肝阳偏亢,燥热尤炽,水湿已获淡渗之势,原法宜加强清热润燥。上方去车前子、猪苓,加川黄连 4g,炒栀子 10g,10 剂。

2007 年 6 月 21 日三诊:

足肿退而未起,神疲续见改善,无头晕及胸闷痛,舌微干,余无明显不适,舌淡红,苔薄黄,脉弦细。今日查空腹血糖为 11.2mmol/L,尿常规:蛋白(＋＋＋)。目前血糖偏高,尿蛋白甚多,前者示燥热尤炽,治宜清肝泻心,后者乃肾虚,营精外渗,应加强益肾固涩。黄芪 20g,百合 20g,川黄连 4g,生地黄 15g,山药 20g,黄芩 10g,牡丹皮 10g,茯苓 15g,炒栀子 10g,泽泻 10g,沙苑子 10g,天花粉 20g,金樱子 15g,芡实 10g,玉米须 20g,莲子须 10g,蝉蜕 10g,山萸肉 10g,14 剂。

2007 年 7 月 5 日四诊:

舌淡红,苔薄黄,脉弦细。诸症已不明显。空腹血糖为 8.4mmol/L,尿常规:蛋白(＋)。原法有效,上方加减续进。黄芪 20g,百合 20g,川黄连 4g,生地黄 15g,山药 20g,黄芩 10g,牡丹皮 10g,茯苓 15g,炒栀子 10g,金樱子 15g,芡实 10g,玉米须 20g,蝉蜕 10g,莲子须 10g,麦冬 10g,五味子 5g。14 剂

按语:

历代医家大多认为肺燥、胃热、肾虚是消渴的主要病机,滋阴润燥为其治疗原则,代表方有白虎加人参汤、消渴方、玉女煎、六味地黄丸、金匮肾气丸等,王师认为木火刑金,移热于胃,暗耗肾精所致。心肝火旺多为发病之本,肺胃燥热常属病证之标,肾虚为疾病转化演变的结果。立清肝泻心,佐以滋阴润燥法组成清肝泻心汤。方由黄连、黄芩、炒栀子、柴胡、生地、知母、百合、天花粉组成。关于糖尿病肾病呈现浮肿、蛋白尿,王师总以为肾虚水湿内停、封藏失

职,营精下泄,习用淡渗之品如猪苓、冬瓜皮、车前子、玉米须;固涩之药如金樱子、芡实、五味、莲须等。

消渴,风眩(2型糖尿病,高血压病)

刘某某,男,71岁。

2007年4月9日初诊:

2型糖尿病并高血压病,现症头晕,无耳鸣,腰痛,胸闷痛,口渴,易饥,尿多,夜寐尚谧,双下肢浮肿,舌淡黯红,苔薄黄,脉弦细,BP 190/125mmHg。空腹血糖为8.4mmol/L。诊断:2型糖尿病,高血压病。消渴、风眩、胸痹,目前以肝肾亏虚,肝阳上亢,肝心失调为主,先行益肾平肝,清热润燥,宁心通络。天麻10g^{蒸兑},钩藤15g,白蒺藜10g,生地黄15g,山药15g,牡丹皮10g,泽泻10g,茯苓10g,石决明20g^{先煎},生牡蛎30g^{先煎},地龙10g,天花粉15g,九香虫3g,柏子仁10g。14剂。(配合西药左旋苯磺酸氨氯地平2.5mg/d,厄贝沙坦150mg/d,格列齐特30mg,bid)

2007年4月23日二诊:

血压明显降低,示肝阳已获平潜,其头晕减轻,肝气通则心气和,故胸闷痛亦除,双下肢仍浮肿,舌淡黯红,苔薄微黄,脉弦细,BP 150/85mmHg。空腹血糖为7.4mmol/L(西药同前)。消渴、风眩、胸痹,此三者病虽不同,然其共同病机都可统一于肝肾亏虚,所异者:一为燥热内生,一为肝阳上亢,一为心络瘀阻。天麻10g^{蒸兑},钩藤15g,白蒺藜10g,生地黄15g,山药15g,丹参20g,泽泻10g,茯苓10g,怀牛膝15g,石决明20g^{先煎},天花粉15g,柴胡10g,川黄连4g,法半夏10g,栝楼皮15g。14剂。

2007年5月14日三诊:

头晕,胸闷痛已除,双下肢乏力,微肿,有时夜寐不谧,口渴,舌淡黯,苔薄黄,脉弦细,测血压140/85mmHg。空腹血糖6.3mmol/L。气阴亏虚昭著,原法加益气养阴之品。上方去石决明,泽泻,加黄芪20g,石斛15g。14剂。

按语:

王教授治疗消渴习以清肝泻心,滋阴润燥立法,用经验方清肝泻心汤。然此法此方最适合"三多一少"症状昭显,心肝火旺、燥热津伤,血糖超标较甚者,着重清肝泄心。若"三消"症状不著者,则撤减黄连、黄芩、栀子,而用补肾以治其本,善用六味地黄丸加味。本案合并风眩、胸痹,益肾平肝,清热润燥,宁心通络一并治之,天麻、钩藤、白蒺藜、牛膝、生牡蛎常用作平肝潜阳降血压。小陷胸汤黄连、法半夏、瓜蒌及九香虫为胸痹而设,综合治理,疗效满意。

消渴(2型糖尿病)

杨某,男,58岁。

2007 年 7 月 13 日初诊：

2 型糖尿病，素体肥胖，喜食肥甘厚味，近 4 年来多饮、多食、多尿、体重减少明显，长期服用磺脲类，双胍类等降糖药，疗效不稳定。刻下症见：尿多，烦渴欲饮，头晕乏力，夜寐梦扰，五心烦热，腰膝酸软，舌质黯红，苔薄黄而干，脉细。空腹血糖 8.5mmol/L。证属阴亏火旺、津液耗损之消渴病。治宜滋阴降火，佐以生津止渴。方选知柏地黄汤加减。茯苓 10g，生地黄 15g，山茱萸10g，泽泻 10g，牡丹皮 10g，知母 10g，黄柏 10g，麦冬 10g，天花粉 15g，山药20g，炒枣仁 15，合欢皮 15，丹参 10g。10 剂。

2007 年 7 月 24 日二诊：

尿频量多、口渴多饮已明显缓减，夜寐亦较前改善。舌质黯红，苔薄黄，脉细。原方加地骨皮 10g、浮小麦 15g 以退虚热。茯苓 10g，生地黄 15g，山茱萸10g，泽泻 10g，牡丹皮 10g，知母 10g，麦冬 10g，天花粉 15g，山药 20g，黄柏10g，炒枣仁 15，合欢皮 15，丹参 10g，地骨皮 10g，浮小麦 15g。14 剂。

2007 年 8 月 8 日三诊：

复查空腹血糖 5.5mmol/L。病情续有好转，精神转佳，五心烦热，腰膝酸软已除，小便次数减少。舌质红，苔薄黄，脉细。原方巩固。10 剂。

按语：

阴亏火旺，津液耗损为消渴之基本病机。《临证指南医案》谓"三消证，虽有上、中、下之分，其实不越阴亏阳亢、津涸热淫而已"。《石室秘录》又曰"消渴之症虽分上、中、下，而肾虚以致渴，则无不同也。故治消之法，以治肾为主，不必问其上、中、下之消也"。故治疗时根据患者之症候，方选知柏地黄汤滋阴益肾以降火，佐以天花粉、麦冬润肺生津止渴；枣仁、合欢皮、浮小麦、地骨皮等安神除烦，退虚热；丹参活血通脉。收效甚好。

4. 燥证（干燥综合征 2 案）

案 1：周某，女，64 岁。

2005 年 7 月 14 日初诊：

干燥综合征患者，现口干、目干、鼻干、皮肤干、大便干结等，伴关节疼痛，头晕，舌黯红苔薄黄少津，脉细弦，斯疾属中医燥证，燥者秋所主，总属肺金阴损而燥生，然肺须肾水以濡之，故治肺不治肾非治本之举，又脉弦，口苦，示肝木偏亢，故不清泄肝木，肺金难得宁日。西洋参 6g^{煎兑}，寒水石 15g，麦冬 15g，百合 30g，柴胡 8g，炒山栀 10g，生地黄 15g，络石藤 15g，知母 15g，鸡血藤 15g，山萸肉 10g，怀牛膝 10g，天花粉 20g，白芍 15g，桑叶 15g，玄参 15g。10 剂。

2005 年 9 月 13 日二诊：

前案已言及干燥综合征，属中医燥证之列，恙由金水两亏，燥热内生而成，再言两膝及双膝指关节疼痛之因，肾主骨，作强之官；肝主疏泄，主筋膜，司通道,肺为相傅之官,司治节,朝百脉,故此三者功能虚弱,势必导致骨、血脉、筋膜气血运行不畅而成瘀阻之候,上方酌加通络之品,过剂防伤胃膜。西洋参6g^{煎兑},百合30g,寒水石15g,柴胡10g,威灵仙10g,鸡血藤15g,天花粉20g,桑螵蛸15g,麦冬10g,全瓜蒌15g,怀牛膝10g,炒栀子10g,白芍15g,姜黄10g,甘草3g,覆盆子15g,沙苑子10g。20剂。

2005年10月10日三诊:

干燥症及关节疼痛明显改善,右侧颜面疼痛。舌淡红,苔薄黄,脉弦细,再步原法进退,久痛入络,酌加通络之品。上方加地龙10g,露蜂房10g,15剂。药后病去十之七八。

案2:潘某某,男43岁。

2012年8月14日初诊:

唇干、唇部发热,口干,鼻干,目干涩,反复口疮舌烂,纳食馨,夜寐谧,大便成形,日解1~2次。舌淡红,苔薄黄,脉弦细。有"干燥症"史,曾诊断为干燥综合征。今测抗ENA抗体(一)。按燥证论治,五脏阴精不足,以肾为最,肾主水,司五液。拟益肾生津、润燥清热。北沙参15g,百合20g,知母10g,生地黄15g,山药20g,山萸肉10g,茯苓15g,牡丹皮10g,天冬15g,麦冬15g,天花粉20g,川黄连5g,莲子心5g,乌梅15g,甘草5g,寒水石15g。14剂。

2012年9月14日二诊:

前方益肾生津、清热润燥,药后阴精回复,燥热渐消,故唇部发热、口干、口舌生疮已不著,仍有唇干,鼻目微干。舌淡红,苔薄黄,脉细弦。足证"肾主五液"之说无讹。原法有效,上方加减续进,增强升津作用。葛根15g,北沙参15g,百合20g,知母10g,生地黄15g,山药20g,山萸肉10g,茯苓15g,牡丹皮10g,天冬15g,麦冬15g,天花粉20g,川黄连5g,莲子心5g,乌梅15g,甘草5g。14剂。

药后月余回访病人已无明显不适。

按语:

"燥胜则干",故燥证见口干、目干、鼻干、皮肤干、大便干结等。由体内阴津不足,脏腑失于滋润。燥气内应于肺,津之生在胃,水之本在肾,金水相生,肝肾同源。"燥者濡之",因此燥证之疾,悉从肺、胃、肝、肾并治,滋补与润清兼顾。前案并有关节疼痛,为津亏气血瘀阻之象,增进了通经活络之品。后案合口舌生疮,心肾不交之征,清心莲子饮并用。均收效满意。

5. 汗证(自主神经功能紊乱2案)

案1:洪某某,女,45岁。

2008年7月1日初诊:

动则汗出蒸蒸两三年,形体丰腴,畏热,肌肤发赤,手足心热,夜寐亦汗出湿衣,纳食正常,二便可。舌淡红,苔薄黄,脉弦细。西医拟诊自主神经功能紊乱。脾土气虚,营中蕴热,阴精亏虚,虚热迫液外泄,复加肝失疏泄,腠理开合失司,拟固卫益气养阴,疏肝。柴胡10g,黄芩10g,黄芪30g,川黄连5g,当归10g,黄柏10g,生地黄15g,熟地黄15g,白芍15g,水牛角10g^{先煎},牡丹皮10g,炙甘草3g,浮小麦30g,麻黄根10g,煅牡蛎30g,五倍子10g。7剂。

2008年7月7日二诊:

汗出、手足心热明显有改善,舌淡红,苔薄黄,脉弦细。拟上方加乌梅10g,桑叶20g。14剂。

2008年7月22日三诊:

手足心热已不著,畏热好转,活动后汗出相对较多,寝汗已除,口不渴,舌红,少苔,脉弱,原法出入。黄芪30g,防风5g,白术10g,桂枝10g,当归10g,白芍10g,生地黄15g,熟地黄15g,川黄连4g,柴胡10g,枳壳10g,浮小麦30g,五倍子5g,乌梅15g,煅牡蛎30g,麻黄根10g,炙甘草5g。10剂。服药30余剂,发热畏热汗出之痼疾解除。

按语:

汗出异常数年属汗证,既自汗也盗汗。《素问·阴阳别论》载"阳加于阴谓之汗",《素问·评热论》说"汗者,精气也"。阴阳失调,营卫不和为汗证之病机。本例当属气虚、卫阳不固与阴虚、营阴外泄共存,更有肝失疏泄,枢机不利,司腠理开合功能失常的参与。方中用有玉屏风散益气固表,当归六黄汤养阴泄热,柴胡、枳壳疏肝以利枢机。王教授强调:汗证治疗固涩止汗必不可少,用浮小麦、麻黄根、煅牡蛎、五倍子、乌梅等。桑叶性味辛甘苦寒,归肺、肝二经,发散为主用,亦止盗汗。《丹溪心法》桑叶"焙干为末,空心米饮调服,止盗汗";《本草经疏》:"桑叶,甘所以益血,寒所以凉血,甘寒相合,故下气而益阴,是以能主阴虚寒热及内热出汗。"

案2:贺某,男,20岁。

2010年2月24日初诊:

鼻息肉、鼻窦炎手术后2个月余,鼻塞流涕有改善,然入夜盗汗较著,衣被虽未见湿润,然床铺潮湿,口干不苦,纳食、二便可。舌淡红,苔薄,脉弦细。盗汗为主,气阴不足,郁热内蕴,乘人入睡营卫内收,肌表空虚,固摄力弱之际蒸发暗浊,故治宜益气清热养阴,固表敛摄营津,当归六黄汤加味。黄芪30g,当归5g,生地黄15g,熟地黄15g,川黄连5g,黄芩10g,黄柏10g,浮小麦30g,煅牡蛎20g,白参10g^{煎兑},麦冬15g,五味子5g,乌梅10g,白芍10g,炙甘草5g,糯稻根20g。10剂。

2010年3月8日二诊:

盗汗减少,鼻塞改善,口干好转,夜寐仍不谧,舌淡红,苔薄,脉细弱。原法有效,加强安神。白参 10g^{煎兑},麦冬 15g,五味子 5g,当归 10g,黄芪 30g,生地黄 15g,熟地黄 15g,黄连 5g,黄芩 10g,黄柏 6g,白芍 10g,茯神 15g,浮小麦 30g,龙骨 10g^{先煎},煅牡蛎 30g,炒枣仁 20g。10 剂。

2010 年 3 月 18 日三诊:

盗汗若失,夜寐安谧,身形如常,舌淡红,苔薄,脉细。上方 5 剂巩固。

按语:

寐中汗出为盗汗,前人有自汗属阳虚,盗汗属阴虚之说。虽不能概括全部,但亦可作为自汗、盗汗病机的一般规律。本案病发术后,耗损阴血;口干、夜寐不谧、脉细,阴虚之象,当归六黄汤为主。方中当归、生地、熟地滋阴养血;黄芩、黄连清心肺之火,黄柏泻火坚阴;黄芪益气固表。合生脉散益气养阴。乌梅、白芍、浮小麦、煅牡蛎、收敛固涩止汗。龙骨、牡蛎敛汗配炒枣仁、茯神更能安心神。诸药相合,效如桴鼓。

6. 内伤发热(自主神经功能失调)

商某某,女,39 岁。

2005 年 7 月 24 日初诊:

病已 3、4 月,低热,手足心热,口干,咽喉食管部位时有梗阻感,随情绪变化症状加重,偶有心忡感,神疲乏力,纳差,夜寐梦扰易醒,大便偏干,舌淡红,苔黄腻,脉细。测体温正常,各项检测未见异常。疾病内伤发热,肝胆气郁,痰热内扰(西医诊断:自主神经功能失调)。拟柴芩温胆汤加减。银柴胡 10g,黄芩 10g,枳实 10g,竹茹 10g,法半夏 10g,陈皮 10g,茯神 10g,炙远志 6g,百合 15g,栝楼皮 10g,厚朴 10g,郁金 10g,苏叶 5g,甘草 5g。10 剂。

2005 年 8 月 4 日二诊:

药后低热已退,手足心热、胸闷气短、纳差等改善,仍有咽喉食管部位梗阻,大便偏干等,舌淡红,苔薄黄,脉弦细,原法化裁。银柴胡 10g,黄芩 10g,全栝楼 15g,枳实 10g,竹茹 10g,法半夏 10g,陈皮 10g,郁金 10g,牡丹皮 10g,炒枣仁 15g,甘草 3g,茯神 10g,白芍 10g,木蝴蝶 8g。14 剂。

2005 年 8 月 28 日三诊:

前列诸症续有改善,现以咽喉食管发干、神疲、夜寐欠谧、大便偏干为苦,舌微红、有裂纹,苔薄黄,脉细。参照百合病,心肺气阴不足,肝胆疏泄通降失司治之。百合 20g,生地黄 15g,知母 10g,石斛 15g,柴胡 8g,黄芩 10g,茯神 10g,全栝楼 15g,木蝴蝶 8g,炒枣仁 20g,合欢皮 15g,枳实 10g,竹茹 10g,甘草 3g。14 剂。半月后如常人。

按语:

病以低热、手足心热为主,时数月,故诊为内伤发热;又伴咽喉食管部位时有梗阻感,似梅核气,诸症随情绪改变,证属气郁发热,肝胆气郁,痰热内扰。

柴芩温胆汤(因自觉低热,将柴胡易银柴胡)、百合地黄汤、百合知母汤加减。木蝴蝶入肺、肝经,润肺、疏肝、和胃、生肌。主治咳嗽、喉痹、喑哑、肝胃气痛,疮口不敛。此处为疏肝、润肺,解咽喉食管梗阻、干涩而设。

7. 虚劳

虚劳(疲劳综合征2案)

案1:彭某,男,44岁。

2005年6月13日初诊:

神疲肢软乏力,头晕目眩,腰痛,健忘,夜寐不谧,口不渴,纳食如常,尿稍频,无尿急、尿痛及余沥不尽,舌淡黯,苔薄白,脉沉细。BP 110/70mmHg。疲劳综合征属虚劳。柴胡10g,黄芪30g,当归10g,白芍15g,白术10g,茯苓10g,熟地黄15g,山萸肉10g,菟丝子15g,覆盆子10g,淫羊藿10g,鹿角胶10g[烊化兑],枸杞子15g,天麻10g[蒸兑],炙远志6g。14剂。

2005年6月27日二诊:

脉沉弱,舌淡黯,苔薄白,属一派肝肾亏损之候,虚则补之,酌加疏肝以畅达气机。熟地黄15g,山萸肉10g,山药15g,淫羊藿10g,黄芪30g,巴戟天15g,仙茅10g,菟丝子10g,沙苑子10g,覆盆子10g,枸杞子15g,白参10g[煎兑],肉苁蓉10g,鹿角胶10g[烊化兑],白术10g,柴胡10g,郁金10g。14剂。

2005年7月25日三诊:

头晕,健忘,腰痛,少寐,神疲等改善,大便转成形,小溲色黄,异气,性事淡漠,舌淡黯,苔薄白,两脉沉弱似有好转,足厥阴肝经绕阴器,故诊治肾亏之证,补益肾气,阴阳既济,自不待言,而疏泄肝木尤为重要。白参10g[煎兑],黄芪20g,柴胡10g,白芍10g,熟地黄15g,山萸肉10g,山药15g,菟丝子15g,枸杞子15g,鹿角胶10g[烊化],巴戟天15g,淫羊藿10g,仙茅10g,肉苁蓉15g,郁金10g。14剂。

2005年8月16日四诊:

诸证只剩十之一二,舌淡黯,苔薄黄,脉细,原法续进。步前方加减以收功。白参10g[煎兑],黄芪20g,柴胡10g,白芍10g,熟地黄15g,山萸肉10g,山药15g,菟丝子15g,枸杞子15g,黄精10g,鹿角胶10g[烊化兑],巴戟天15g,淫羊藿10g,仙茅10g。14剂。

案2:周某某,男,39岁。

2012年6月1日初诊:

自觉形寒畏冷,易于感冒,动则汗出,双下肢酸软乏力,头晕耳如蝉鸣,记忆一般,夜寐不谧,晨间咽中痰堵,纳食尚可,口干,夜尿一次,大便偏溏,日解一次。舌淡红,苔薄黄,脉弱。(有肺结核病史已治愈)西医诊断:疲劳综合征;

中医诊断:虚劳,脾肾两虚,气阳不足,阴精亦虚。虚则补之,损者益之。拟健脾益肾,阴阳气兼调,佐以疏泄肝木,宁心安神。白参10g^{煎兑},黄芪20g,白术10g,当归10g,陈皮10g,升麻5g,柴胡10g,甘草5g,熟地黄15g,山萸肉10g,山药20g,茯神15g,炒酸枣仁20g,菟丝子15g,女贞子10g,枸杞子15g,龙骨10g^{先煎},煅牡蛎20g,浮小麦30g。10剂。

2012年6月15日二诊:

前方药后形寒畏冷、肢软乏力等症状改善,现汗多、口干明显,舌淡红,苔薄黄,脉弱。增加养阴敛汗,肺、脾、肾同治。白参10g^{煎兑},黄芪20g,麦冬15g,五味子5g,熟地黄15g,山萸肉10g,浮小麦30g,白术10g,女贞子10g,枸杞子10g,山药20g,茯神15g,炒酸枣仁20g,龙骨10g^{先煎},煅牡蛎30g,地骨皮10g。14剂。

2012年7月2日三诊:

神疲肢软,头晕耳鸣等症均续见改善。舌淡红,苔薄黄,脉缓弱。仍属脾肾肾虚,精气神不足。白参10g^{煎兑},黄芪20g,当归10g,白术10g,陈皮10g,升麻5g,柴胡10g,甘草5g,天麻10g^{蒸兑},熟地黄15g,山萸肉10g,浮小麦30g,茯神15g,炒酸枣仁20g,首乌藤30g,麦冬15g。14剂。

2012年7月17日四诊:

仍现形寒畏风,亦汗出,神疲肢软乏力,头晕耳鸣,较之前病剩十之二三。纳食尚馨,大便软,日解一次。舌淡红,苔薄黄,脉弱。原法出入。白参10g^{煎兑},黄芪30g,当归10g,白术10g,白芍15g,熟地黄15g,山萸肉10g,山药20g,煅牡蛎30g,龙骨10g^{先煎},浮小麦30g,柴胡10g,黄芩10g,炒酸枣仁20g,茯神15g。14剂。

2012年8月3日五诊:

前述诸症均续有改善。另增膝酸软。舌淡红,苔薄黄,脉弱。原法增强补肾壮骨之品。白参10g^{煎兑},黄芪30g,当归10g,白术10g,茯神15g,炒酸枣仁20g,合欢皮20g,首乌藤30g,锁阳10g,淫羊藿10g,山萸肉10g,熟地黄15g,山药20g,女贞子10g,枸杞子10g,菟丝子15g,桑寄生15g。14剂。

按语:

两案症见一派虚象,病属虚劳。五脏俱虚,脾肾为主。补中益气汤合左归饮加减。李中梓在《医宗必读·虚劳》中指出:"夫人之虚,不属于气,即属于血,五藏六府,莫能外焉。而独举脾肾者,水为万物之元,土为万物之母,二藏安和,一身皆治,百疾不生。"汪绮石治虚劳从肺、脾、肾三脏论之,他在《理虚元鉴·治虚有三本》中指出:"治虚有三本,肺、脾、肾是也。肺为五脏之天,脾为百骸之母,肾为性命之根,治肺、治肾、治脾,治虚之道毕矣。"王教授尊前贤之说,治虚劳,以补脾肾为纲,其经验方参芪左归汤也源于此论。

虚劳（自主神经功能失调）

罗某某,女,64岁。

2012年5月9日初诊:

多年来形寒畏冷,神疲乏力,气短,动则汗出,易于感冒,纳食不多,口干苦,夜寐梦扰,大便成形,舌淡黯红,苔薄黄,脉弱。虚劳(西医拟诊:自主神经功能失调),气阴亏虚,肝胆失疏,卫外不固,肌腠失密,营津易泄。拟益气阴,疏肝胆,清郁热,敛汗津,安心神。白参10g^{煎兑},黄芪20g,麦冬15g,五味子5g,柴胡10g,黄芩10g,枳实10g,白术10g,白芍10g,茯神15g,浮小麦30g,煅牡蛎20g,炙甘草5g,合欢皮20g,炒枣仁20g。10剂。

2012年5月20日二诊:

前述诸症均获改善,现以头晕痛若紧束感为主。舌淡红,苔薄黄,脉弱。原法加强祛风柔络之品,上方加天麻10g,白芷15g,去黄芩。10剂。

2012年8月16日三诊:

前方药后症状曾缓减,气阴素虚之体,最易招致外邪入侵。近日鼻塞,流脓涕,咽不痒痛,咳嗽,吐白黏痰,形寒畏风,汗出,口干饮水,纳食不多,二便调。舌淡红,苔薄黄,脉浮缓。目前感冒、咳嗽为主,气阴两虚,风热夹毒上受,肺失清肃。拟清热化痰以祛邪。白参10g^{煎兑},玉竹15g,桑叶10g,杏仁10g,忍冬藤20g,柴胡10g,黄芩10g,甘草3g,浙贝母10g,瓜蒌皮10g,前胡10g,炒葶苈子10g,鱼腥草15g,冬瓜仁15g,芦根20g。4剂。

2012年8月24日四诊:

前方药后风热夹毒将楚,肺卫近和,咳嗽吐痰已不著,仍以形寒畏风,汗出,头晕痛,颈胀痛,夜寐不谧,大便软溏,量少,咳嗽为主。舌淡红,苔薄黄,脉细弦。虚证,气阴素虚,肝胆失疏,痰热内扰,心神失宁。转方益气阴,疏肝胆,清痰热,安心神,和胃气,外感之余邪,另拟方药治之。白参10g^{煎兑},黄芪20g,麦冬15g,五味子5g,柴胡10g,黄芩10g,枳实10g,竹茹10g,天麻10g^{蒸兑},白芷15g,茯神15g,炙甘草5g,炒枣仁15g,栝楼皮10g,法半夏10g,陈皮10g。10剂。

2012年9月5日五诊:

咳嗽已微,痰少白黏,神疲短气乏力改善,依然形寒畏冷,汗出,纳食一般,大便近于成形,日解1～2次。舌淡红,苔薄黄,脉小弦。再拟原法出入。白参10g,黄芪20g,麦冬15g,五味子5g,紫河车10g^{研末兑},当归10g,熟地黄15g,法半夏10g,陈皮10g,苏子10g,柴胡10g,黄芩10g,浙贝母10g,栝楼皮10g,炙甘草5g。15剂。

2012年9月24日六诊:

咳嗽已微,神疲气短乏力改善,颈胀头晕,双下肢软弱,夜寐不谧,汗出不多,二便调。舌淡红,苔薄黄,脉弱。痰热近清,目前以虚证为主,精气神不足,督脉失利。拟补气益精养神,疏通督脉。白参10g煎兑,黄芪20g,天麻10g蒸兑,熟地黄15g,葛根20g,片姜黄10g,山萸肉10g,山药20g,茯神15g,女贞子10g,枸杞子15g,麦冬15g,五味子5g,浮小麦20g,炒枣仁20g。20剂。

按语:

在内伤杂病中,虚劳为"风、劳、臌、膈"四大疑难杂病之一,多以两脏或多脏的气血阴阳的虚损为主,治疗宜遵循"虚则补之"之大法。历代医家对虚劳的治疗见解各异,仲景喜用小建中汤及黄芪建中汤治疗虚劳诸证,甘温补虚,调和营卫;孙思邈将虚劳分述于脏腑证治之中,治疗上重视益胃填精;朱丹溪治疗虚劳从肝肾论治,重视滋阴降火、养阴护精;李东垣则认为"劳伤脾气,清气下陷",倡导甘温补中;沈金鳌治疗虚劳主张调和气血阴阳。王老博采众长,师古而不泥古,知常达变,认为脏腑相关、"至虚有盛候",故治疗虚劳证,主张多脏调燮,扶正祛邪。本案以生脉散加黄芪益气养阴,柴、芩、芍相伍则疏肝利胆,清泄郁热、养阴柔肝;再佐以敛汗津,安心神之品,起效甚捷。后因体虚招致外邪入侵,又予清热化痰、宣肺止咳对症,每诊多能取效。

血劳(慢性再生障碍性贫血)

柳某,女,58岁。

2010年12月22日初诊:

患慢性再生障碍性贫血18个月许,全血细胞减少,刻下症见头晕间痛,目视减退,腰痛,心忡,胸闷气短,夜寐尚谧,纳食一般,口干苦,齿龈出血,无紫癜,二便调。舌淡红,裂纹,苔薄黄,脉细弦。血劳或血极之病,心脾两虚,肝肾亏虚,气血虚极,拟补心脾,益肝肾,双调血气。白参10g煎兑,黄芪20g 当归10g,白芍10g,菟丝子15g,天冬15g,麦冬15g,桂圆肉15g,生地黄15g,熟地黄15g,枸杞子10g,山萸肉10g,山药20g,女贞子10g,沙苑子10g,阿胶10g烊化,鹿角胶10g烊化,砂仁5g,白术10g。10剂。

2011年1月12日二诊:

与血相关的脏器以肝、心、脾、肾为主,大凡偏阴血亏损为著,多从心肝论治;而以气血虚损侧重者,却从脾肾论治。然余以为既言骨髓造血障碍,则肾主骨生髓。髓为精之所化生,精可生血。故髓劳不以肾精气亏虚辨治,恐非治本之举。白参10g煎兑,黄芪20g,熟地黄15g,山萸肉10g,茯苓10g,山药20g,鹿角胶10g烊化,菟丝子15g,当归10g,女贞子10g,沙苑子10g,枸杞子10g,砂仁6g,牡丹皮10g,仙鹤草10g,桂圆肉10g,阿胶10g烊化。14剂。

2011年2月24日三诊

头晕,目眩,胸闷,心忡气短改善,仍有齿衄,腹胀,肠鸣,纳差,大便有时偏干,舌淡红,苔黄褐黑,脉细弦。仍权从心脾两虚,气血亏损论治,酌加理气醒胃之品。白参10g煎兑,黄芪20g,当归10g,白芍10g,熟地黄15g,砂仁5g,广木香5g,桂圆肉10g,茯神15g,炒酸枣仁15g,阿胶10g烊化,仙鹤草10g,茜草10g,炙远志5g,陈皮10g。14剂。

2011年3月18日四诊:

腹胀肠鸣纳差改善,大便偏干,齿衄未止。其余气血亏虚诸症如前。舌淡红苔薄黄,脉细。仍拟心、脾、肾并治,气、阴、血兼调,清补共施。白参10g煎兑,黄芪20g,天冬15g,麦冬15g,当归10g,白芍10g,地骨皮10g,生地黄15g,熟地黄15g,茜草10g,山萸肉10g,沙苑子15g,枸杞子15g,女贞子10g,菟丝子10g,阿胶10g烊化,桂圆肉10g,川黄连5g,牡丹皮10g。14剂。

2011年7月8日五诊:

曾反复服上方,并输血2次。病症大致如前,较初诊时有减缓,舌淡红苔薄黄,脉细。髓劳以心脾两虚,气血亏损自不待言,然血由精所化生,精藏之于肾,故宜益心脾,补肾精,乃治本之举。白参10g煎兑,黄芪20g,当归10g,白术10g,熟地黄15g,山萸肉10g,鹿角胶10g烊化,阿胶10g烊化,女贞子10g,枸杞子15g,菟丝子15g,沙苑子15g,桂圆肉10g,补骨脂10g,黄芩10g,白芍10g,茜草10g。14剂。

2011年9月7日六诊:

心忡气短改善,头晕目眩,胸闷,夜寐欠谧,纳食一般,口干,齿衄,腰痛,舌淡黯红,苔薄黄,脉细。再拟心脾肾,气血阴并治。白参10g煎兑,黄芪20g,当归10g,熟地黄15g,茯神15g,山萸肉10g,山药20g,阿胶10g烊化,女贞子10g,枸杞子15g,菟丝子15g,沙苑子15g,桂圆肉10g,白芍10g,茜草10g,牡丹皮10g,天冬15g,麦冬15g,炒枣仁20g。21剂。

2011年10月7日七诊:

病症尚属稳定,近日头晕痛,余症尚轻。肾主骨,骨生髓,髓为精血所化,然心主血,脾统血,肝藏血,故治髓劳每多肾、脾、心、肝同治,阴血既虚,虚火易生;阴血久虚,瘀血自成,故佐以清热活血亦属情理中事。上方加三七3g,川黄连5g。21剂。

2011年12月26日八诊:

前方从心肝脾肾、阴血亏损,瘀血留着,多脏调燮,综合治理,已3个月未输血。其头晕目眩腰痛,胸闷心忡气短亦见改善,纳食馨,口微干,齿衄不多,夜寐尚谧,全身无紫癜。舌淡红,苔薄黄,脉细。守其法而续治。白参10g煎兑,黄芪20g,当归10g,生地黄15g,熟地黄15g,山萸肉10g,山药20g,阿胶10g烊化,枸杞子15g,菟丝子15g,沙苑子15g,桂圆肉10g,白芍10g,茜草10g,

牡丹皮 10g,鹿角胶 10g^{烊化},三七 3g,天冬 15g,麦冬 15g,炒酸枣仁 20g。14 剂。

2012 年 2 月 6 日九诊:

病症稳定,舌淡红,苔薄黄,脉细。髓劳之疾,一般可从心不生血、肝不藏血、肾精亏损,精不生髓论治,心肝既虚,郁热易于内生。故治宜补肾健脾养心,佐以清热凉血。白参 10g^{煎兑},黄芪 20g,当归 10g,天冬 15g,麦冬 15g,生地黄 15g,熟地黄 15g,阿胶 10g^{烊化},枸杞子 15g,菟丝子 15g,女贞子 10g,桂圆肉 10g,赤芍 10g,白芍 10g,牡丹皮 10g,鹿角胶 10g^{烊化},墨旱莲 10g,川黄连 5g,茯神 15g。14 剂。

2012 年 3 月 2 日十诊:

药后相安,诸症悉见改善,已 7 个月未输血,血常规检测白细胞正常,血红蛋白维持在 80g/L、血小板 20×10⁹/L 左右。舌淡红,苔薄黄,脉细弦。再障贫血,中医以"髓劳"称之,心主血,生血;脾统血,为气血生化之源;肾藏精,主骨髓,而髓又为精之所化;气血既虚,血脉运行不畅则瘀血难免,故"髓劳"之治,当从心脾肾入手,佐以活血化瘀,冀"去瘀生新"。白参 10g^{煎兑},黄芪 20g,当归 10g,天冬 15g,麦冬 15g,熟地黄 15g,生地黄 15g,阿胶 10g^{烊化},枸杞子 15g,菟丝子 15g,沙苑子 15g,女贞子 10g,桂圆肉 10g,白芍 10g,山萸肉 10g,山药 20g,丹参 10g,鹿角胶 10g^{烊化},墨旱莲 10g,川黄连 5g,茯神 15g,砂仁 6g。14 剂。

按语:

慢性再生障碍性贫血属中医虚劳、血劳、髓劳或血极范畴,然多以"髓劳"称之。心主血,肝藏血,脾统血,肾生(精)血,故每以肝、心、脾、肾多脏调治,王老验方参芪左归汤(白参 10g,黄芪 30g,当归 10g,熟地黄 20g,山药 10g,山萸肉 10g,龙眼肉 10g,龟板 10g,鹿角胶 10g,白芍 10g,菟丝子 15g,枸杞子 15g,红枣 10g)加减为代表补脾肾、益心肝。有出血者加仙鹤草、茜草、三七等。纳少、腹胀者加砂仁、木香、陈皮等。

髓劳(骨髓纤维化)

王某,男,53 岁。

2009 年 6 月 4 日初诊:

患骨髓纤维化,全血细胞减少,神疲,肢软乏力,头晕,目眩,耳鸣,心悸气短,腰痛,夜寐不谧,足心发热,纳食一般,大便成形、日解 1～2 次。舌淡黯红,苔薄黄,脉弦细。今日血常规:白细胞 3.1×10⁹/L,红细胞 3.56×10¹²/L,血红蛋白 95g/L,血小板 68×10⁹/L。当属肝脾失调,肾精气亏虚,气血郁滞,拟肝、肾、脾并治,气血瘀兼调。白参 10g^{煎兑},黄芪 20g,银柴胡 10g,白芍 10g,白术 10g,当归 10g,茯神 15g,龟板 10g^{先煎},熟地黄 15g,山萸肉 10g,山药 20g,鹿角胶 12g^{烊化},菟丝子 15g,女贞子 10g,枸杞子 10g,丹参 15g,三七 3g^{冲服},地骨皮 10g。30 剂。

2009 年 7 月 2 日二诊:

病症大致同前,足心热改善,余恙未变,舌淡黯红,苔薄,脉细弦。原方加广木香 5g,砂仁 5g 以行气助运。30 剂。

2009 年 8 月 6 日三诊:

神疲乏力,足心发热改善,头晕目眩耳鸣腰痛仍现,夜寐梦扰,纳食一般,口不渴,皮下散布紫癜。舌淡红,苔薄,脉弦细。复查血常规:白细胞 3.2×10^9/L,血红蛋白 96g/L,血小板 95×10^9/L,较上次略有改善。髓劳病患,前从肝、脾、肾入治,因脾为后天之本,气血生化之源;肾主骨生髓,肾藏精,精生血,又为元气之根;肝藏血。原法循序。白参 10g^{煎兑},黄芪 30g,当归 10g,白芍 10g,川芎 10g,熟地黄 15g,山萸肉 10g,山药 20g,鹿角胶 10g^{烊化},三七 3g^{冲服},虎杖 15g,丹参 10g,柴胡 10g,沙苑子 10g,菟丝子 15g,女贞子 10g,枸杞子 10g,鳖甲 10g^{先煎}。30 剂。

2009 年 9 月 5 日四诊:

近日双下肢软弱乏力,步履欠稳为著,紫癜减少,足心发热已除,舌淡红,苔薄,脉细。气血衰少,血运不畅,瘀阻难免,故又当佐以和血行血,此又为情理中事。白参 10g^{煎兑},黄芪 30g,当归 10g,白芍 10g,熟地黄 15g,山萸肉 10g,山药 20g,丹参 15g,菟丝子 15g,沙苑子 15g,女贞子 10g,枸杞子 15g,鳖甲 10g^{先煎},柴胡 10g,鹿角胶 10g^{烊化},虎杖 15g,川芎 10g。20 剂。

2009 年 9 月 29 日五诊:

皮下紫癜未现,足心发热轻微,余症有改善,舌淡红,苔薄黄,脉弦细,今日复查血常规:白细胞 4.31×10^9/L,血红蛋白 104g/L,血小板 77×10^9/L。原法加强健脾敛汗。上方加浮小麦 30g,白术 10g,广木香 5g。20 剂。

2009 年 11 月 3 日六诊:

紫癜未现,足心发热已除,神疲改善,头晕,腰痛,夜寐梦扰,纳食一般,口干不苦,小便不畅,大便软溏,舌淡黯红,苔薄白,脉细弱,今日血常规:白细胞 3.74×10^9/L,血红蛋白 109g/L,血小板 62×10^9/L。原法从脾肾亏虚,气血虚损,瘀毒内蕴入治,病治应属合拍,原法增损。白参 10g^{煎兑},黄芪 20g,熟地黄 15g,山萸肉 10g,山药 20g,茯神 10g,丹参 15g,沙苑子 15g,女贞子 10g,墨旱莲 10g,枸杞子 15g,菟丝子 15g,鹿角胶 10g^{烊化},当归 10g,白芍 15g,川芎 10g,鳖甲 10g^{先煎}。20 剂。

2009 年 12 月 1 日七诊:

病症大致如前,今日血常规:白细胞 3.45×10^9/L,血红蛋白 101g/L,血

小板 $70×10^9$/L。较上次改善,舌淡红,苔薄,脉细弦。原法有效,加减续进。白参 10g^{煎兑}、黄芪 20g,鳖甲 10g^{先煎},银柴胡 10g,熟地黄 15g,白芍 10g,丹参 10g,山药 20g,山萸肉 10g,茯神 15g,鹿角胶 10g^{烊化},女贞子 10g,枸杞子 10g,菟丝子 15g,当归 10g,墨旱莲 10g,川芎 10g,煅牡蛎 15g。30 剂。

2010 年 1 月 5 日八诊:

病症稳定,除双下肢散在紫癜外,余症大致如前,舌淡黯红,苔薄黄,脉细弱。今日血常规:白细胞 $5.39×10^9$/L,血红蛋白 106g/L,血小板 $81×10^9$/L。较上次又有改善,上方加仙鹤草 15g,白术 10g。30 剂。

按语:

"气之源头在乎脾,血之源头在乎肾","调血者当求之于肝"。故"髓劳"之疾,宜从脾、肾、肝入治,以治肾为本。参芪左归汤滋肾填精,补益脾肾;佐以柴胡、芍药、川芎、丹参等疏肝理气,调气理血。此处治肝之法,一为补肝,二为疏肝。本病精涸髓干,干涸之精难以速生,需持续治疗调摄。

8. 瘿病

瘿瘤(单纯甲状腺瘤)

彭某某,女,51 岁。

2010 年 4 月 20 日初诊:

右侧颈前有核肿大如鸡蛋大小,稍硬,夜寐不谧,口渴不苦,嗳气,大便易于干结,2～3 日一更,舌淡红,苔薄黄,脉弦细。甲状腺功能检测正常。西医名"甲状腺瘤",中医可以"瘿瘤"称之。良由肝气怫郁凝滞于缨脉,缨脉不畅,津液留聚变生为痰,如此则痰气互结为瘤。治宜疏肝解郁,行气豁痰,软坚散结,经云:"结者散之,坚者削之"即是此意。柴胡 10g,枳壳 10g,白芍 10g,法半夏 10g,茯苓 10g,海藻 10g,昆布 10g,郁金 10g,海蛤壳 10g^{先煎},白芥子 5g,生牡蛎 20g^{先煎},浙贝母 10g,玄参 15g,丹参 10g,山慈菇 10g。14 剂。

2010 年 5 月 5 日二诊:

大便干结改善,仍不通畅,咽部不适,时欲提气而嗳气现象已不著,右侧颈部肿块如前,舌淡红,苔薄黄,脉弦细。原法出入。(西医已诊断为单纯性甲状腺瘤)柴胡 10g,枳壳 10g,白芍 10g,香附 10,郁金 10g,生牡蛎 20g^{先煎},浙贝母 10g,玄参 15g,海藻 10g,昆布 10g,海蛤壳 10g,苏叶 5g,法半夏 10g,丹参 10g 山慈菇 10g。14 剂。

2010 年 5 月 20 日三诊:

大便已通畅,心情舒畅时颈部作胀不适感减缓,舌淡红,苔薄黄,脉弦细。上方加白蒺藜 10g。14 剂。

2010 年 6 月 4 日四诊:

右侧甲状腺瘤较前缩小,质地转软,舌淡红,苔薄白,脉弦细。再拟疏肝解郁,豁痰化瘀,软坚散结。柴胡10g,枳壳10g,白芍10g,香附10g,郁金10g,法半夏10g,海藻10g,昆布10g,丹参10g,海蛤壳10g^{先煎},荔枝核15g,生牡蛎20g^{先煎},浙贝母10g,玄参10g。14剂。

2010年6月18号五诊:

病症臻于稳定,舌淡红,苔薄黄,脉弦细。原法续进。柴胡10g,枳壳10g,白芍10g,蒲公英10g,海藻10g,昆布10g,生牡蛎20g^{先煎},浙贝母10g,蛤壳10g^{先煎},法半夏10g,丹参10g,香附10g,荔枝核15g,玄参10g,茯苓10g。15剂。

2010年7月5日六诊:

经治以来甲状腺瘤缩小,外观已不明显,质地亦软,局部无不适。仍感口渴,大便干结改善但依然欠爽,舌淡红,苔薄黄,脉弦细。原法循序,疏肝解郁,豁痰化瘀,软坚散结。柴胡10g,枳壳10g,白芍10g,海藻15g,昆布15g,生牡蛎20g^{先煎},浙贝母10g,玄参15g,郁金10g,玫瑰花10g,全栝楼20g,山慈菇10g,天冬10g,麦冬10g,海蛤壳10g^{先煎},荔枝核15g。15剂。

按语:

瘿瘤(西医甲状腺瘤)属瘿病范畴。瘿瘤病起于缨脉,因肝气怫郁凝滞于该脉,缨脉位于颈喉两侧约2寸许处,缨脉不畅,津液留阻生痰,痰气互结为瘀成瘤。《杂病源流犀烛·瘿瘤》说:"瘿瘤者,气血凝滞,年数深远,渐长渐大之症。何谓瘿,其皮宽,有似樱桃,故名瘿"。王老认为,瘿瘤之治,不外三法:一是疏肝解郁,柴胡疏肝散加减;二是豁痰化瘀,消瘰丸加味;三是软坚散结,海藻、昆布、海蛤壳必用。此案例共服70余剂,其甲状腺瘤由治疗前35mm×25mm缩小至10mm×5mm,其效果彰著。

瘿瘤(亚急性甲状腺炎)

石某,女,29岁。

2010年2月25日初诊:

亚急性甲状腺炎,现颈前肿大,压之痛感,头晕,夜寐难以入睡,梦扰,心慌,纳食一般,二便尚调,舌淡红,苔薄黄,脉弦细。瘿瘤,瘿劳之疾,肝气郁结,痰瘀凝聚颈旁之缨脉,肝心失调,拟疏肝解郁,豁痰化瘀,软坚散结,宁心安神。柴胡10g,当归10g,白芍10g,白术10g,茯苓10g,牡丹皮10g,栀子10g,玄参10g,浙贝母10g,煅牡蛎20g,法半夏10g,荔枝核15g,合欢皮20g,炙远志15g,甘草3g。14剂。

2010年3月15日二诊:

颈前肿大如前,痛感已不明显,头晕、心慌、夜寐改善,舌淡红,苔薄黄,脉弦细。仍拟疏肝解郁,豁痰软坚,加强化瘀散结。柴胡 10g,当归 10g,白芍 10g,白术 10g,茯苓 10g,牡丹皮 10g,栀子 10g,玄参 10g,浙贝母 10g,煅牡蛎 20g,法半夏 10g,荔枝核 15g,丹参 10g,,桃仁 10g,甘草 3g。14 剂。

按语:

瘿瘤、瘿劳之疾,初起多为肝失疏泄,痰瘀凝聚颈旁之缨脉。病程进展,则火热内炽,消灼阴液,肝心失调。本案火热内炽、阴液亏虚之象不显,仅见夜寐不谧、心慌等肝心失调之征。遂以疏肝解郁,豁痰化瘀,软坚散结,宁心安神为法,方选丹栀逍遥散合消瘰丸加减。

瘿劳(甲状腺功能减退 2 案)

案 1:刘某某,女,61 岁。

2011 年 9 月 27 日初诊:

甲状腺功能减退患者,其症见形寒畏冷,而又发热、汗出、头晕、神疲、心烦、夜寐不谧,纳食一般,大便软溏,排便无规律。舌淡红,苔薄黄,脉细弦。甲状腺功能检测:FT_3 0.02pg/ml(正常值 1.45～3.48pg/ml),FT_4 0.10ng/dl(正常值 0.71～1.85ng/dl),TSH 45.90μU/ml(正常值 0.47～4.64μU/ml)。瘿劳之疾,肝气虚弱,疏泄失司,拟益气健脾,疏泄肝木,疏肝健脾汤加减。白参 10g^{煎兑},黄芪 20g,当归 10g,柴胡 10g,白芍 10g,白术 10g,茯神 15g,天麻 10g^{蒸兑},炙甘草 5g,升麻 10g,麦冬 15g,陈皮 10g,黄芩 10g,五味子 5g。14 剂。

2011 年 10 月 19 日二诊:

形寒、汗出、头晕、神疲有改善,余大致同前。舌淡红,苔薄黄,脉弦缓。再拟原方加减,上方加炒酸枣仁 15g,去五味子。14 剂。

2011 年 11 月 21 日三诊:

治已近两月,诸证已减大半,舌淡红,苔薄黄,脉弦缓。肝主疏泄,罢极之本,肝藏魂,主肌腠,故此病所主诸症均可以此释之。原方药加减续进。白参 10g^{煎兑},黄芪 30g,白术 10g,当归 10g,白芍 10g,炙甘草 5g,柴胡 10g,升麻 10g,陈皮 10g,茯神 15g,合欢皮 20g,炒枣仁 15g,天麻 10g^{蒸兑},黄芩 10g。14 剂。

按语:

"瘿劳",多由肝气虚弱,疏泄无力,土乏木疏,运化失司而成。肝体阴用阳,肝以阳亢火热居多,世人少言肝气虚,临床见肝气虚诸证亦归于脾气虚范围,施治以补中益气汤之属,然肝气虚或肝阳虚也常见之。脾运有序,气血生化有源,需借肝之青阳生发、温煦与肝气条达。肝脾共调为治"瘿劳"之常法,王老之验方"疏肝健脾汤"即为"瘿劳"、"痿病"等而设,王老"杂病从肝论治"的学术思想无不体现其中。

138

案 2：唐某，男，21 岁。

2009 年 12 月 18 日初诊：

原患甲亢，手术后引起继发性甲减，症见神疲，肢软乏力，头晕，目流泪，有时耳鸣，记忆减退，腰痛，无明显水肿，夜寐有时不谧，纳食不多，腹胀，嗳气，口不渴，大便偏干，舌淡红，苔薄，脉缓弦无力。（西医诊断继发性甲状腺功能减低）中医称"瘿劳"，肝脾气虚，肾气失充，拟补益气阳，肝脾肾兼顾，以治肝为主。白参 10g^{煎兑}，黄芪 30g，白术 10g，茯苓 10g，当归 10g，炙甘草 5g，升麻 5g，柴胡 10g，肉苁蓉 15g，山萸肉 10g，菟丝子 10g，女贞子 10g，枸杞子 15g，天麻 10g^{蒸兑}，沙苑子 10g。30 剂。

2010 年 1 月 15 日二诊：

神疲，耳鸣，腰痛改善，纳食增加，腹微胀，大便成形，舌淡红，苔薄黄，脉缓弱。肝气虚弱，实源于肾气亏乏，是以肝肾并治，以益气为主，乃为其治。白参 10g^{煎兑}，黄芪 30g，当归 10g，白术 10g，升麻 5g，柴胡 10g，白芍 10g，熟地黄 15g，山萸肉 10g，山药 20g，菟丝子 15g，沙苑子 10g，肉苁蓉 15g，女贞子 10g，枸杞子 10g。14 剂。

2010 年 3 月 5 日三诊：

神疲，头晕，耳鸣，目流泪，腰痛等已不著，纳食改善，腹微胀，二便调。舌淡红，苔黄，脉弦缓。原法有效，加减续治。白参 10g^{煎兑}，黄芪 30g，白术 10g，白芍 10g，当归 10g，柴胡 10g，陈皮 10g，升麻 5g，炙甘草 5g，肉苁蓉 15g，熟地黄 15g，山萸肉 10g，枸杞子 10g，沙苑子 10g，砂仁 5g。14 剂。

按语：

瘿劳之疾，恒以肝气虚怯，疏泄乏力，殃及脾土，运化失常为主。"血道由肝"，肝失条达，筋膜失养，血道失利，"调血者当求之于肝"，本案王教授方选疏肝健脾汤加减，以补益气阳，肝脾肾兼顾，治肝为主。疏肝健脾汤由补中益气汤合四逆散加减而成，取补中益气汤健运脾土，四逆散疏肝解郁，土得木疏而运化有序，肝脾两调，临床随证酌加补益肝肾之品。

瘿气，汗证（甲状腺功能亢进）

朱某，男，39 岁。

2009 年 11 月 30 日初诊：

盗汗，动则自汗出，神疲乏力，腰背有时酸胀，头晕，形寒怯冷，手足心热，夜寐不谧，纳食馨，二便尚调，舌淡红胖大，有裂纹，苔剥薄黄，脉细数。汗证为主，肾精气亏虚，阴虚则内热生，气虚则形体寒，热则蒸汗而暗泄，拟补肾益精，阴阳双补，补清并施。（拟诊：神经症）。黄芪 30g，白参 10g^{煎兑}，天冬 15g，麦冬 15g，五味子 5g，生地黄 15g，熟地黄 15g，川黄连 3g，黄芩 10g，黄柏 10g，当归

10g,白芍 10g,山萸肉 10g,山药 20g,浮小麦 30g,龙骨 10g^{先煎},煅牡蛎 30g。10 剂。

2009 年 12 月 31 日二诊：

服前方时盗汗,夜寐有改善,后因上感及未继续服药,盗汗又现,然量较前减少,仍夜寐不酣,口干,手足心热,舌淡红示气虚,裂纹纵横为阴精亏耗,苔薄黄乃郁热内蕴之象,故仍宜益气阴,清郁热,敛营津,安心神为法。黄芪 30g,西洋参 5g^{煎兑},当归 10g,天冬 15g,麦冬 15g,川黄连 5g,黄芩 10g,黄柏 10g,熟地黄 15g,生地黄 15g,龙骨 10g^{先煎},煅牡蛎 20g,浮小麦 30g,五味子 5g,茯神 15g,炒枣仁 20g。10 剂。

2010 年 1 月 14 日三诊：

病症大致如前,舌微红,裂纹,苔薄黄,脉细数。今日查：T_3 1.49ng/ml,T_4 12.7μg/dl,FT_3 17.27ng/ml,FT_4 3.13ng/dl,TSH 0.001μU/ml。无明显颈前肿大。支持甲亢,瘿气,肝气怫郁化热与痰互结于缨脉,拟疏肝清热,软坚散结。(明确诊断：甲状腺功能亢进)。牡丹皮 10g,炒栀子 10g,柴胡 10g,土贝母 10g,栝楼皮 10g,玄参 15g,生牡蛎 20g^{先煎},黄芩 10g,荔枝核 15g,夏枯草 15g,郁金 10g,甘草 3g,合欢皮 20g,白芍 10g,龙胆草 5g。14 剂。丙硫氧嘧啶100mg,po,tid;美托洛尔 12.5mg,po,bid。

2010 年 2 月 27 日四诊：

汗出、神疲乏力改善,目前以口干、手足心热、夜寐梦扰为苦。舌淡红裂纹,苔薄,脉弦细数。原法出入。牡丹皮 10g,炒栀子 10g,柴胡 10g,当归 10g,白术 10g,白芍 15g,甘草 3g,茯神 15g,炒枣仁 20g,合欢皮 20g,玄参 10g,浙贝母 10g,生牡蛎 20g^{先煎},浮小麦 30g,黄芩 10g。14 剂。西药同前。

2010 年 3 月 11 日五诊：

汗出已止,易急躁,夜寐不谧,余症不明显,纳食馨。舌淡红,苔薄黄,脉细。复查 T_3 1.39ng/ml,T_4 10.6μg/dl,FT_3 4.93ng/ml,FT_4 2.0ng/dl,TSH 0.004μU/ml。原法出入。牡丹皮 10g,炒栀子 10g,柴胡 10g,当归 10g,白芍 10g,白术 10g,玄参 10g,生牡蛎 20g^{先煎},浙贝母 10g,甘草 3g,合欢皮 20g,茯神 15g,炒枣仁 20g,荔枝核 20g,浮小麦 30g,黄芩 10g。14 剂。丙硫氧嘧啶50mg po bid;美托洛尔 12.5mg po bid。

按语：

本案初诊时表现为气阴亏虚、郁热内蕴之象,故拟益气阴,清郁热,敛营津,安心神。方选生脉散合当归六黄汤加减。服后症状减轻。后经相关检查,明确诊断瘿气,汗证(甲亢)。追根溯源,肾精、气阴亏虚乃肝失疏泄,气郁痰结,久郁火热内炽,消灼阴液所致。王教授据此病机,方选丹栀逍遥散合消瘰丸治疗,病证改善。

9. 悬饮（结核性胸膜炎、胸腔积液）

马某某，男，65 岁。

2011 年 12 月 19 日初诊：

胸闷间痛、咳嗽近半年。咳嗽痰色白微黏，偶尔夹血，动则气促，夜难平卧。盗汗微现，无低热，纳食不馨，口微干不欲饮水，口舌生疮，二便尚调，舌淡红隐青，苔剥薄、黄白相间，脉小弦滑。胸部 CT：双肺病变并双侧胸腔积液（西医诊断为结核性胸膜炎，胸腔积液），已服抗结核西药 4 个月。悬饮（或名"水结胸"）为病。恙多由痨虫侵袭胸膜，引起其血络瘀阻，津液外渗，留聚胸膜而成。久则耗伤气阴，令正气不足。故治宜益气阴以扶正、杀痨虫、清痰热、逐痰饮、佐以疏泄肝木。"胸胁乃肝之分野"故也。西洋参 5g^{煎兑}，黄芪 20g，百合 20g，炒葶苈子 10g，杏仁 10g，桔楼皮 10g，椒目 5g，桑白皮 10g，黄芩 10g，旋覆花 10g，茯苓 20g，炙甘草 5g，川黄连 5g，法半夏 10g，百部 10g。15 剂。

2012 年 1 月 4 日二诊：

药后咳嗽、气促明显改善，已能平卧。痰少、泡沫状，依然纳食不馨，口舌生疮，口不渴，二便调。舌淡红、苔剥薄白，脉弦细滑。痰饮有渐化之势，心肺气阴有回复之渐，宜循序渐进。西洋参 8g^{煎兑}，黄芪 20g，百合 15g，炒葶苈子 10g，杏仁 10g，全栝楼 20g，椒目 5g，桑白皮 10g，黄芩 10g，旋覆花 10g，茯苓 20g，炙甘草 5g，麦冬 10g，丹参 10g，五味子 5g，川黄连 5g 法半夏 10g，百部 10g。20 剂。

2012 年 2 月 4 日三诊：

除活动后轻微胸闷痛、气短外，已无不适。纳食尚可，二便正常。舌淡红、苔剥薄白，脉弦细滑。胸部 CT：胸腔无积液，右下胸膜增厚。冀以益气养阴、化痰通络收功。西洋参 8g^{煎兑}，麦冬 10g，五味子 5g，桑皮 10g，北沙参 10g，玉竹 10g，栝楼 10g，香附子 10g，柴胡 10g，旋覆花 10g，白术 10g，茯苓 20g，白芥子 5g，忍冬藤 10g，百部 10g，炙甘草 5g。10 剂。

按语：

《金匮要略·痰饮咳嗽病脉证并治》"饮后水流在胁下，咳唾引痛，谓之悬饮"；今胸腔积液之类当属悬饮。本案因脾肺气虚，痨虫入袭，致使胸中膜络瘀阻，津液外渗，留聚胸腔而成；日久进一步耗损气阴。仲景"病悬饮者，十枣汤主之"王老虑十枣汤之甘遂、芫花、大戟同用过于峻猛而少用。而习用费伯雄《医醇賸义》椒目瓜蒌汤泻肺利水。生脉散、沙参麦冬汤益气养阴。因病胸胁，为肝之分野，水停胸胁气滞络痹必然，疏泄肝木必不可少，柴胡、旋覆花、香附子为代表。抗痨杀虫常用黄连、百部、猫爪草、白及、十大功劳叶等。

（七）肢体经络病

1. 痹病

项痹（颈椎病，颈椎椎间盘突出症）

陈某某，男，69岁。

2008年9月16日初诊：

颈胀，左上肢发麻、疼痛，余无明显不适，舌淡黯红，苔薄黄，脉弦细。颈椎CT示：颈椎退行性病变，椎间盘突出。项痹，肢麻，肾虚骨失充养为本，骨络瘀阻，经络失利为标，拟标本同治。熟地黄15g，山萸肉10g，女贞子10g，枸杞子15g，葛根30g，片姜黄10g，鸡血藤15g，当归10g，白芍10g，豨莶草10g，地龙10g，桑枝15g，炙甘草3g，威灵仙10g，黄芪20g。10剂。

2008年9月26日二诊：

左上肢麻痛减缓，颈胀依然，舌淡黯红，苔薄黄，脉弦细。原法出入。黄芪30g，葛根30g，片姜黄10g，豨莶草10g，桑枝15g，熟地黄15g，山萸肉10g，女贞子10g，枸杞子10g，地龙10g，鸡血藤15g，露蜂房10g，威灵仙10g，当归10g，白芍10g，川芎10g。15剂。

2008年10月13日三诊：

左上肢麻痛续减，颈胀亦见改善，左胸胁作胀。舌脉同前。胸胁作胀为肝失条达，原方有效，续加疏肝之品。上方加柴胡10g。15剂。

2008年10月27日四诊：

颈胀，左胸胁作胀已除，左上肢发麻不痛，间现后脑疼痛，余情均可。舌淡红，苔薄黄，脉弦细。再拟补肝肾、益精血、通经络为法。葛根20g，片姜黄10g，豨莶草10g，黄芪20g，地龙10g，天麻10g蒸兑，白芍10g，鸡血藤15g，熟地黄15g，女贞子10g，枸杞子15g，桑椹子15g，山萸肉10g，威灵仙15g，川芎10g。15剂。

按语：

项痹属痹病之一，此痹西医谓退行性病变，主要病因非感受风、寒、湿、热之邪，侵袭人体肌肉、筋骨、关节所致，多为肾虚骨失充养，经络瘀阻不利。王老认为：养血活血为治痹的一般原则，常予川芎、当归、白芍、鸡血藤之类；重用补气药为治痹的要着，如黄芪使气旺血行、瘀去络通；补肝肾、壮筋骨为痹证的治本之法，如熟地黄、山萸肉、女贞子、枸杞子、桑椹子之属；通络法治痹病有特殊功效，善用藤类药如鸡血藤、络石藤，枝类药如桑枝、桂枝，络类药如丝瓜络、橘络，虫类药如地龙、全蝎，蛇类药如白花蛇、乌梢蛇等。葛根、片姜黄升津舒筋活血止痛为治疗项痹之要药。

项痹（颈椎病，颈心综合征）

孙某某，男，52 岁。

2008 年 9 月 1 日初诊：

颈部胀痛 1 年余，近日常感颈部胀痛，头晕，胸部闷胀不适，压迫感，气短。相关心脏检查无异常。有颈椎病史，颈椎 CT 示："颈椎骨质增生，椎间盘突出"。夜寐梦扰纷纷，纳食可，二便调。舌淡红，苔薄黄，脉弦细。西医诊断：颈椎病。颈痹，肾精亏虚，心肾不交，颈椎骨失充养，督脉经气失利，殃及心胸。从肾论治，补肾益精，兼通经络。熟地黄 15g，山药 15g，山萸肉 10g，葛根 20g，片姜黄 10g，天麻 10g^{蒸兑}，薤白 15g，栝楼皮 10g，法半夏 10g，丹参 15g，鸡血藤 15g，旋覆花 10g，杏仁 10g，茯苓 10g，炒枣仁 15g，炙甘草 10g。14 剂。

2008 年 9 月 14 日二诊：

服药后，胸闷胀似压、气短症状若失，夜寐安谧，示肾中精气渐复，督脉经气获畅，舌淡红，苔薄黄，脉弦细。效不更张，原方稍作调整。熟地黄 15g，山萸肉 10g，山药 15g，天麻 10g^{蒸兑}，葛根 20g，片姜黄 10g，薤白 15g，栝楼皮 10g，法半夏 10g，旋覆花 10g，丹参 15g，鸡血藤 15g，杏仁 10g，茯苓 10g，炙甘草 3g。14 剂。

按语：

颈痹为病，症状纷繁，或颈胀、颈痛，或头晕、头痛，或上肢麻木、疼痛，或胸背闷胀疼痛、或恶心呕吐等。缘于病在颈椎，可殃及所经过此处的多条经络并旁及与之关联的经脉。督脉行于脊柱内部，上达项后风府，进入脑，上行巅顶，沿前额下行鼻柱。手少阴心经，起于心中，出属"心系"，心系向上的脉，夹咽喉上行，连于"目系"（眼球连系于脑）。本病肾精气亏虚，上奉不足，颈椎骨失充养，痰瘀互结督脉及其相关经络，经气不利，涉及心胸。补肾取六味地黄丸之三补；化痰以瓜蒌薤白半夏汤合茯苓杏仁甘草汤，此二方本为仲景治疗胸痹心痛之代表方，旋覆花消痰开结利气；丹参、鸡血藤祛瘀通络；天麻治眩晕之要药；葛根、姜黄治颈痹之良药。诸药同施，效果彰显。

筋痹（嗜酸性筋膜炎）

侯某，男，41 岁。

2008 年 9 月 27 日初诊：

夙疾筋痹，皮痹（曾诊断为嗜酸性筋膜炎）。目前四肢肌肤发硬，关节疼痛麻木，晨间握拳不拢、1～2 小时后消除，舌淡红，苔薄黄腻，脉弦细。属寒湿痰瘀互结,痹阻筋膜肌肤,拟投散寒祛湿、化痰活血以通经络。然筋膜为肝所主,肌肤系脾肺所辖,治病必求其本,当宜兼治相关脏器。黄芪30g,白芍15g,百合20g,黄柏10g,炒苍术10g,薏苡仁20g,牛膝10g,鸡血藤15g,当归10g,细辛3g,桑枝15g,豨莶草10g,露蜂房10g,法半夏10g,白芥子5g,甘草5g。15剂。

2008年10月17日二诊:

病症大率如前,病在筋膜,连及皮肤肌肉关节,从痹论治无疑。祛风散寒除湿,豁痰化瘀通络,肝、脾、肺同治为宜。黄芪30g,柴胡10g,白芍15g,百合20g,黄柏10g,炒苍术10g,薏苡仁20g,牛膝10g,当归10g,细辛3g,豨莶草10g,全蝎4g,法半夏10g,白芥子5g,甘草5g。15剂。

2008年11月10日三诊:

四肢肌肤发硬较前松软,胀痛发麻不著,晨起时手指稍僵硬,舒展欠利,微痛,大便软溏、日2次。舌淡红,苔薄黄,脉濡弦。原法有效,加减续进。上方加地龙10g,丹参15g。15剂。

2008年12月1日四诊:

现仅两上肢肌肤僵硬感,前臂及双手胀痛,不麻,有晨僵现象,舌淡红,苔薄黄,脉弦细。筋痹、皮痹之属,肝主筋膜,肺主皮毛,脾主肌肉,故斯疾多由肝脾肺失调,湿热内生,气血逆调,二者相合阻滞于筋膜而成。柴胡10g,当归10g,白芍15g,炒苍术10g,薏苡仁20g,牛膝10g,秦艽10g,川芎10g,熟地黄15g,露蜂房10g,地龙10g,黄芪20g,豨莶草10g,黄柏10g,甘草3g。15剂。

按语:

本案因四肢肌肉关节疼痛、麻木、僵硬,属痹病范畴,痹病产生总不离风寒湿邪,"风寒湿三气杂至合而为痹"。通痹汤加减(王教授经验方:黄芪30g,防风10g,秦艽10g,细辛3g,当归10g,川芎10g,白芍15g,牛膝10g,杜仲10g,络石藤10g,桂枝10g,全蝎4g,白芥子5g,法半夏10g,祛风寒湿、化痰通络、养血活血、强筋健骨)。因痹在筋膜肌肤为主,强调治肝、治脾、治肺,柴胡、黄芪、百合、四妙散之用即是此意。黄芪之用还在于一方面鼓邪外出,一方面鼓动血液运行。

脉痹(动脉瘤,动脉硬化闭塞症)

王某某,男,79岁。

2010年1月11日初诊:

腹主动脉、双髂动脉瘤,左髂动脉闭塞,双下肢动脉硬化闭塞症,目前左膝及小腿稍久行则胀痛,麻木,无腹痛,头不晕痛,口渴欲饮,纳食欠馨,尿稍多,大便调。舌红裂纹少苔,脉弦细。BP 140/90mmHg,有高血压、冠心病、糖尿病史(已服西药控制病情)。目前以脉痹为主,虚实并见,拟益气阴,疏肝木,豁痰瘀,通血络。黄芪20g,生地黄15g,当归10g,白芍10g,川芎10g,丹参10g,姜黄10g,豨莶草10g,红花5g,桃仁5g,地龙10g,天花粉20g,露蜂房10g,鸡血藤15g,柴胡10g,麦冬15g,胆南星5g。14剂。

2010年2月9日二诊:

左膝、小腿部位发麻及久行痛胀见减轻,无肢冷现象,舌淡红裂纹苔薄,脉弦细,BP 130/74mmHg。再拟益气活血,化瘀通络治其脉痹。上方加桑枝15g。14剂。

2010年2月24日三诊:

左膝及小腿部位若步行500米以上则现胀痛、发麻感,然较之服药前有明显改善,无头晕及腰痛,夜寐、纳食均可,口渴不著。舌淡红裂纹纵横,苔剥薄黄,脉细弦。BP 100/50mmHg,气虚诚然,阴精暗伤尤著,原方酌增毓阴之品。黄芪30g,当归10g,白芍10g,天冬15g,麦冬15g,生地黄15g,川芎10g,桃仁10g,红花10g,地龙10g,豨莶草10g,丹参15g,天花粉20g,姜黄10g,水蛭5g,鸡血藤15g。14剂。

按语:

本案左髂动脉闭塞,双下肢动脉硬化闭塞症,腹主动脉、双髂动脉瘤等,中医可诊为"脉痹",酿生之由多因心气阴亏乏,血脉失养,肝失条达,血道不畅,久则致痰瘀互结为瘤,血脉痹阻。病在血脉,非一般活血化瘀药能达病所,王老拟桃红四物汤加地龙、水蛭、露蜂房即是此意。气行则血行,故重用黄芪为主药。

骨痹(左膝关节退变)

李某,女,76岁。

2010年1月15日初诊:

左膝关节疼痛,屈伸行走艰难,有时发麻,遇冷加重。此骨痹之疾,西医谓之"膝关节退变"。肝主筋膜,司血道,肾主骨,作强之官,年逾古稀,肝肾亏损,筋膜、骨骼失养,骨络瘀阻肿胀,复加风寒湿乘虚侵袭,"合而为痹",舌淡黯红,脉细弦,为肝肾亏虚之经络瘀阻之象,本虚标实,"间者并行",治宜补肝肾,调气血,强筋骨,通经络为法。黄芪20g,当归10g,白芍10g,熟地黄15g,川芎10g,淫羊藿10g,补骨脂10g,独活10g,苍术10g,黄柏10g,威灵仙10g,鸡血藤15g,地龙10g,豨莶草10g,乳香5g,没药5g,露蜂房10g,甘草5g。14剂。

2010年1月29日二诊:

前方药后左膝关节疼痛显减，平地行走已无痛感，登楼时稍现，活动微欠利，舌淡黯红，苔薄黄，脉细弦。骨痹为病，肝肾亏虚，骨络不养，不御外邪。前方据此立法遣方用药故而获效。黄芪20g，当归10g，熟地黄15g，川芎10g，白芍10g，独活10g，怀牛膝10g，桑寄生10g，威灵仙10g，炒苍术10g，薏苡仁20g，淫羊藿10g，乳香5g，没药5g，鸡血藤15g，黄柏10g。10剂。

2010年2月26日三诊：

上方有效，症状曾续减，近因劳累、天气陡变，症状又现，但较前为轻。舌淡红，苔薄黄，脉细弦，斯疾恒以补肝肾，调气血，祛风湿，通经络为大法，独活寄生汤立方之意即在于此。黄芪30g，独活10g，桑寄生15g，秦艽10g，防风10g，当归10g，熟地黄15g，白芍10g，川芎10g，怀牛膝10g，威灵仙10g，松节10g，乳香5g，没药5g，蕲蛇10g，鸡血藤15g，甘草5g。14剂。

按语：

痹症病位在肌肉、经络、关节、筋骨，肝主筋，肾主骨，脾主肌肉四肢，肝脾肾虚损为痹病发生之内因，高士宗亦曰："痹，闭也，血气凝涩则不行也。"经云："风寒湿三气杂至，合而为痹。""合"者其意有二：一言风寒湿三者必须兼具；二言外邪与正虚二者同时相加始能发病，若正气不虚，如气血不足、肝肾亏虚等，亦不至于发病，"合者内外相招"之意也。本案仿独活寄生汤组成之意，补肝肾、强壮骨、益气血、祛寒湿、通经络综合治理，疗效满意。

痹病，斑疹（变应性亚败血症）

林某，女，42岁。

2011年1月31日初诊：

2008年因发热、四肢关节疼痛、皮肤发疹，诊断为"变应性亚败血症"，经治疗病情反复。近一月来发作肩、腕、指及膝关节疼痛，皮疹，瘙痒，此起彼伏。伴咽喉疼痛，口干，纳食可，二便调。舌淡红，苔薄黄，脉细弦。痹病、斑疹之属，风热瘀毒内舍营血，稽留筋骨，外发肌表。久延不愈者，气血亏虚，祛邪乏力。拟益气血、祛风热、泄瘀毒、通经络。黄芪20g，当归10g，生地黄15g，川芎10g，白芍10g，防风10g，蝉蜕10g，白蒺藜15g，丹参10g，虎杖10g，路路通15g，赤芍10g，水牛角10g^先煎，忍冬藤20g，威灵仙10g，黄柏10g，苍术10g，甘草3g。14剂。

2011年2月15日二诊：

变应性亚败血症，即成人斯蒂尔病，经治疗皮疹改善然双手关节及肩、膝关节依然疼痛，天寒加重，间常发热，口干。舌淡红，苔薄黄，脉弦细。病机详如前述,原法出入。忍冬藤 20g,络石藤 20g,丝瓜络 15g,黄芪 20g,当归 10g,生地黄 15g,熟地黄 15g,白芍 10g,怀牛膝 10g,黄柏 10g,苍术 10g,豨莶草 15g,鸡血藤 15g,水牛角 10g^{先煎},防风 10g,甘草 5g。14 剂。

2011 年 2 月 28 日三诊:

已未见发热,皮疹消退,关节疼痛有所减缓。口微干,舌淡红,苔薄黄,脉细弦。痹证之属,风毒潜藏营血,外发于肌肤,稽留于骨节,经络失利,拟祛风泄毒,凉营和血。忍冬藤 20g,络石藤 15g,丝瓜络 15g,水牛角 10g^{先煎},甘草 3g,黄芪 20g,当归 10g,赤芍 10g,白芍 10g,川芎 10g,牡丹皮 10g,路路通 15g,蝉蜕 10g,麻黄 3g,白蒺藜 15g,地肤子 15g,乳香 10g,没药 10g,地龙 10g。14 剂。

2011 年 4 月 1 日四诊:

病情已趋稳定,自觉发热,而体温不高,皮疹未现,四肢关节酸胀冷感。口干不多饮。舌淡红稍现隐青,苔薄黄,脉细弦。黄芪鳖甲散加减。黄芪 20g,鳖甲 10g,桂枝 10g,白芍 10g,知母 10g,生地黄 15g,熟附片 5g^{先煎},柴胡 10g,黄芩 10g,青蒿 10g,地骨皮 10g,炙麻黄 5g,蝉蜕 10g,丹参 10g,僵蚕 10g,甘草 5g,寒水石 15g。14 剂。

按语:

本病痹病、斑疹,非一般风、寒、湿三气杂至所致。多因素体湿热,内蕴瘀毒,或外感风毒潜藏营血,充斥营卫,羁留关节经络,外发肌肤。日久多现气阴亏虚,痰瘀互结。案中犀角地黄汤泄热解毒凉营,二妙散加味清热利湿,黄芪鳖甲散益气养阴清热,化痰祛瘀通络。王教授强调治痹勿忘藤类药、枝类药、络类药、虫类药等。

痹病(痛风 2 案)

案 1:袁某某,男,56 岁。

2010 年 9 月 13 日初诊:

右足大趾关节肿痛反复发作 1 年余,现以双足大趾关节、足背及踝关节肿痛为主,发麻,灼热感,大趾关节肤色泛红。舌淡红,苔薄黄,脉濡弦,有数意。血尿酸 559.9mmol/L。痹病(痛风),肾精气亏虚为本,水湿不化,变生湿热瘀毒,稽留关节经络而成,由是可知补肾益精,清利湿热,活血泄毒,疏通经络为其治。黄芪 20g,生地黄 15g,山萸肉 10g,山药 20g,丹参 10g,茯苓 15g,泽泻 10g,威灵仙 10g,知母 10g,黄柏 10g,炒苍术 10g,薏苡仁 30g,怀牛膝 15g,豨莶草 15g,鸡血藤 15g,虎杖 15g。10 剂。

2010 年 9 月 23 日二诊:

药后关节处灼热红肿痛明显减轻,口干,大便偏干。舌淡红,苔薄黄,脉濡

147

弦。生地黄 15g,山萸肉 10g,山药 20g,茯苓 15g,泽泻 10g,威灵仙 10g,知母 10g,黄柏 10g,炒苍术 10g,薏苡仁 30g,怀牛膝 15g,豨莶草 15g,鸡血藤 15g,虎杖 15g,寒水石 15g,白芍 10g。10 剂。

2010 年 10 月 8 日三诊:

双足红肿热痛已除,大便干,舌淡红,苔薄黄,脉弦。复测血尿酸 469.2mmol/L。原法继进。生地黄 15g,山萸肉 10g,山药 20g,茯苓 15g,泽泻 10g,知母 10g,黄柏 10g,炒苍术 10g,薏苡仁 30g,怀牛膝 15g,豨莶草 15g,络石藤 10g,火麻仁 10g,鸡血藤 15g,白芍 10g。10 剂。病臻缓解,嘱禁食肥甘厚腻醇酒等,防湿热内蕴。

案 2:封某,男,77 岁。

2010 年 3 月 9 日初诊:

患痛风 3 余年,尿酸在 500～650mmol/L 之间,双手指、趾关节肿胀变形、疼痛,局部皮肤焮红,尤头晕胀痛,纳食不多,胃有时微痛,二便调。舌淡红,苔薄黄,脉弦细。肾虚为本,湿热痰瘀互结,稽留骨络,拟补肾益精,清化湿热,豁痰化瘀,活血通络。黄芪 20g,炒苍术 10g,黄柏 10g,知母 10g,怀牛膝 10g,薏苡仁 20g,威灵仙 10g,地龙 10g,豨莶草 10g,蚕砂 10g,露蜂房 10g,蜈蚣 1 条,法半夏 10g,白芥子 5g,九香虫 10g,甘草 5g。14 剂。

2010 年 3 月 23 日二诊:

关节肿胀发红消除,疼痛已不著,头晕间作。舌淡红,苔薄黄,脉弦细。步前法,上方作调整。黄芪 20g,炒苍术 10g,黄柏 10g,知母 10g,怀牛膝 10g,薏苡仁 20g,生地黄 15g,山萸肉 10g,山药 20g,茯苓 15g,泽泻 10g,地龙 10g,豨莶草 10g,法半夏 10g,甘草 5g。14 剂。

按语:

此二案指、趾、踝关节红肿热痛属热痹范围,非一般风寒湿痹,西医病痛风,属代谢性疾病,究其病因,多因肾虚为本,水湿不化,内生湿热,积成瘀毒,稽留关节经络而成。知柏地黄丸合四妙散为代表;虎杖、寒水石善治热痹;威灵仙、豨莶草、鸡血藤、络石藤为通经活络而设,蜂房、蜈蚣、地龙、九香虫为虫类药善行,用于祛瘀毒。白芍柔经止痛。法半夏、白芥子祛痰湿。

2. 痿病

痿病(面肌萎缩)

吴某某,女,42 岁。

2010 年 12 月 14 日初诊:

左面部肌肉较瘦削,发麻,曾有肌痉挛,局部畏冷,头晕、目眩,脱发,颈胀痛,右肘胀痛,双手发麻,夜寐不易入眠,纳食、二便可。舌淡红,苔薄黄,脉细弦。诊断:面肌萎缩(左),肌痉挛,三叉神经受累,颈椎病。病在脾肾,健脾补肾、养阴柔筋、祛风活络治之。黄芪 30g,白参 10g^{煎兑},葛根 20g,片姜黄 10g,天麻 10g^{蒸兑},白芍 10g,白术 10g,当归 10g,熟地黄 15g,山萸肉 10g,丹参 10g,枸杞子 10g,女贞子 10g,地龙 10g,僵蚕 10g,首乌藤 30g。14 剂。

2011 年 1 月 6 日二诊:

前症有改善,唯上颚及咽部干微疼,大便偏干结,舌脉如前,肌痿,面风之属,脾肾亏虚,气阴不足,复加阳明经风痰伏匿,肌肉失养所致,原法继续,增加清润之剂。西洋参 5g^{煎兑},玉竹 10g,天冬 15g,麦冬 15g,黄芪 20g,百合 30g,生地黄 15g,知母 10g,山药 20g,山萸肉 10g,丹参 10g,地龙 10g,僵蚕 10g,白芍 15g,络石藤 15g,天麻 10g^{蒸兑},全瓜蒌 20g。14 剂。

2011 年 1 月 20 日三诊:

左面部肌肉瘦削已获改善,未现异样感。头晕、目眩,脱发不著,颈胀肢麻间作。夜寐尚可,二便调。舌淡红,苔薄黄,脉细弦。"治痿独取阳明",而土得木疏则生化有序。拟益气健脾、疏肝解郁,养阴祛风。白参 10g^{煎兑},黄芪 30g,柴胡 10g,白芍 10g,枳壳 10g,白术 10g,陈皮 10g,百合 30g,生地黄 15g,知母 10g,炙甘草 5g,当归 10g,升麻 5g,葛根 20g,片姜黄 10g,僵蚕 10g。14 剂。

按语:

痿病指肢体筋脉弛缓,软弱无力,日久不用,甚则肌肉萎缩或瘫痪为主要临床表现的一种病证。临床上以肢痿尤以下肢痿弱较为多见,然发生于身体其他各部位的肌痿亦常见。治疗痿病应以重视调理脾胃,补益肝肾,不妄用风药发散为治疗的基本原则,清燥救肺汤、加味二妙散、参苓白术散、补中益气汤、虎潜丸等为代表方。在此基础上王老强调疏肝解郁,木疏土运。其治痿验方疏肝健脾汤中含四逆散即是此意。

痿病(运动神经元病)

杨某某,男,39 岁。

2012 年 6 月 9 日初诊:

左上肢先是乏力,握物、持物不固,继而渐进肌肉萎缩,为时已 3 年许,现两手肌肉明显萎缩,乏力,握物不稳,手颤动,局部无麻木及疼痛,肌电图示:广泛神经元性损害。拟诊为运动神经元病?中医则以"痿病"名之,然病程既久,宜从"独取阳明"及"补益肝肾"入手为宜。玉竹 20g,白芷 20g,石斛 15g,黄芪

30g,山药20g,百合20g,山萸肉10g,丹参15g,白芍15g,锁阳10g,当归10g,川芎10g,熟地黄15g,山萸肉15g,枸杞子10g,鸡血藤15g,地龙10g,白术15g。14剂。

2012年6月28日二诊:

病症大致为前,双拇指关节间痛酸胀。舌淡黯红,苔薄黄,脉细弦,原法进退。黄芪30g,熟地黄15g,山萸肉10g,山药20g,当归10g,白芍15g,川芎10g,锁阳10g,肉苁蓉15g,白芷20g,玉竹20g,地龙10g,白术10g,鸡血藤15g,威灵仙10g,葛根20g。14剂。

2012年7月19日三诊:

双手抖动、持物不稳、乏力获改善,肌肉萎缩未进退。舌淡红,苔薄黄,脉细弦。上方加活血通络之品。上方加姜黄15g,丹参10g。14剂。

2012年8月22日四诊:

药后相安,两手肌萎缩似有好转,手颤动间作,握物不稳明显改善,无麻木、疼痛,舌淡红,苔薄黄,脉细弦。拟从胃、肾并治。黄芪30g,玉竹20g,当归10g,熟地黄15g,川芎10g,白芍10g,山药20g,石斛15g,山萸肉10g,丹参10g,锁阳10g,淫羊藿10g,鸡血藤15g,姜黄10g,威灵仙10g,地龙10g,苍术10g,黄柏10g。14剂。

2012年9月13日五诊:

病情稳定,诸证有改善,舌淡红,苔薄黄,脉弦细。原法增损。冀病证进一步改善。黄芪30g,当归10g,熟地黄15g,川芎10g,白芍10g,苍术10g,黄柏10g,玉竹15g,白芷15g,山萸肉15g,山药20g,丹参10g,锁阳10g,地龙10g,鸡血藤15g,淫羊藿10g,肉苁蓉10g。14剂。

按语:

痿病之疾,产生之病机多为"肺热叶焦"、"湿热浸淫"、"脾胃亏虚"、"肝肾不足"。治疗痿病仍以重视调理脾胃,补益肝肾为常用治法,"治痿独取阳明"即是调理脾胃,其意有二:一是健运脾胃,使气血生化充足,肌肉生长,二是清泻脾胃湿热,使气血运行通畅,经络通利。补益肝肾多用养阴清热,然王老注重补阴勿忘补肾助阳,阳中求阴,仿虎潜丸之组方用锁阳、淫羊藿、肉苁蓉等物。

痿病(重症肌无力)

龚某,女,46岁。

2011年11月10日初诊:

神疲肢软乏力16年,近1年伴胸闷气短,吞咽困难,双眼睑下垂,头微晕,腰不痛,纳食不多,夜寐谵,大便成形。舌淡红,苔薄黄,脉弱。西医诊断为重症肌无力,中医属"痿病",名"肌痿",脾肺气虚,肝木失于条达,拟补脾肺,疏肝木。白参10g^{煎兑},黄芪30g,当归10g,百部10g,桔梗10g,全栝楼20g,杏仁10g,柴胡10g,黄芩10g,炙甘草5g,升麻5g,白术10g,百合20g,丹参10g。14剂。

2011年11月28日二诊:

吞咽困难有改善,双眼睑下垂也有好转,舌淡红,苔薄黄,脉弱。疏肝健脾汤加减续进。白参10g^{煎兑},黄芪30g,柴胡10g,广木香10g,白芍10g,枳壳10g,白术10g,陈皮10g,炙甘草5g,当归10g,升麻5g,葛根15g,桔梗10g,杏仁10g,丹参10g。30剂。

2011年12月28日三诊:

前列诸般气虚痿弱之象均获显著进步,症状已剩轻微,舌淡红,苔薄黄,脉弦缓。再拟肝脾并治,升举肺气。白参10g^{煎兑},黄芪30g,白术10g,当归10g,升麻5g,柴胡10g,炙甘草5g,百合20g,杏仁10g,桔梗10g,紫菀10g,百部10g,丹参10g,陈皮10g。30剂。

2012年2月21日四诊:

痿弱之象续见改善,舌淡红,苔薄黄,脉弱。仍主补脾疏肝宣肺,以冀痊愈。白参10g^{煎兑},黄芪30g,当归10g,白芍10g,陈皮10g,升麻5g,柴胡10g,炙甘草3g,百部10g,桔梗10g,杏仁10g,白术10g,丹参10g,山药20g。30剂。

2012年6月5日五诊:

停药数月,病情稳定。神疲间现,胸闷气短、吞咽困难不著,今晨起左上眼睑微下垂,舌淡红,苔薄黄,脉弱。再拟原法治之。白参10g^{煎兑},黄芪30g,当归10g,白术10g,陈皮10g,升麻5g,柴胡10g,白芍10g,杏仁10g,桔梗10g,百部10g,炙甘草5g,山药20g,茯苓10g。30剂。

2012年7月17日六诊:

眼睑已不下垂,胸闷气短神疲亦除,无吞咽困难,夜寐尚谧,大便成形,日解2次。舌淡红,苔薄黄,脉缓弱。本病先后共投服补肺健脾疏肝之剂百余剂,症状臻于缓解,是此治法有效,原法巩固。白参10g^{煎兑},黄芪30g,当归10g,白术10g,陈皮10g,炙甘草5g,桔梗10g,百部10g,柴胡10g,升麻5g,山药20g,茯苓10g,白芍10g。14剂。

按语:

脾主肌肉,为气血生化之源,肝主筋,为罢极之本,肺主气,司治节。胞睑属脾所辖,肺脾气虚则肌无力,故神疲乏力、肢软、气短、吞咽困难,眼睑下垂;欲使肺脾之气奉养全身,并上至胞睑、咽喉,尚需肝木疏泄升举、肺气宣发。故本病从肝、脾、肺施治,疏肝健脾宣肺,予疏肝健脾汤加减(疏肝健脾汤为王老验方:白参 10g,黄芪 30g,柴胡 10g,白芍 10g,枳壳 10g,白术 10g,陈皮 10g,炙甘草 5g,当归 10g,升麻 5g。该方由补中益气汤合四逆散加减组成。肝脾同治,补中有散,疏中有升)。然宣发肺气,用桔梗、杏仁、紫菀之属,赖肺气宣发,职司治节。

3. 面额痛(三叉神经痛)

王某,女,40岁。

2006年3月12日初诊:

左侧颜面、头颈部位疼痛,尤以左额、眼、耳后疼痛为剧,呈触电样暴痛,短时消除。局部无红肿,口不渴,纳食不多,夜寐尚谧,二便调,舌淡红,苔薄黄,脉弦细。诊断:三叉神经痛。气血不调,经络不利,拟调理气血、通经活络为法。白芍 20g,片姜黄 10g,全虫 4g,僵蚕 10g,延胡 10g,甘草 5g,川芎 10g,天麻 10g蒸兑,地龙 10g,白附子 5g,防风 10g,蔓荆子 10g,白蒺藜 10g,白芷 20g,鸡血藤 15g。10剂。

2006年4月3日二诊:

前症药后减缓,停药1周后复作,痛势较前减轻。舌淡红,苔薄黄,脉弦细。面风为病,风阳上亢阳明经络,经络失利,原法出入。白芍 20g,全虫 4g,僵蚕 10g,延胡索 10g,甘草 5g,川芎 10g,天麻 10g蒸兑,地龙 10g,白附子 5g,防风 10g,蔓荆子 10g,白蒺藜 10g,白芷 20g,络石藤 15g。14剂。

2006年4月18日三诊:

头痛减缓,仅局限于左侧耳后颈部隐痛,痛则欲呕,左鼻呼吸不爽,口不渴,大便如常,舌淡红,苔薄黄,脉弦细。白芍 20g,白芷 15g,防风 10g,羌活 8g,葛根 20g,川芎 10g,天麻 10g蒸兑,地龙 8g,白附子 5g,甘草 5g,延胡索 10g,全虫 4g,片姜黄 10g,蔓荆子 10g,鸡血藤 15g。14剂。

2006年5月8日四诊:

额面疼痛已减缓,仅左耳后隐痛,未见呕恶,舌淡红,苔薄黄,脉弦细。仍属风痰上扰,清窍失宁,再拟祛风豁痰,和络止痛。天麻 10g蒸兑,羌活 8g,川芎 10g,防风 10g,白芍 20g,白蒺藜 10g,全虫 4g,炙甘草 5g,地龙 10g,僵蚕 10g,延胡索 10g,白芷 20g,葛根 20g,细辛 3g,丹参 15g。10剂。

按语:

三叉神经痛中医病名面额痛、面风,因其疼痛部位多在阳明、少阳经所过之处,又因疼痛暴作,短时即逝,故常责之少阳肝胆、阳明胃肠风火与痰瘀互结,痹阻经络,或阳明气血不调,经络利失。本案以调理气血、祛风豁痰、和络止痛为法,其效可见。王老用栀子清肝汤、龙胆泻肝汤、泻心汤之类治疗该病者亦不在少数,并注重止痛药及引经药的使用,如芍药甘草汤、延胡索、白芷、细辛等。

4. 身痛（躯体不适综合征 2 案）

案 1：邹某某，男，52 岁。

2010 年 8 月 30 日初诊：

一身疼痛反复 20 余年，满身胀痛，或上肢或下肢，或胸腹或腰背，与天气变化无关，不时咯吐清痰，头不晕，夜寐不谧，纳食尚馨，口不干苦，二便调。舌淡红，苔薄黄，脉细弦。身痛，肝主疏泄，主筋脉，司血道，病乃肝气怫郁，气血逆调，筋脉失养所致，故治宜遵陈士铎所倡"诸痛治肝"法。柴胡 10g，当归 10g，白芍 15g，炒苍术 15g，秦艽 10g，川芎 10g，威灵仙 10g，鸡血藤 15g，乳香 10g，没药 10g，胆南星 5g，法半夏 10g，片姜黄 10g，炙甘草 5g，白芥子 5g，薏苡仁 30g，桂枝 5g。14 剂。

2010 年 9 月 14 日二诊：

病症有改善，一身胀痛及两胸胁刺痛较前为轻，夜寐有时不谧，咯吐白黏痰，舌淡红，苔薄黄，脉弦细。仍属肝气怫逆，气机郁滞，血脉不和，身痛治肝。柴胡 10g，当归 10g，炒苍术 10g，白芍 10g，秦艽 10g，片姜黄 10g，薏苡仁 20g，炙甘草 3g，威灵仙 10g，法半夏 10g，茯苓 10g，乳香 10g，没药 10g，丹参 10g，炒蒲黄 10g，五灵脂 10g。14 剂。

2010 年 10 月 9 日三诊：

前症改善明显，身痛偶作，发时皮肤有小结节，示原法有效，宜加强化痰散结之品。柴胡 10g，当归 10g，白芍 15g，苍术 10g，白术 10g，茯苓 10g，丹参 10g，白芥子 5g，薏苡仁 30g，甘草 3g，乳香 10g，没药 10g，秦艽 10g，威灵仙 10g，片姜黄 10g，胆南星 5g，地龙 10g。14 剂。

案 2：袁某，女，51 岁。

2012 年 7 月 25 日初诊：

一身酸胀疼痛伴大便干结为苦，痛甚时手不能触摸。舌淡红，苔薄黄，脉细弦。肝主疏泄且藏血，又司血道，濡筋膜，故周身疼痛多缘肝阴血亏虚，肝木失疏所致。昔贤陈士铎倡导"诸痛治肝"法即是此意。柴胡 10g，当归 10g，白芍 15g，香附 10g，麦冬 10g，北沙参 10g，片姜黄 10g，秦艽 10g，威灵仙 10g，全栝楼 20g，茯神 15g，柏子仁 10g，炒枣仁 20g，天麻 10g^{蒸兑}，葛根 20g，炙甘草 3g。10 剂。

2012 年 8 月 6 日二诊：

前方药后原一身酸胀痛，手不能触摸明显好转，唯两小腿时而转筋，大便已畅通，夜寐不佳。舌淡，苔薄黄，脉细弦。从上可见陈士铎所倡"诸痛治肝"之说，诚经验之见，绝非臆测。柴胡 10g，当归 10g，白术 10g，白芍 15g，片姜黄 10g，秦艽 10g，威灵仙 10g，全瓜蒌 20g，茯神 15g，鸡血藤 15g，葛根 20g，柏子仁 10g,炒枣仁 20g,炙甘草 3g,木瓜 10g。10 剂。

按语：

身痛从肝论治为王教授学术经验之一,其理论渊源于陈士铎"诸痛治肝"法。《石室秘录·单治法》曰："人身痛,又两手痛,又两足痛,腹痛,心痛者,……论此症满身上、下、中央俱病矣,当先治肝为主,肝气一舒则诸症自愈,不可头痛救头,脚痛救脚也。"方用柴胡一钱,白芍五钱,茯苓五钱,甘草一钱,陈皮一钱,当归二钱,苍术二钱,薏苡仁五钱,栀子一钱,水煎服,此方逍遥散之变方也。单治肝经之郁,而又加去湿之品。盖诸痛皆属于火,而两足之痛又兼有湿气作祟。方中栀子以清火,用薏仁以去湿,故虽治肝之一经,而诸经无不奏效也"。王教授师其意而广之,随症加减,据吐痰、皮肤有小结节、久病多痰,配伍白芥子、胆南星、法半夏等化解痰浊;据气病治血,配伍乳香、没药、地龙、丹参、蒲黄、鸡血藤、五灵脂等活血化瘀;据不同疼痛部位,配伍姜黄、秦艽、威灵仙、豨莶草、桂枝、木瓜等祛风除湿止痛。

5. 面风(左侧面神经痉挛)

朱某某,男,53 岁。

2012 年 7 月 19 日初诊：

左颜面部及眼睑不时掣动约 1 年许。局部皮肤紧绷,发木,头不晕,腰不痛,夜寐谵,二便调。舌淡黯红,苔薄黄,脉细弦。BP 140/80mmHg。面风之疾(左侧面神经痉挛),络脉空虚,气血逆调,风自内生,干扰阳明脉络而成。故治宜调血气、祛风邪、柔血络。羚羊角 1g^{煎兑},白蒺藜 15g,白芍 20g,炙甘草 5g,当归 10g,熟地黄 15g,川芎 10g,络石藤 15g,钩藤 15g,全蝎 4g,僵蚕 10g,蜈蚣 1 条,地龙 10g,天麻 10g^{蒸兑},黄芪 20g,鸡血藤 15g。14 剂。

2012 年 8 月 9 日二诊：

病症未获明显改善,舌淡红,苔薄黄,脉细弦。再拟平肝息风,柔络止痉。白芍 20g,炙甘草 5g,白蒺藜 15g,全蝎 4g,白附子 5g,防风 10g,蝉蜕 10g,络石藤 15g,地龙 10g,羌活 5g,生地黄 15g,天麻 10g^{蒸兑},僵蚕 10g。14 剂。

2012 年 8 月 24 日三诊：

仍见左侧眼睑及面部不时抽掣,影响同侧睁眼不开,头不晕痛,夜寐有时不谵,腰不痛,舌红,苔薄白,脉细弦。仍属面风。阅既往处方祛风止痉,活血通络偏重,然肝风外现之由常因肝肾阴虚,水不涵木为其主因,故乙癸之阴精未济,其肝风恐难平息。白芍 20g,甘草 5g,生地黄 15g,麦冬 15g,天冬 15g,北沙参 15g,枸杞子 10g,川楝子 10g,当归 10g,天麻

10g^{蒸兑}，钩藤 15g，络石藤 15g，羚羊角 1g^{蒸兑}，僵蚕 10g，地龙 10g，蝉蜕 10g。14 剂。

2012 年 9 月 7 日四诊：

左侧眼睑抽掣有减缓之势，示原法已切合病机，嘱勿食发物，性格平和以补药力之不逮。白芍 20g，甘草 5g，络石藤 15g，天麻 10g^{蒸兑}，钩藤 15g，生地黄 15g，天冬 15g，麦冬 15g，僵蚕 10g，全蝎 4g，羚羊角 1g^{蒸兑}，珍珠母 20g^{先煎}，地龙 10g，蝉蜕 10g。14 剂。

2012 年 10 月 10 日五诊：

停药已半月余，颜面部及眼睑不时掣动已止，间有蚁行感，历时短暂，余症不明显。舌淡红，苔薄白，脉细弦。上方加减以固前效。黄芪 20g，白芍 20g，甘草 5g，络石藤 15g，天麻 10g^{蒸兑}，钩藤 15g，生地黄 15g，麦冬 15g，天冬 15g，僵蚕 10g，全蝎 4g，珍珠母 20g^{先煎}，地龙 10g，蝉蜕 10g。10 剂。

按语：

面风多因肝肾阴血亏虚，水不涵木，虚风内生，筋脉空虚而挛急。补益肝肾，滋水涵木，养血荣筋，息风止痉为其治。处方中地黄、枸杞子、沙参、川楝子、麦冬、当归为一贯煎之属，滋阴柔肝；天麻、钩藤、白蒺藜、珍珠母、羚羊角、地龙、僵蚕、全蝎、蜈蚣等平肝潜阳、息风止痉；川芎、白芍、当归、熟地黄，四物汤加黄芪、甘草养血活血，为治风先治血之举。防风、蝉蜕为祛风圣药，内风、外风皆宜；络石藤、钩藤、鸡血藤善走窜而入血络筋脉。全蝎、白附子、僵蚕为牵正散，善治口眼㖞斜，此处用以加强祛风通络、引药入病所。

6. 口僻（右侧面神经麻痹）

李某某，男，54 岁。

2012 年 9 月 19 日初诊：

口角左侧㖞斜 3～4 日，右侧面部发麻，右目闭合不密，饮水右口角渗出，右侧头痛。舌淡红，苔薄黄，脉弦细。有高血压病史，已服降血压西药，今日 BP 140/95mmHg。经头颅 CT 排除颅内病变，西医诊断为右侧面神经麻痹。中医病名口僻，或吊线风。系由络脉空虚，风邪入袭，"正气引邪，㖞僻不遂"。拟补气血，祛风柔络。黄芪 20g，当归 10g，白芍 20g，熟地黄 15g，川芎 10g，天麻 10g^{蒸兑}，白附子 5g，防风 10g，僵蚕 10g，全蝎 4g，羌活 5g，地龙 10g，络石藤 15g，炙甘草 5g，白芷 15g。10 剂。

2012 年 9 月 29 日二诊：

口角左侧㖞斜已不明显，饮水不渗出，闭目正常，右侧面部间现麻木，时有掣动感，两目疲劳，头痛减缓。舌淡红，苔薄黄，脉弦细。BP 135/90mmHg。

再拟原法出入。黄芪 20g,当归 10g,白芍 10g,熟地黄 15g,川芎 10g,天麻 10g^{蒸兑},僵蚕 10g,白附子 5g,全蝎 4g,防风 10g,白芷 20g,炙甘草 5g,地龙 10g,络石藤 15g,白蒺藜 15g。14 剂。

药后 1 个月,病愈。

按语:

口僻俗称吊线风,医家多将其归入风门中,以口眼㖞斜、口角流涎,言语不清为主症,常有受风外感史,可伴有耳后疼痛,而无半身不遂、舌㖞斜,突然昏仆等中风之象。多由正气不足、风邪入中经络、气血痹阻所致。《诸病源候论·偏风口㖞候》说:"偏风口㖞是体虚受风,风如于口之筋也,足阳明之筋,上夹于口,其筋偏虚,而风因乘之,使其经筋急而不调,故令口㖞僻也。"治疗以补益气血,祛风柔络为法,黄芪四物汤合牵正散加减。

7. 麻木(多发性硬化)

魏某某,男,45 岁。

2010 年 3 月 11 日初诊:

头晕,左侧面部发麻,舌麻,左下肢亦觉麻木 2 月余。左上肢尚可,无腰痛,夜寐纳食及二便均可。舌淡红,苔薄黄,脉弦细。西医经脑脊液及 MRI 检查拟诊为多发性硬化。中医以"麻木"名之。肝肾亏虚髓海不足为本,痰瘀互结、气血逆调、经络失利为标,拟补肝肾益精气,化痰瘀通经络为法。黄芪 30g,天麻 10g^{蒸兑},熟地黄 15g,山药 20g,山萸肉 10g,丹参 10g,法半夏 10g,白芥子 5g,茯苓 10g,僵蚕 10g,地龙 10g,豨莶草 10g,露蜂房 10g,姜黄 10g,白芍 10g,鸡血藤 15g。14 剂。

2010 年 3 月 25 日二诊:

头晕已除,左下肢发麻减轻,余恙未已。舌淡红,苔薄黄,脉弦细。原法合拍,加减续进。黄芪 30g,天麻 10g^{蒸兑},熟地黄 15g,山药 20g,山萸肉 10g,丹参 10g,法半夏 10g,白芥子 5g,茯苓 10g,僵蚕 10g,地龙 10g,豨莶草 10g,露蜂房 10g,姜黄 10g,白芍 10g,鸡血藤 15g。20 剂。

2010 年 4 月 25 日三诊:

左面部发麻,舌麻,左下肢麻木明显改善,舌淡红,苔薄黄,脉弦细。仍以补益肝肾,调理气血,化瘀祛痰更进一步。黄芪 30g,天麻 10g^{蒸兑},熟地黄 15g,山药 20g,山萸肉 10g,丹参 10g,法半夏 10g,茯苓 10g,僵蚕 10g,地龙 10g,豨莶草 10g,露蜂房 10g,姜黄 10g,白芍 10g,鸡血藤 15g,红花 5g。14 剂。

按语:

麻木是指肌肤、肢体发麻,甚至全然不知痛痒。即所谓"不仁"。麻木多因肝肾精亏,气虚不运,血虚不荣,风湿痹阻,痰瘀阻滞所致。以六味地黄之三补强肝肾；黄芪、白芍等益气血；法半夏、茯苓、白芥子化痰浊；丹参、地龙、鸡血藤、红花行瘀血；天麻、露蜂房、僵蚕祛风邪，姜黄、僵蚕、豨莶草通经络，综合治理，效如桴鼓。

8. 颤证（帕金森病2案）

案1：刘某某，男，76岁。

2008年7月15日初诊：

患帕金森病，高血压，冠心病，现双下肢软弱乏力，步履不稳，四肢颤动，头晕痛，纳食不多，口不渴，夜寐不谧，大便偏干，舌淡黯红，苔薄黄，脉弦细。BP 135/85mmHg（已服降压西药）。颤证为主，肝肾亏损，髓海不足，脑络瘀阻。拟补肝肾，益精血，祛风痰，通经活络为法。黄芪30g，白参10g^{煎兑}，熟地黄15g，山萸肉10g，山药20g，茯苓10g，龟板15g，枸杞子10g，怀牛膝10g，白芍10g，当归10g，天麻10g^{蒸兑}，沙苑子10g，菟丝子15g，砂仁6g，肉苁蓉15g，桑螵蛸15g，法半夏10g。10剂。

2008年7月25日二诊：

药后头晕痛、夜寐、手足不时颤动等均改善，仍健忘，舌淡黯红，苔薄黄，脉弦细。原法出入。上方加益智仁10g。14剂。

2008年8月10日三诊：

双下肢偶掣动，扶杖能行，双手抖动亦有减轻，头晕痛不著，夜寐欠谧，食纳尚可，大便干结，2～3日一解，夜尿3～4次，舌淡黯红，苔薄黄，脉弦细。BP 130/85mmHg。仍补肾益精、息风豁痰、润通大肠。黄芪30g，白参10g^{煎兑}，熟地黄15g，山萸肉10g，山药20g，茯苓10g，龟板15g^{先煎}，怀牛膝10g，白芍10g，钩藤15g，天麻10g^{蒸兑}，枸杞子10g，沙苑子10g，菟丝子15g，益智仁10g，枳壳10g，杏仁10g，桑螵蛸15g。14剂。

案2：邹某某，男，60岁。

2012年5月8日初诊：

左手及双足颤动，口角掣动，头晕，夜寐不谧，纳食尚可，耳失聪，流涎，双下肢乏力，步缓不稳。舌淡黯红，苔薄黄，脉细弦。BP 122/85mmHg。西医诊断为帕金森病、脑白质病变、脑萎缩。中医属颤证、脑髓消。肾精亏虚，髓海不足，风痰内扰，脑络瘀阻，元神失慧。拟补肾益精以荣脑，祛风豁痰，活血通络，醒脑慧神为法。黄芪20g，天麻10g^{蒸兑}，法半夏10g，白术10g，钩藤15g，茯苓10g，熟地黄15g，山萸肉10g，山药15g，丹参10g，石菖蒲5g，炙远志6g，益智仁10g，鸡血藤15g，女贞子10g，枸杞子10g。20剂。

2012年5月28日二诊：

病症大致为前，未获明显进退。舌淡红，苔薄黄，脉细弦，BP 128/

82mmHg。原法出入。天麻 10g^{蒸兑},白术 10g,法半夏 10g,茯苓 10g,黄芪 20g,熟地黄 15g,山药 20g,山萸肉 10g,丹参 10g,白蒺藜 15g,女贞子 10g,枸杞子 15g,石菖蒲 5g,络石藤 15g,益智仁 10g,炙远志 5g,菟丝子 15g。20 剂。

2012 年 6 月 19 日三诊:

口角掣动,肢颤乏力,夜寐等改善。舌淡红,苔薄黄,脉弦细。原法出入。天麻 10g^{蒸兑},钩藤 15g,白蒺藜 10g,白术 10g,法半夏 10g,熟地黄 15g,山萸肉 10g,山药 15g,黄芪 20g,茯神 15g,丹参 10g,女贞子 10g,枸杞子 10g,益智仁 10g,石菖蒲 5g,炙远志 5g,络石藤 15g。20 剂。

2012 年 7 月 18 日四诊:

病症大率如前。舌淡黯红,苔薄黄,脉细弦。BP 120/80mmHg。颤证、脑髓消。肝肾亏虚,髓海不足,风痰上扰,肝风内动,元神失慧。再拟补肝肾,祛风痰,醒脑慧神。黄芪 30g,天麻 10g^{蒸兑},白芍 10g,熟地黄 15g,山萸肉 10g,茯苓 10g,丹参 10g,泽泻 10g,益智仁 10g,法半夏 10g,白术 10g,石菖蒲 6g,炙远志 6g,络石藤 15g,白蒺藜 10g。20 剂。

2012 年 8 月 14 日五诊:

口角掣动消除,仍有头晕痛,口流涎,双下肢软弱乏力,无颤动,纳食一般,夜寐有时不谧,尿频,大便偏干,日解 1 次。舌淡黯红,苔薄黄,脉弦细。原法续进。天麻 10g^{蒸兑},黄芪 20g,白参 10g^{煎兑},熟地黄 15g,山萸肉 10g,山药 15g,丹参 10g,女贞子 10g,枸杞子 15g,葛根 20g,蔓荆子 10g,白芍 15g,炙远志 6g,益智仁 10g,法半夏 10g,钩藤 15g。20 剂。

2012 年 9 月 6 日六诊:

口角抽掣、肢颤已控制,头晕痛不著,流涎有改善,余大致同前。舌淡红,苔薄,脉弦细。原法增强活血养肝之品。天麻 10g^{蒸兑},黄芪 30g,当归 10g,熟地黄 15g,山萸肉 10g,丹参 10g,茯苓 10g,法半夏 10g,陈皮 10g,女贞子 10g,枸杞子 10g,沙苑子 15g,葛根 20g,益智仁 10g,僵蚕 10g。20 剂。

按语:

颤证以四肢或头动摇、颤抖为主要临床症状。《素问·至真要大论》谓:"诸风掉眩,皆属于肝"的"掉"即震颤,今之颤证。王肯堂《证治准绳·杂病》曰:"颤,摇也;振,动也。筋脉约束不住而莫能任持,风之象也。"并指出颤证"壮年少见,中年之后始有之,老年尤多。"多由肝肾不足,气血亏虚,风痰瘀阻,筋脉失养,络脉不利所致。治当滋养肝肾,补益气血,化痰息风,祛瘀通络。王师常用参芪左归汤(验方)、滋生青阳汤、半夏白术天麻之类,随证加减。

二、男 科 病

1. 精癃（慢性前列腺炎 3 案）

案 1：林某，男，39 岁。

2010 年 9 月 3 日初诊：

小便灼热疼痛、尿频、尿急、小便黄赤或浑浊，心烦，夜寐不谧。舌质红，苔薄黄、脉弦数。前列腺液常规检查显示：卵磷脂小体减少，白细胞（＋＋），脓细胞（＋）。慢性前列腺炎，中医可诊为精癃或精浊，良由肾气亏乏，封藏漏隙，致使湿热下受，逆入精室，令气化失司而成。延久不愈者，恐一为肾气未复，却邪乏力，一为足厥阴肝经绕阴器，主疏泄，肝条达失司，邪亦难祛也。是以益肾疏肝，清利湿热，酌加活血之品乃为其治。黄芪 30g，黄柏 10g，炒苍术 10g，薏苡仁 30g，柴胡 10g，枳壳 10g，白芍 10g，知母 10g，熟地黄 15g，山药 20g，山萸肉 10g，土茯苓 20g，凤尾草 20g，丹参 10g，泽兰 10g，泽泻 10g。10 剂。

2010 年 9 月 14 日二诊：

尿频、尿急、尿痛已除，小便黄清，余同前，舌质红，苔薄黄，脉弦数，原方酌加安神之品。黄芪 30g，黄柏 10g，炒苍术 10g，薏苡仁 30g，柴胡 10g，枳壳 10g，白芍 10g，知母 10g，熟地黄 15g，山药 20g，山萸肉 10g，土茯苓 20g，凤尾草 20g，丹参 10g，泽兰 10g，泽泻 10g，首乌藤 15g，合欢皮 15g。10 剂。

按语：

《灵枢·经脉》云："肝足厥阴之脉……过阴器，抵少腹。"肝主筋，而前阴为宗筋之所聚，是足厥阴肝经循行所经之处。肝气不疏，病必循经而发。气郁化热，气滞湿停，使湿热聚于下焦，或湿热下受，逆入精室。肾主二阴、司二便，但又必依赖于肝主疏泄之调节作用，疏泄正常，则精液以时出，反之则遗精或阳痿早泄，或尿出白浊，故疏肝理气，清热除湿，滋阴补肾为精浊治疗之常法。

案 2：黄某，男，47 岁。

2009 年 4 月 1 日初诊：

慢性前列腺炎，现腰微痛，耳鸣，间或头晕，尿频，余沥不尽，会阴部作胀，大腿根部发痒，大便先干续溏，舌淡红，苔薄黄，脉弦。精癃之疾，肾精气亏虚为本，湿热下受，逆犯精室，气化失司而成，因足厥阴肝经抵少腹，绕阴器，故肝木失疏亦参与其发病之中。知母 10g，黄柏 10g，黄芪 30g，凤尾草 15g，柴胡 10g，枳壳 10g，白芍 10g，生地黄 15g，炒苍术 10g，虎杖

15g,山药20g,山萸肉10g,牡丹皮10g,泽泻10g,怀牛膝10g,土茯苓20g。14剂。

2009年4月29日二诊：

尿频、尿不尽、会阴部作胀等已不著,仍有神疲,头晕,腰微痛,夜寐易醒。舌淡红,苔薄黄,脉弦。精癃之疾,补肾淡利,疏泄肝木应系合拍之法,循序渐进。知母10g,黄柏10g,黄芪30g,生地黄15g,山萸肉10g,白参10g^{煎兑},山药20g,牡丹皮10g,土茯苓20g,泽泻10g,柴胡10g,虎杖15g,炒苍术10g,白芍10g,枳壳10g,凤尾草15g。14剂。

2009年6月5日三诊：

尿频、余沥不尽、会阴部作胀等续见改善,目前以夜寐早醒不谧、躁烦,口干苦为主。舌淡红,苔薄黄,脉弦。心肾失交,神不守舍,原方宜加交通心肾之剂。知母10g,黄柏10g,生地黄15g,山萸肉10g,山药20g,土茯苓20g,牡丹皮10g,泽泻10g,首乌藤30g,莲子心15g,茯神15g,柴胡10g,炒枣仁30g,合欢皮15g,白芍10g。14剂。

2009年7月6日四诊：

尿频有余沥已不明显,口干,大便偏干。舌微红,苔薄黄,脉弦细,原法加滋阴通便之药。知母10g,黄芪30g,黄柏10g,全栝楼20g,炒苍术10g,生地黄15g,山药20g,土茯苓20g,凤尾草15g,柴胡10g,枳壳10g,白芍10g,虎杖15g,玄参10g,山萸肉10g,火麻仁10g。14剂。

2009年7月28日五诊：

慢性前列腺炎,中医可以精癃或精淋名之,羔由肾虚湿热下受,精室或精户气化失司,肝失条达而成,故其治法不外四端,溢肾、淡利、疏肝、活血而已,诸症改善,恐缘由于此,唯活血尚嫌不足。黄芪20g,生地黄15g,山萸肉10g,山药20g,牡丹皮10g,土茯苓20g,泽泻10g,知母10g,黄柏10g,败酱草15g,丹参10g,凤尾草15g,柴胡10g,枳壳10g,白芍10g,虎杖15g。14剂。

2009年8月18日六诊：

神疲易倦、头晕目眩耳鸣、腰痛、夜寐不谧改善,尿频、余沥不尽已除,大便可。舌红苔薄黄,脉弦。肾精气亏乏,肝失条达,湿热内蕴。白参10g^{煎兑},黄芪20g,天冬15g,麦冬15g,生地黄10g,山萸肉10g,山药20g,牡丹皮10g,土茯苓20g,泽泻10g,知母10g,黄柏10g,沙苑子15g,女贞子10g,桑螵蛸15g,车前子10g,覆盆子15g。14剂。

按语：

《景岳全书·淋浊》曰:"有浊在精者必由相火妄动,淫欲逆精以致,精离其位不能闭藏,则源流相继流溢而下,移热膀胱则溺窍涩痛,精浊并至,此皆白浊之因热也。"肝经入小腹，绕阴器，若湿热留滞，精道气血不畅，或久治不愈，肝郁气滞，则易致少腹、会阴等处胀痛不通。故程钟龄指出："浊之因由二，一由肾虚败精流注，一由湿热渗膀胱。"加之肝木疏泄不利，故而小便淋沥不畅。其治法不外益肾、淡利、活血、疏肝四端而已。补肾清利汤（组方：知母10g，黄柏10g，生地黄15g，山药10g，山萸肉10g，牡丹皮10g，泽泻10g，怀牛膝10g，柴胡10g，枳壳10g，白芍10g，茯苓10g，凤尾草15g，石韦15g。）乃王教授之验方，方中知柏地黄丸滋阴清热；柴胡疏肝散疏泄肝木；怀牛膝引水下行且补肾；凤尾草利水通淋。

案3：朱某，男，50岁。

2009年11月1日初诊：

慢性前列腺炎，名精癃，精浊亦可。其症尿频，有中断及分叉之象，余沥不尽，小腹疼痛，腰痛。舌淡红，苔薄黄，脉濡弦。斯疾由肾虚精藏失密，导致湿热之邪下受，逆犯精室而成。知母10g，黄柏10g，黄芪20g，生地黄15g，山萸肉10g，土茯苓15g，萆薢15g，凤尾草20g，山药15g，泽泻10g，柴胡10g，丹参10g，桃仁8g，泽兰10g，车前子10g。14剂。

2009年11月15日二诊：

小便仍有余沥不尽，但中断及分叉之象已不显，无腹痛，腰痛亦有减轻。舌淡红，苔薄黄，脉弦。原方加香附10g，通草10g以增强理气疏肝，利尿通淋之效。知母10g，黄柏10g，黄芪20g，生地黄15g，山萸肉10g，土茯苓15g，萆薢15g，凤尾草20g，山药15g，泽泻10g，柴胡10g，丹参10g，桃仁8g，泽兰10g，车前子10g，香附10g，通草10g。14剂。

2009年11月30日三诊：

小便排出通畅，已无不适。嘱其调情志，慎饮食。原方续服7剂巩固疗效。

按语：

王老治疗此类病证仍以益肾清利并施。肝经绕阴器，主疏泄，故疏泄肝木以冀司条达之能，又精室深藏于内，形体不大，邪热内蕴，局部气血难以调畅，是以又当佐以调和气血之品，柴胡、丹参、桃仁、泽兰、香附即是此用。辨证得当，立法有序，遣方用药丝丝入扣，故而疗效颇著。

2. 遗精（2案）

案1：秦某，男，27岁。

2010年9月6日初诊：

夜寐梦扰不谧，滑精频作，头晕，无耳鸣，腰酸痛，神疲乏力，二便调，舌淡红，苔薄黄，脉弱。病遗精，肾精气亏虚，精关失固，相火偏旺，心肾不交，拟补肾固精，清火泄热，交通心肾。白参10g^{煎兑}，黄芪30g，熟地黄

15g,山萸肉 10g,山药 20g,牡丹皮 10g,知母 10g,黄柏 10g,首乌藤 15g,煅牡蛎 20g,金樱子 15g,芡实 20g,莲须 10g,沙苑子 15g,龙齿 15g^{先煎},菟丝子 15g。14 剂。

2010 年 9 月 22 日二诊:

滑精次数减少,头晕不著,仍有夜寐梦扰,腰酸痛,神疲易倦。舌淡红,苔薄黄,脉缓弱。遗精,病机如前述。再拟补肾固精,清火泄热,交通心肾。白参 10g,黄芪 20g,生地黄 15g,熟地黄 15g,山萸肉 10g,山药 20g,黄连 5g,知母 10g,黄柏 10g,茯神 15g,莲子心 5g,首乌藤 15g,煅牡蛎 20g,金樱子 15g,芡实 20g,莲子须 10g,沙苑子 15g,龙齿 15g^{先煎},菟丝子 15g。14 剂。

2010 年 10 月 7 日三诊:

病症大致如前,遗精 2~3 日一次,头微晕,腰酸胀,夜寐有时不谧,口微干,纳食一般,尿频。舌淡红,苔薄黄,脉细弦。白参 10g^{煎兑},黄芪 20g,生地黄 15g,山萸肉 10g,山药 20g,黄连 5g,知母 10g,黄柏 10g,牡丹皮 10g,茯神 15g,煅牡蛎 20g,龙骨 10g^{先煎},金樱子 20g,芡实 20g,莲子须 10g,沙苑子 15g。14 剂。

2010 年 10 月 22 日四诊:

前症均获改善,纳食如常,口微干。舌淡红,苔薄黄,脉弱。再拟补肾益精清泄相火。白参 10g^{煎兑},黄芪 20g,熟地黄 15g,山萸肉 10g,山药 20g,知母 10g,黄柏 10g,牡丹皮 10g,茯神 15g,女贞子 10g,枸杞子 15g,金樱子 20g,芡实 20g,莲子须 10g,沙苑子 15g。10 剂。

2010 年 11 月 1 日五诊:

前述诸症均获进一步改善。舌淡红,苔薄黄,脉弱。仍属虚证,肾精气亏虚,精关失固,心肾不交,拟补肾固精,交通心肾,清泄相火。白参 10g^{煎兑},黄芪 20g,生地黄 15g,熟地黄 15g,山萸肉 10g,山药 20g,知母 10g,黄柏 10g,泽泻 5g,茯神 15g,首乌藤 15g,煅牡蛎 20g,金樱子 15g,芡实 20g,莲子须 10g,沙苑子 15g,龙齿 15g^{先煎},菟丝子 15g。10 剂。

按语:

"梦之遗者,谓之梦遗;不梦而遗者,谓之滑精。"时至清代将遗精分为梦遗和滑精,后世医家多沿用至今。临证辨治中很难截然分开,故统称之为遗精。综观此证,肾虚精关不固此为虚;君相火旺,精室受扰此为实,虚实并见,治当兼调。故补肾固精,清火泄热,交通心肾为其治疗大法。王老采用参芪地黄汤合益肾固精之品而收效。

案 2:彭某,男,40 岁。

2010 年 8 月 13 日初诊:

梦遗,1周2～3次,伴头晕痛,腰膝酸软,心烦易躁,纳食一般,口渴,口中异气。大便有时偏溏,溲清,无尿频,尿痛。舌淡黯红,苔薄,脉弦细。遗精,君相火旺,精关不固,然其火旺之因,实缘肝木失疏,郁热化火,移易于心肾,治宜泻肝清心,滋阴补肾。牡丹皮10g,炒栀子10g,川黄连5g,黄芩10g,知母10g,黄柏10g,生地黄20g,白芍15g,龟板10g^{先煎},莲须10g,沙苑子15g,芡实20g,金樱子15g,龙骨10g^{先煎},柴胡10g,煅牡蛎30g。10剂。

2010年8月24日二诊:

遗泄4日未现,尿频余沥不尽,无尿痛,上方增损。牡丹皮10g,炒栀子10g,川黄连5g,知母10g,黄柏10g,生地黄20g,白芍15g,莲须10g,沙苑子15g,芡实20g,金樱子15g,龙骨10g^{先煎},柴胡10g,煅牡蛎30g。覆盆子15g,桑螵蛸10g,益智仁10g。14剂。

2010年9月8日三诊:

小便已通畅,余沥不尽明显减轻,遗精未再现,纳食尚馨,大便调。舌淡红红,苔薄白,脉弦细。原方续进。10剂。

按语:

《灵枢·本神》称遗精为"精时自下"。《金匮要略》则称为"梦失遗",《诸病源候论·虚劳病证候》曰"肾气虚弱,故精溢也。"《丹溪心法·遗精》提出:"精滑专主湿热。"知母、黄柏性苦寒而降肾火,坚肾阴,两药相须为用,且能直达病所;丹皮、炒栀子、白芍、柴胡、生地黄、白芍,取滋水清肝饮之意滋阴疏肝清热;沙苑子、芡实、金樱子、龙骨、煅牡蛎补肾固摄。

三、妇 科 病

1. 月经量少(2案)

案1:杨某,女,38岁。

2010年7月11日初诊:

月经应期而至,量少,色微黯红块少,约2～3天即干净,腹微痛,伴见心烦,心悸,胸闷,夜寐醒后则难以复眠,手心微红,纳食尚佳,口不苦,大便偏干1日一更,小溲正常,舌淡红,苔薄黄,脉弦细。傅山云:先期者火气上冲,多寡者,水气之验。故先期而来多者,火热而水有余;先期而来少者,火热而水不足。治之法,不必泻火,只专补水,水既足而火自消矣,亦既济之道矣。师云:此血热经少之疾,冲任失调,心肝不济,阴血少而生虚热,肝肾阴亏,故月经量少;心悸,夜寐欠安示心肾不交。肝气失疏,血海血少气滞,拟疏肝行气,滋补肝肾,养血调经。生地黄10g,地骨皮10g,白芍15g,天冬10g,阿胶10g^{烊化},玄参 10g,熟地黄 15g,当归 10g,龟板 10g^{先煎},炒酸枣仁 10g,柏子仁 10g,银柴胡 10g,全栝楼 10g。14 剂。

2010 年 7 月 26 日二诊:

药后月经来潮,经量较前增加,无血块,无腹痛,心烦、心悸、胸闷、夜难入眠等明显改善,大便成形不结,1～2 日一行,小便调。舌淡红,苔薄白,脉弦细。上方疏肝木以畅血道,养阴血以济上源,已见成效,巩固续进。生地黄 10g,地骨皮 10g,白芍 15g,天冬 10g,阿胶 10g^{烊化},玄参 10g,熟地黄 15g,当归 10g,龟板 10g^{先煎},炒酸枣仁 10g,柏子仁 10g。14 剂。

按语:

《证治准绳》曰:"经水涩少,为虚为涩,虚则补之,涩则濡之。"《医学正传·妇人科》云:"月经全借肾水施化,肾水既乏,则经血日益干涸,渐而至于闭塞不通。"月经量的多少与肾之元气精血有密切关系。肾气盛,天癸至,任脉通,太冲脉盛,则月事方能按时而下。薛立斋曰:"血者,水谷之精气也,和调于五脏,洒陈于六腑,妇女则上为乳汁,下为月水。"肾气旺,冲脉充盈则经血自调;精血互生,精血充盛与肾阴密不可分。肾精亏虚,气血生化乏源,冲任不盛,血海空虚,则经血量少。所以医治月经量少,补肾是其根本。"血道由肝",欲使血海满盈,溢于胞宫,如时而下,还当辅以理气活血之品。故方中生地黄、地骨皮、银柴胡、玄参、天冬等滋阴清热,阿胶、熟地黄、当归、龟板滋补阴血,炒枣仁、柏子仁养心安神。全方养阴血以济上源。疏肝木以畅血道。

案 2:刘某,女,35 岁。

2011 年 5 月 13 日初诊:

患者 2 年前行人工流产两次后,月经量即逐渐减少,至现在 2 天即净,经中西医多方医治未愈。刻下症见时觉头晕、眼花、耳鸣,心烦,面色少华,心悸乏力,精神不佳,小腹隐痛,经量涩少、色淡。舌质淡,脉沉细缓。中医诊断为月经过少,证属肝郁血虚。治以养血柔肝调经。当归 10g,白术 10g,山药 15g,益母草 15g,熟地黄 15g,阿胶 15g^{烊化},白芍 15g,茯苓 10g,枸杞子 15g,柴胡 10g,香附 10g,川芎 10g。10 剂。

2011 年 5 月 25 日二诊:

药后精神转佳,小腹隐痛明显缓解,头晕眼花,耳鸣心烦亦似有好转,舌质淡,脉沉细。效不更方,原方续进。10 剂。

2011 年 6 月 5 日三诊:

2 日前月经来潮,此次经量较前增多,经色淡红,无腹痛,头晕眼花不著,心悸乏力续有缓减。舌淡,苔薄白,脉沉细缓。柴胡 10g,白术 10g,山药 15g,益母草 15g,熟地黄 15g,阿胶 15g^{烊化},白芍 15g,茯苓 10g,枸杞子 15g,香附

10g，川芎 10g。10 剂。

按语：

《万氏女科》指出："经水来少者，责其血虚少也，四物人参汤主之"。王老认为，治妇科病证须重气血，妇人以血为本，妇科病治疗须以调理气血为要，从脾、肾、肝论治。脾居中州，体阴用阳，主运化，主统血，为后天之本，气血生化之源。肾藏精为先天之本，位居下焦，为阴中之至阴。肾开窍与封藏有节，则月经按时而至，经水排泄适度。若反之，则可出现月经量少，甚则闭经。故临床治疗宜健脾补肾，以益其虚，养其损。但虽肾为先天之本，脾为后天之本，气血之源头在乎脾肾，然对气血的调和、经血之排泄则离不开肝之疏泄。肝连属冲任二脉，主藏血，任主胞宫，冲为血海，共同治理调节经水盈下。若肾精充盛，脾气健运，气血生化有源，加之肝疏泄有度，则血海充盈，女子月经以时下。

2. 月经淋漓不尽

谢某，女，38 岁。

2007 年 9 月 26 日初诊：

近 3 年来月经淋漓不断，1 个月行经时间长达 20 余日，其色鲜红，有时夹有血块，量或多或少，无痛经，无腰酸痛，夜寐欠安，纳食馨、二便尚调。舌淡红，苔薄黄，脉弦细。肾精亏虚，肝郁化热。拟补肾养血，疏肝清热。柴胡 10g，当归 10g，白芍 15g，牡丹皮 10g，栀子 10g，茯苓 10g，生地黄 15g，女贞子 10g，墨旱莲 10g，阿胶 10g^{烊化}，山萸肉 10g，黄柏 10g，黄芪 10g，仙鹤草 10g，花蕊石 10g，熟大黄 5g。10 剂。

2007 年 10 月 8 日二诊：

服前药方后月经已净，腹不痛，腰不胀，口微干，纳食夜寐均可。舌淡红，苔薄黄，脉弦细。原法加减，加强养阴清热之品。牡丹皮 10g，栀子 10g，柴胡 10g，当归 10g，生地黄 15g，熟地黄 15g，赤芍 10g，白芍 10g，甘草 3g，阿胶 10g^{烊化}，天冬 15g，麦冬 15g，女贞子 10g，墨旱莲 10g，黄柏 10g，知母 10g，黄芪 20g，黄连 5g。10 剂。

按语：

"肾为先天之本"，主藏精，精生血。《傅青主女科》亦言"经本于肾"，"经水出诸肾"，"肝为女子先天"，主疏泄，司血道。证属肾精气亏虚，固涩无力，肝失条达，疏泄失司，血道热郁，故经水难以按期而止。方选丹栀逍遥散疏肝理气，清肝泄热；二至丸加味补肾填精以生血。服药后肝气疏，郁热清，精血充盛，则经道自然畅通也。

3. 月经先期

姜某某，女，26 岁。

2009 年 7 月 20 日初诊：

月经提前 6～8 天而至已近半年，量多，色红紫有块，质黏而稠，伴心烦易怒，少寐多梦，口苦以晨起为著。舌红，苔薄黄，脉弦数。肝郁血热，拟疏肝清热，养血调经。黄芩 20g，生地黄 30g，白芍 15g，当归 15g，炒蒲黄 15g，地骨皮 15g，牡丹皮 15g，柴胡 15g，栀子 15g，香附 10g，月季花 10g。10 剂。

2009 年 8 月 2 日二诊：

药后月经未提前而至，口已不苦，仍夜寐不安。舌红，苔薄黄，脉弦。原方稍加养心安神之品。黄芩 20g，生地黄 30g，白芍 15g，当归 15g，炒蒲黄 15g，地骨皮 15g，牡丹皮 15g，柴胡 15g，栀子 15g，香附 10g，月季花 10g，炒枣仁 15g，首乌藤 10g。10 剂。

2009 年 8 月 20 日三诊：

此次月经周期间隔 29 天，已属正常，夜寐亦好转，方证合拍。原方加减续进。生地黄 30g，白芍 15g，当归 15g，地骨皮 15g，石斛 10g，牡丹皮 15g，柴胡 15g，栀子 15g，香附 10g，月季花 10g，炒枣仁 15g，首乌藤 10g。10 剂。

按语：

肝藏血，女子以血为根本，全身各部化生之血，皆藏于肝，余者下注血海，而为月经，如《妇人大全良方》所说："经水者，阴血也，上为乳汁，下为月水。"故前人有"女子以肝为先天"之说。肝喜条达疏泄，肝气畅达，血脉流通，则月经按期而至。且肝为刚脏，内寄相火，肝气条达，相火宁静。若肝郁化火，相火内燃，则血海灼沸。故王老以疏肝清热，养血调经治之，使肝气疏，肝热清，阴血得以滋养，月事以时下。

4. 乳癖（乳腺小叶增生）

张某，女，41 岁。

2011 年 4 月 12 日初诊：

双侧乳房包块，经行胀痛 3 年余，曾诊断为乳腺小叶增生，中医可诊为乳癖。刻下以胸乳部胀痛为主，夜寐有时梦扰，纳食尚馨，月经量少，舌淡红，苔薄黄，脉弦细。乳癖之疾，足厥阴肝经布达于胸胁。肝气疏泄不利，气血不调故而乳房胀痛，月经量少。治以疏肝理气，和血散结。柴胡 10g，当归 10g，白芍 15g，白术 10g，茯苓 10g，枳壳 10g，蒲公英 15g，郁金 10g，青皮 10g，荔枝核 20g，旋覆花 10g，玫瑰花 10g，川楝子 10g，延胡索 10g，甘草 3g。10 剂。

2011 年 4 月 23 日二诊：

乳腺小叶增生属中医乳癖之列，病之成多因肝之怫郁，条达失畅，致令乳中络脉血之郁滞,瘤积为块。前方投以疏肝解郁,和血散结,药后乳胀痛已不著,按之微痛,口中异气,胃中热郁上蒸之象。原方酌加清胃之品。柴胡 10g,枳壳 10g,白芍 10g,蒲公英 15g,郁金 10g,青皮 10g,当归 10g,旋覆花 10g,川楝子 10g,延胡索 10g,地骨皮 10g,黄芩 10g,甘草 3g,荔枝核 15g,海蛤壳10g^{先煎},玫瑰花 10g。10 剂。

按语:

本病属中医"乳癖"之范畴,《疡科心得集》曰:"乳癖由肝气不疏,郁结而成。"肝气不舒而郁结,易横逆犯胃,致脾失健运,痰浊内生,加之气血运行不畅,易凝痰为核,阻于乳络形成肿块故乳中结块。肝经循于乳,肝气不舒,经气不利,故乳房胀痛。方中郁金、柴胡疏肝解郁;川楝子、延胡索理气疏肝止痛;当归、白芍养血柔肝,补其体以制横逆之气,两两相配,深得肝为"体阴用阳"之旨;白术、茯苓、甘草益气健脾,脾健气血生化有源,而防肝侮;荔枝核、旋覆花理气散结。全方共奏疏肝解郁、活血散结止痛之功效。

四、五 官 科

1. 口苦(口中异味 2 案)

案 1:何某某,男,52 岁。

2008 年 7 月 29 日初诊:

近十余日口苦涩不适且干,纳食欠佳,无胃胀痛,夜寐可,二便调。舌淡隐青,苔白,脉弦缓。B超显示:慢性胆囊炎改变。口中异味,责之于肝胆疏泄失司,通降不利,胆气逆入于胃,上熏于口所致,治宜疏泄肝胆,芳香除秽。藿香10g,佩兰 10g,柴胡 10g,黄芩 10g,郁金 10g,石菖蒲 6g,甘草 5g,法半夏 10g,陈皮 10g,白术 10g,茯苓 10g,荷叶 10g,神曲 10g,谷芽 10g,麦芽 10g,川黄连8g。7 剂。

2008 年 8 月 5 日二诊:

经上方药治疗后口干苦显减,而未尽除,舌淡红,苔薄黄,脉弦缓。再拟清肝胆而泄胃热。柴胡 10g,黄芩 10g,枳壳 10g,竹茹 10g,陈皮 10g,石菖蒲 6g,郁金 10g,佩兰 10g,荷叶 10g,炒栀子 10g,百合 15g,蒲公英 10g,石斛 15g,甘草 5g。7 剂。药后口苦干涩消除。

案 2:廖某某,女,48 岁。

2009 年 6 月 20 日初诊:

口干苦,夜间尤甚 1 月余,脘腹胀痛牵扯左肩背,夜寐梦扰纷纷,纳食不馨,二便可。舌淡红,苔薄黄,脉滑。慢性胆囊炎、慢性胃炎史。胆胃郁热,气机不畅,上蒸于口,扰乱神魂。柴芩温胆汤加减。柴胡 10g,黄芩 10g,百合 20g,郁金 10g,石菖蒲 6g,甘草 5g,法半夏 10g,陈皮 10g,枳壳 10g,茯神 10g,荷叶 10g,藿香 10g,蒲公英 10g,谷芽 10g,麦芽 10g。10 剂。

2009 年 6 月 30 日二诊:

药后胆热得清,口苦遂除,脘腹胀痛也减,夜寐梦扰,食纳一般,大便调。舌淡红,苔薄黄,脉弦滑。原方加减再进。柴胡 10g,黄芩 10g,竹茹 10g,苏叶 6g,百合 15g,蒲公英 10g,法半夏 10g,陈皮 10g,白芍 10g,茯苓 10g,枳实 10g,炒枣仁 15g,荷叶 10g,谷芽 10g,麦芽 10g。7 剂。

按语:

口中异味或苦,或酸,或咸,或甘,皆脏腑病变之反映。"少阳之为病,口苦,咽干,目眩",口苦为少阳肝胆病所主,肝胆疏泄失常,腑气通降不顺,胆气逆入于胃,湿热内蕴,熏蒸于口所致。治以疏泄肝胆,清化湿热,芳香除秽。柴芩温胆汤加减。方中柴胡、黄芩同用,取小柴胡汤之意,和解少阳肝胆,温胆汤清胆化湿和胃。荷叶、藿香、佩兰芳香化湿除秽,为治口中异味之良药。神曲、谷芽、麦芽消食化积以防郁热。用百合、苏叶以佐金抑木。

2. 口疮(口腔溃疡 2 案)

案 1:罗某某,女,59 岁。

2012 年 6 月 5 日初诊:

近 20 日来口腔溃疡疼痛,大便干结伴头晕,背胀痛,神疲乏力,夜寐早醒、不易复眠,口干味苦。舌红,苔薄黄,脉细弦(西医诊断:口腔溃疡)。口疮,拟疏泄肝胆,清热泻火,润通阳明。百合 20g,生地黄 15g,知母 10g,柴胡 10g,黄芩 10g,全栝楼 30g,芦荟 5g,川黄连 5g,枳实 10g,竹茹 10g,玄参 15g,莲子心 5g,淡竹叶 10g,甘草 3g,麦冬 15g。7 剂。

前方药后肝胆火热得以清泄,阳明腑气亦通,故口疮获愈。大便转成形,夜寐明显改善。

案 2:周某某,男,38 岁。

2012 年 8 月 27 日初诊:

口腔溃疡反复发作 3～4 年,伴疼痛,口不渴,夜寐不谧,足心热,大便黏糊、日解 1 次。舌淡红,苔黄腻,脉细弦。口糜(复发性口腔溃疡)。舌乃心之苗,脾开窍于口,其心脾郁热上炎于口,酿生之因,多因肝火移易所致。故治宜益气阴,清肝火,泻心脾,虚实并治。黄芪 20g,天冬 15g,麦冬 15g,生地黄 15g,熟地黄 15g,黄芩 10g,川黄连 5g,柴胡 10g,牡丹皮 10g,炒栀子 6g,淡竹叶 10g,莲子心 5g,川木通 10g,甘草 3g,茯神 15g。14 剂。

2012 年 9 月 24 日二诊：

前方仅服 3 剂,口舌生疮辄愈。已近 3 周未发,平素愈后 1 周多复发。舌淡红,苔薄黄,脉细弦。原法巩固。黄芪 20g,生地黄 15g,熟地黄 15g,天冬 15g,麦冬 15g,牡丹皮 10g,炒栀子 10g,柴胡 10g,黄芩 10g,川黄连 5g,甘草 3g,玄参 15g,莲子心 5g,淡竹叶 10g,茯神 15g,栝楼仁 10g。7 剂。

按语：

病属口疮或口糜,因肝胆郁热,移于心脾,上关于口所致。其方含柴芩温胆汤、百合地黄加知母汤、清心莲子饮、导赤散等。方中柴胡、黄芩、牡丹皮、栀子清泄肝胆;百合、地黄、知母、玄参、麦冬、天冬、甘草滋阴清热润燥;黄芪托邪毒外出;瓜蒌、川黄连、枳实、竹茹、芦荟清泄阳明以通下;莲子心清心火,平肝火,泻脾火,降肺火(《本草再新》);淡竹叶"去烦热,利小便,清心"(《本草纲目》)与木通同用导赤清心;茯神养心安神。

3. 口疮,咽痛（口腔溃疡,慢性咽炎）

陈某,男,53 岁。

2009 年 7 月 20 日初诊：

口舌生疮,咽喉常疼,舌淡黯,苔薄黄腻,脉弦细数。肝肾阴虚,郁热内蕴,上炎于口。拟益肝肾,滋阴清火。知母 10g,黄柏 10g,生地黄 20g,龟板 15g^{先煎},百合 30g,玄参 15g,柴胡 10g,黄芩 10g,重楼 10g,马勃 10g,甘草 3g,炒栀子 10g,升麻 5g,川黄连 5g。14 剂。

2009 年 8 月 5 日二诊：

口舌生疮近愈,咽喉疼痛未已,口渴,大便成形。舌微红,苔薄黄,脉弦细。风热火毒上炎于咽,转方疏风清火泄毒利咽,普济消毒饮加减。川黄连 5g,黄芩 10g,牛蒡子 10g,玄参 15g,桔梗 5g,甘草 3g,板蓝根 10g,升麻 5g,马勃 10g,僵蚕 10g,山豆根 10g,青果 10g,银花 15g。14 剂。

2009 年 8 月 21 日三诊：

口舌生疮已愈,咽喉疼痛减缓,口干微苦,二便尚调。舌微红,苔薄黄,脉弦细。病延已久,反复发生。当虑肺阴亏虚,火热上炎。拟养阴清肺利咽并治。百合 20g,生地黄 15g,天冬 15g,麦冬 15g,桔梗 10g,甘草 3g,青果 10g,马勃 10g,山豆根 10g,玄参 15g,浙贝母 10g,黄芩 10g,重楼 15g,土牛膝 10g,板蓝根 10g。14 剂。

2009 年 9 月 4 日四诊：

咽喉疼痛将除,彼口糜又发,右侧颊膜肿痛尤著,口微干苦,纳食馨,二便调。舌微红,苔薄黄,脉弦细。口舌生疮之疾,虽云口为脾之窍,舌乃心之苗,故口舌生疮,一般多从心脾郁火上炎论治,然肾为水火源泉之脏,其阴亏火亢之源,莫不与肾相关,故宜益肾清火,兼治肝、肺、心。知母

10g,黄柏 10g,生地黄 15g,龟板 15g^{先煎},百合 20g,柴胡 10g,黄芩 10g,川黄连 5g,地骨皮 10g,天冬 15g,麦冬 15g,土牛膝 10g,马勃 10g,甘草 3g,玄参 10g。14 剂。

2009 年 9 月 29 日五诊:

口糜已愈,咽疼又著,口干。舌淡红,苔薄黄,脉细弦。原法出入。上方去知母、黄柏,加山豆根 10g,马勃 10g,青果 10g。14 剂。

2009 年 10 月 12 日六诊:

口糜咽痛未发,舌淡红,苔薄黄,脉细弦。益肾清火巩固。川黄连 5g,生地黄 15g,牡丹皮 10g,地骨皮 10g,知母 10g,黄柏 10g,龟板 10g^{先煎},马勃 10g,山豆根 10g,甘草 3g,百合 20g,天冬 10g,麦冬 10g,玄参 10g。14 剂。

2009 年 11 月 25 日七诊:

停药月余,口舌生疮、咽痛未作,近日唇干裂纹隐现,口干。舌淡红,苔薄黄,脉弦细。滋阴清火为法。百合 30g,生地黄 15g,天冬 15g,麦冬 15g,知母 10g,玄参 15g,石斛 15g,山豆根 10g,马勃 10g,甘草 3g,北沙参 15g,黄柏 10g,龟板 10g^{先煎},土牛膝 10g。14 剂。

按语:

口舌生疮之疾,多从心、脾、肝郁火上炎论,因口为脾之窍,舌乃心之苗,肝火易移于脾。咽喉疼痛莫不关乎于肺热,因咽为肺关。实火固然常见,然久患口糜、咽痛,病情反复,虚火使然。肾为水火源泉之脏,其阴亏火亢之源,莫不与肾相关,故宜益肾清火,兼治肝、肺、心。马勃、山豆根、青果治咽痛要药。

4. 舌感异常(慢性舌炎)

贺某某,男,84 岁。

2012 年 7 月 16 日初诊:

舌麻木、干涩、灼热疼痛一年余。伴口渴欲饮,头晕痛,目眩,耳听欠聪,心烦,夜寐梦扰不谧,尿频、尿急、余沥不尽,大便软。舌淡黯红,苔薄黄,脉细弦。西医诊断:慢性舌炎,脑动脉硬化,前列腺病变。中医名舌感异常,肝肾亏虚,髓海不足,心肾不交,心火上炎于口舌。拟补肝肾,交通心肾,清心降火。天麻 10g^{蒸兑},生地黄 15g,山萸肉 10g,山药 20g,牡丹皮 10g,茯苓 10g,泽泻 10g,莲子心 5g,川黄连 5g,丹参 10g,黄芩 10g,天冬 15g,麦冬 15g,知母 10g,怀牛膝 10g,寒水石 15g,葛根 15g。14 剂。

2012 年 8 月 3 日二诊:

前方药后,舌麻、涩、灼热、疼痛等减缓十之有七。现以形寒畏冷,口干苦等为主。舌淡黯红,苔薄黄,脉细弦。心肾不交,心火偏亢,上方其莲子心不但使肾火上潮于心,复使心火下达于肾。起交通心肾之功。故收效若此。生地黄15g,山萸肉10g,山药20g,牡丹皮10g,茯神15g,泽泻10g,莲子心8g,川黄连5g,柴胡10g,黄芩10g,寒水石15g,丹参15g,知母10g,天冬15g,麦冬15g,怀牛膝10g,首乌藤30g,天麻10g^{蒸兑}。14剂。

半月后舌感异常消除,头晕目眩、夜寐梦扰改善,尿频、尿急、余沥不尽明显好转。

按语:

舌为心之苗窍。舌通过经络直接与间接地联系于脏腑,手少阴心经之别系舌本,足少阴肾经夹舌本,足厥阴肝经络舌本。心火上炎可见舌麻木、干涩、灼热疼痛。然心火有虚火与实火之别,该案伴口渴、头晕痛目眩、耳欠聪,夜寐不谧,尿频、尿急、有余沥,脉细弦;并年已耄耋,肾水亏虚,虚火无疑。综合辨证当属肝肾阴虚,肾水不能上济于心,心火偏旺,心火不能下潜于肾,心肾不交。六味地黄丸合清心莲子饮等为其治。六味地黄丸滋补肝肾阴精;莲子心使肾水上济于心,复使心火下达于肾,起交通心肾之功;麦冬、天冬养阴益精以滋肾水,清虚热;黄连、黄芩、寒水石、知母清热除烦。诸药合用,滋肾水而降心火,心肾交泰而水火既济。故而清心宁神之功效彰显。

5. 鼻渊(过敏性鼻炎)

蒋某某,男,48岁。

2012年7月9日初诊:

近1年来,进冷食后及周围寒温变化后即连作喷嚏,流清涕。平日鼻塞不通,间有浊涕,头晕不著,神疲,夜寐谧,微作盗汗,纳食馨,大便偏干。舌淡红,苔薄黄,脉细弦。西医作过敏性鼻炎,鼻渊之属,肺气阴素虚,肝胆失疏,腠理稀疏,易招邪袭。白参10g^{煎兑},黄芪30g,百合20g,苍耳子10g,辛夷10g,白芷15g,蝉蜕10g,僵蚕10g,白蒺藜15g,柴胡10g,黄芩10g,麦冬15g,五味子5g,甘草3g,全栝楼20g。15剂。

2012年9月14日二诊:

前方药后鼻腔对冷热的适应性改善,喷嚏减少,鼻塞流涕明显减轻。舌淡红,苔薄黄,脉细弦。肺气阴亏少,鼻中肌肤失密,不耐寒温侵袭,一般多从益肺,气阴两调入手,佐以祛风,然肌腠、腠理不唯独归肺所辖,他如"肝主肌腠"(《医学真传》)、"少阳经主腠理"(《通俗伤寒论》),亦参与其发病机理之中,故前方佐以疏肝利胆之剂。白参10g^{煎兑},黄芪30g,百合20g,麦冬15g,辛夷10g,苍耳子10g,白术10g,白芍10g,蝉蜕10g,僵蚕10g,牛蒡子10g,地肤子10g,柴胡10g,黄芩10g,白蒺藜15g,炙甘草3g。15剂。

按语：

肺开窍于鼻,鼻渊之疾,肺病为主,气阴亏虚,腠理不密,故不耐寒温,外风易袭。然"肝主肌腠",鼻塞不通与肝胆之气机调畅密切相关。肝旺亦逆乘于肺。又西医过敏性鼻炎,因其发病迅速,常与外感风寒风热有关,且常伴鼻痒,中医风邪所致。故本病之治,宜肺与肝胆并治,治风为关键,过敏性疾病从风论治之代表。方中生脉散、玉屏风散、百合、白芍、甘草为益气养阴而设;柴胡、黄芩为小柴胡汤之用;蝉蜕、僵蚕、牛蒡子、地肤子、白蒺藜,祛风之属,辛夷、苍耳子、白芷治鼻渊要药。

6. 耳鸣,眩晕（内耳眩晕症）

金某某,女,46 岁。

2012 年 1 月 10 日初诊：

耳鸣,头晕目眩阵作 1 年余。近来两耳轰鸣、左耳尤著,听力下降,头晕目眩阵作,夜寐不易入睡,神疲乏力,纳食正常,二便调,舌淡红,苔薄白,脉细弦。西医诊断:内耳眩晕症。耳鸣,眩晕,肝肾亏虚,肾气不足,不能上济于脑,髓海失养,拟补肝肾,益精气,祛风邪。天麻10g蒸兑,熟地黄15g,山茱萸10g,山药15g,茯神15g,泽泻10g,黄芪20g,女贞子10g,枸杞子10g,白术 10g,法半夏10g,葛根20g,僵蚕10g,首乌藤30g,蝉蜕10g。14 剂。

2012 年 1 月 19 日二诊：

神疲、夜寐改善,耳鸣欠聪如故,眩晕不时而现,舌淡红,苔薄白,脉细弦。耳鸣、眩晕,髓海不足,肝肾精气亏乏为主,仍补肾益精,祛风聪耳。黄芪20g,当归10g,熟地黄15g,白芍10g,山茱萸10g,山药20g,女贞子10g,法半夏10g,白术10g,枸杞子15g,茯苓10g,蝉蜕10g,丹参10g,磁石20g先煎。14 剂。

2012 年 2 月 6 日三诊：

右耳轰鸣已停,头微晕,腰痛,夜寐梦绕,纳食、二便为常。舌淡红,苔薄,脉细弱。肾藏精生髓髓聚于脑,耳为肾之窍,故耳鸣、头晕等症示肾精气亏损,上俸不足髓海失济。宜补肾益精以荣脑,祛风活血以靖风。黄芪20g,熟地黄15g,山茱萸10g,山药15g,龟板10g先煎,广鹿角胶10g烊化,菟丝子10g,女贞子10g,枸杞子10g,防风10g,蝉蜕10g,僵蚕10g,天麻10g蒸兑,磁石20g先煎,石菖蒲5g。14 剂。

2012 年 2 月 20 日四诊：

耳鸣已除,眩晕已平靖,余症均获改善。舌淡红,苔薄黄,脉细弦,原法出入。黄芪20g,熟地黄15g,山茱萸10g,山药15g,茯神15g,泽泻10g,磁石15g先煎,蝉蜕10g,沙苑子15g,女贞子10g,枸杞子10g,石菖蒲5g,益智仁10g,炙远志5g。14 剂。

按语：

肾藏精生髓，开窍于耳，脑为髓海；肝藏血生精，肝肾同源，故耳鸣、眩晕常责之于肝肾。肝肾亏损，俸养不足使然。王老认为髓海气血逆乱，气不顺则生风，风吹隙谷则耳鸣脑鸣乃作，治此之法宜补益肝肾，填充精髓，祛风靖风。参芪左归汤加减为主方。本案其用之妙在防风、蝉蜕、僵蚕、天麻等味祛风靖风；磁石、石菖蒲走耳窍，能通窍聪耳。《本草纲目》曰："磁石治肾家诸病，而通耳明目。"《本草从新》曰：石菖蒲"辛苦而温，芳香而散，开心孔，利九窍，明耳目。"

五、皮 肤 科

1. 瘙痒，便秘（瘙痒症，便秘）

肖某某，女，76 岁。

2008 年 9 月 10 日初诊：

一身瘙痒 7～8 年，抓之皮肤现痕，无疹子及风团；伴口干苦，大便干结难下，纳食可，夜寐梦扰。舌淡红，苔薄黄，脉弦细。BP 120/70mmHg，病瘙痒、便秘，年逾古稀，精血亏虚，血虚生风外发肌肤，内则大肠有失濡润，传导艰涩，拟补精血，祛风邪，通大肠，佐以疏泄肝胆，以畅达升降气机。柴胡 10g，黄芩 10g，防风 10g，白蒺藜 10g，生地黄 15g，麦冬 10g，玄参 15g，黄芪 20g，全栝楼 15g，火麻仁 10g，当归 10g，白芍 10g，地肤子 10g，枫球子 15g，蝉蜕 10g，甘草 3g。10 剂。

2008 年 9 月 22 日二诊：

大便干结改善，一身瘙痒难忍，口干苦，心烦少寐。舌淡黯红，苔薄黄，脉弦细。"诸痛痒疮，皆属于心"，复加古稀已逾，精血亏少，形成心火偏亢，阴精亏少，风邪内生之顽疾，拟清心泻火，祛风凉营，滋养阴血。生地黄 15g，麦冬 10g，当归 10g，白芍 10g，川芎 8g，川黄连 4g，黄芩 10g，甘草 3g，水牛角 8g^{先煎}，牡丹皮 10g，防风 10g，银花 15g，炙麻黄 5g，地肤子 10g，蝉蜕 10g，枫球子 15g，玄参 15g。10 剂。

2008 年 10 月 21 日三诊：

一身瘙痒明显改善，现以大便干结艰行，腹胀痛为苦。舌淡红，苔薄黄，脉弦细。转方再拟开肺疏肝，理脾通肠为主，佐以祛风止痒。百合 20g，全栝楼 15g，杏仁 10g，紫菀 10g，柴胡 10g，黄芩 10g，枳实 10g，白芍 10g，火麻仁 10g，玄参 15g，生地黄 15g，麦冬 10g，蝉蜕 10g，地肤子 10g，甘草 3g。10 剂。

药后诸症悉除。

按语：

瘙痒之病机分虚实两方面，虚者精血亏虚生风，实者脾胃湿热、心火亢甚、血分邪热蕴风，四物汤、消风散、犀角地黄汤、泻心汤常用。本案合并便秘，王教授认为病在肠，当责之于肝失疏泄，气机升降失常，肺气失于治节，肠间气机紊乱，传导失司；以验方肠痹汤（柴胡，枳实，白芍，杏仁，紫菀，百合，玄参，生地黄，火麻仁，熟大黄，甘草）加减疏肝开肺，理脾润肠。地肤子、枫球子为祛风止痒良药，亦可煎汤外洗。

2. 风疹（荨麻疹 3 案）

案 1：张某某，女，40 岁。

2008 年 11 月 3 日初诊：

全身风团、瘙痒难忍、此起彼伏，缠绵已 3 月许，口干且苦，大便干 2～3 日一解，舌微红，苔薄黄，脉细弦。（西医诊断为荨麻疹）风疹，属风毒潜伏营血，卫气虚而托毒无力，腑气不畅而下泄不能，外发肌肤，拟疏风泄毒，清热凉血。银花 15g，麻黄 5g，连翘 10g，生地黄 15g，玄参 10g，防风 10g，熟大黄 6g，牡丹皮 10g，赤芍 10g，蝉蜕 10g，白蒺藜 10g，地肤子 10g，枫球子 15g，甘草 3g，水牛角 10g先煎，生黄芪 20g。10 剂。

2008 年 11 月 17 日二诊：

经益气托毒，通腑润肠，祛风泄毒，凉血清营，风疹块近于泯没，瘙痒已减大半，大便偏干。舌微红，苔薄黄，脉细弦，原法有效。祛邪务尽。黄芪 20g，银花 15g，连翘 10g，熟大黄 10g，牡丹皮 10g，生地黄 15g，赤芍 10g，白芍 10g，防风 10g，麻黄 5g，蝉蜕 10g，玄参 15g，地肤子 10g，枫球子 15g，甘草 5g，水牛角 10g先煎。10 剂。

2008 年 12 月 5 日三诊：

荨麻疹经期再现，其程度已轻许多。月经越前，量少，色红有块，二便调。舌淡红，苔薄，脉细弦。血海血少热蕴，提示原法宜加清热养血之剂。黄芪 20g，当归 10g，白芍 10g，生地黄 15g，熟地黄 15g，川芎 10g，地骨皮 10g，水牛角 10g先煎，牡丹皮 10g，防风 10g，荆芥 10g，炙麻黄 5g，蝉蜕 10g，地肤子 10g，枫球子 15g，甘草 3g。10 剂。

按语：

荨麻疹中医名风疹或瘾疹，属瘙痒范围，多风毒之体，邪气深潜营血，外发肌肤。从血虚、血热、湿热论治者，不乏案例。本病风团此起彼伏示卫气虚而祛邪无力，用生黄芪以托毒鼓邪外出。因病在肌表皮肤，肺主皮毛，疏风清肺，从肺论治者亦不少，银花、连翘、麻黄、荆芥、防风、蝉蜕等使用即是此意。

案 2：张某，女，50 岁。

2009年7月13日初诊：

荨麻疹不时发作近3年。经常呈现风疹块，羔由风毒深潜营血，外发肌肤而成。舌淡红，苔薄，脉细，示气血不足。"医风先医血，血行风自灭"，拟祛风泄毒，清热凉营，调畅气血。黄芪20g，当归10g，熟地黄15g，川芎10g，白芍10g，炙麻黄5g，蝉蜕10g，白蒺藜10g，防风10g，牡丹皮10g，地肤子10g，枫球子15g，千里光10g，甘草3g，银花10g，黄柏10g。10剂。

2009年7月23日二诊：

病症大致如前，未或进退，析其方药组成，虽提"凉营"，而药力不足。银花20g，水牛角10g^{先煎}，牡丹皮10g，赤芍10g，生地黄15g，川黄连5g，玄参10g，甘草3g，防风10g，川芎10g，黄芪20g，蝉蜕10g，地肤子10g，千里光10g，蛇蜕3g，枫球子15g，麻黄3g，黄芩10g。10剂。

2009年8月25日三诊：

荨麻疹，服药时能缓解症状，大便亦通畅，停药稍久，皮肤斑片状发红，微痒，亦有血状皮疹，大便偏干。舌淡黯红，苔薄黄，脉弦细。原法出入。水牛角10g^{先煎}，银花20g，赤芍10g，白芍10g，牡丹皮10g，生地黄15g，川黄连5g，地肤子10g，蝉蜕10g，白蒺藜10g，千里光10g，枫球子15g，全栝楼20g，麻黄5g，玄参15g，甘草3g，防风10g。14剂。

2009年9月10日四诊：

病症大致如前，荨麻疹发作程度略减，时间减少，手麻改善，大便成形、不爽，舌脉如前。原方调整。上方去银花、玄参，加荆芥10g，蛇蜕10g。14剂。

2009年10月28日五诊：

荨麻疹有缓解，近日双小腿发痒，抓之皮肤焮红，现皮疹。服上方大便畅通，然胃胀纳减，口不渴，舌淡红，苔薄，脉细弦。瘾疹或名"风疹块"，气营两虚，风毒潜匿营血，外发于肌肤，再拟益气养营，祛风泄毒。黄芪20g，防风10g，全栝楼20g，玄参10g，蝉蜕10g，荆芥10g，牡丹皮10g，赤芍10g，生地黄15g，凌霄花10g，地肤子10g，路路通15g，白蒺藜10g，甘草5g。14剂。

2009年11月23日六诊：

胃胀已不著，纳食可，上胸及背部少许风疹块，瘙痒，肌肤稍欠润泽，大便偏干结。舌淡红，苔薄，脉细弦。拟养血毓阴，祛风泄毒，凉血清热。黄芪20g，牡丹皮10g，赤芍10g，白芍10g，生地黄15g，甘草3g，防风10g，首乌15g，白蒺藜20g，苦参10g，地肤子10g，全栝楼20g，火麻仁10g，路路通10g，千里光10g，当归10g，蝉蜕10g。14剂。

2009年12月7日七诊：

荨麻疹诸证消除,大便已正常,夜寐梦扰不谧,胃微胀,舌淡红,苔薄黄,脉弦细。原法有效,效不更张。上方去火麻仁,加柏子仁15g。14剂。

案3:付某,男,38岁。

2010年2月8日初诊:

荨麻疹不时发作,历时大半年,一身起风疹块,瘙痒已不著,一身皮肤有燥热感,口微干,大便偏溏,日解1次,舌淡红,苔薄黄,脉弦细。瘾疹或风疹块,风毒内潜营血,气营不足,祛邪无力,拟益气养营,祛风清毒。黄芪30g,当归10g,生地黄15g,赤芍10g,白芍10g,牡丹皮10g,川芎10g,炙麻黄5g,防风10g,白蒺藜10g,蝉蜕10g,银花15g,路路通10g,地肤子10g,千里光10g,炙甘草3g。14剂。

2010年3月10日二诊:

荨麻疹间歇微现,较前好转,口干便溏已除,舌淡红,苔薄黄腻,脉细弦。原法出入。上方加白鲜皮10g,黄柏10g,去川芎。14剂。

按语:

荨麻疹,中医名为瘾疹或风疹块。风毒内潜营血,气营不足,祛邪无力。《内经》曰:"邪之所凑,其气必虚。"皮肤腠理不固,风热外袭,营卫不和,久则风毒热邪留恋,外不得透达,内不得疏泄,终致病程缠绵反复。"医风先医血,血行风自灭",补其不足,提其有余,以扶正祛邪,调理阴阳气血为要。以益气固卫、养血祛风及清热解毒、搜风通络两法治之,药证相合,故获良效。

3. 面部瘙痒(皮肤过敏)

薛某某,女,35岁。

2007年11月1日初诊:

面部涂化妆品后,自觉颜面、眼睑不适,瘙痒,瘾疹色红,肿胀,目干。舌淡红,苔薄黄,脉弦。风毒上受,拟祛风泄毒和血。防风10g,蝉蜕10g,地肤子10g,白蒺藜10g,黄芪20g,枫球子10g,白芍10g,生地黄15g,川芎10g,牡丹皮10g,甘草3g,银花15g。7剂。

2007年11月8日二诊:

前症改善,仍觉面部有紧绷感,以目干为著,肝开窍于目,风毒将祛,肝阴亏少,拟一贯煎加减。生地黄15g,北沙参15g,麦冬10g,枸杞子15g,菊花10g,当归10g,白芍10g,石斛15g,枫球子10g,蝉蜕10g。5剂。药后诸证消除。

按语:

本案系风毒外受,与血气相搏,结聚而成。多发于风毒偏甚之体或血热之躯或阴虚风甚者。病目干、眼痒、脉弦,风毒与阴虚内风相合之迹,前方祛风毒为主,兼养阴清热;后方养阴柔肝为主,兼祛风邪。妙用黄芪托风毒外出。地肤子、枫球子对症治疗,止痒为要。银花、防风、蝉蜕走皮肤肌表,祛风见长。

4. 缠腰火丹(带状疱疹)

刘某,女,45岁。

2010年3月12日初诊:

右肾腰部疼痛旬日,局部皮肤现疱疹,嫩赤,有灼热感,小便色清。舌淡红,苔薄黄,脉弦细。缠腰火丹,肝经火毒外现于肌肤,拟泄肝清火泄毒为法。龙胆草10g,炒栀子10g,青黛5g^{冲兑},柴胡10g,黄芩10g,牡丹皮10g,赤芍10g,蒲公英10g,川楝子10g,延胡索10g,甘草3g,九香虫10g,郁金10g,生地黄15g。7剂。青黛40g^{茶油调敷}

2010年3月19日二诊:

疱疹渐退,赤热疼痛减轻,舌淡红,苔薄黄,脉弦细。原法出入。炒栀子10g,青黛5g^{冲兑},柴胡10g,黄芩10g,牡丹皮10g,赤芍10g,蒲公英10g,延胡索10g,甘草3g,全蝎5g,郁金10g,生地黄15g,忍冬藤15g,虎杖10g。7剂。

按语:

缠腰火毒,乃肝经火毒外现于肌肤,拟清泄肝经火毒为法,方选龙胆泻肝汤加减。并以青黛外敷,内外兼治。《本草求真》曰:"青黛味咸性寒,色青,大泻肝经实火,剂散肝经火郁"。王师常以青黛外用治缠腰火毒和疟腮肿痛,内服以治肝火犯肺之咳喘。

六、其他杂病

1. 痰核(结节性红斑)

唐某某,女,40岁。

2009年10月21日初诊:

结节性红斑,遍体结节肿痛,局部皮肤发红伴关节疼痛,神疲乏力,心忡少寐,纳食不多,大便有时偏溏。舌淡红,苔薄黄,脉细弦。"痰核"之疾,肝脾失调,痰瘀气结,拟疏肝健脾,豁痰化瘀,软坚散结。黄芪20g,柴胡10g,枳壳10g,白芍10g,虎杖15g,丹参10g,法半夏10g,白芥子5g,海蛤壳10g^{先煎},蒲公英15g,桃仁10g,凌霄花10g,穿山甲5g,山慈菇10g,甘草3g,合欢皮15g。14剂。

2009年11月4日二诊:

药后结节肿症减缓皮肤转淡,神疲改善,舌淡黯红、苔薄白,脉细弦。黄芪20g,柴胡10g,枳壳10g,白芍10g,虎杖15g,穿山甲5g,甘草3g,姜黄10g,法半夏 10g,白芥子 5g,凌霄花 10g,山慈菇 10g,海蛤壳 10g^{先煎},蒲公英 15g,桃仁 10g,莪术 10g。14 剂。

2009 年 11 月 18 日三诊:

结节以缩小,疼痛已不著,然关节仍痛,神疲改善,纳食一般,大便已成形,舌淡红苔薄黄脉细弦,此"痰核"恙由脾虚生湿化痰,肝失条达,血道不畅,湿痰内蕴留聚筋膜而成,原方按此获效。黄芪 30g,白术 10g,山药 10g,当归 10g,茯苓 10,法半夏 10g,白芥子 5g,海蛤壳 10g^{先煎},虎杖 15g,桃仁 10g,红花 5g,莪术 10g,穿山甲 5g,鸡血藤 15g,甘草 3g,蒲公英 15g。14 剂。

2010 年 1 月 15 日四诊:

结节已消失,疼痛亦减,吃虾后又发。舌淡红边有齿痕,苔薄黄,脉弦细。上方去穿山甲,加风化硝 2g^{药汁溶}。14 剂。

2010 年 1 月 29 日五诊:

结节性红斑遍体结节肿痛经治仅于大腿后侧现,一小指头大结节外余均消失,舌淡黯红、苔薄黄,脉弦细。疏肝行气,豁痰化瘀,软坚散结。柴胡 10g,天花粉 15g,当归 10g,桃仁 10g,法半夏 10g,穿山甲 3g,白芥子 5g,风化硝 2g^{药汁溶},莪术 10g,凌霄花 10g,甘草 5g,海蛤壳 10g^{先煎},虎杖 15g,枳壳 10g,白芍 10g。14 剂。

按语:

本病名"痰核",因其结节如梅核,色红漫肿,有诊断为"梅核丹"、或"梅核火丹"、或"瓜藤缠"者。本案因肝脾失调,脾虚生湿化痰与肝气郁滞相结,变为瘀瘤。肝藏血,主疏泄,又主筋膜司血道,肝气郁滞血道不畅,气滞血瘀,津液皆聚变生痰饮与瘀血互结为"痰核"之疾,疏肝健脾,豁痰化瘀,软坚散结为其治,药后获效之因恐亦缘由于此。

2. 蝶斑疮(红斑狼疮)

范某,女,30 岁。

2012 年 5 月 16 日初诊:

红斑狼疮患者,胸以上肌肉酸痛,头晕目眩不著,无头痛、腰痛、关节不痛,耳鸣,脱发,两颊部红斑,纳食不多,口不渴,有时夜尿频,大便偏干结不爽。舌淡红,苔薄黄,脉细弦。尿沉渣(—),抗核抗体 1∶320,抗双链 RA 阳性,抗 SSA 阳性,抗 SM 阳性,抗 RVP 阳性。中医诊断为蝶斑疮或红蝴蝶、蝶疮流注。良由肾精气亏虚为本,热毒瘀血内蕴营血,侵蚀五脏,毒害五体,耗伤血气而成,故治宜补肾益精,清泄热毒,和血散瘀。黄芪 30g,熟地黄 15g,生地黄 10g,山茱萸 10g,山药 20g,茯苓 10g,牡丹皮 10g,泽泻 10g,虎杖 10g,赤芍 10g,水牛角 10g^{先煎},银花 20g,鸡血藤 15g,秦艽 10g,威灵仙 10g,当归 10g,炙草 5g,姜黄 10g。14 剂。

2012 年 5 月 30 日二诊:

胸以上部位疼痛减轻,仅偶现,面部红斑已明显变浅,头晕,仍有脱发,腰不痛,夜寐谧,纳食不馨,大便或干或溏、日解次数不一。舌淡红,苔薄黄,脉细弦。黄芪 30g,生地黄 15g,山茱萸 10g,山药 20g,丹参 10g,茯苓 10g,泽泻 10g,银花 20g,川黄连 5g,虎杖 15g,水牛角 10g先煎,赤芍 10g,白芍 10g,秦艽 10g,当归 10g,炒苍术 10g,薏苡仁 20g,黄柏 10g,片姜黄 10g,半枝莲 20g。20 剂。

按语:

红斑狼疮中医诊断为蝶斑疮或蝶疮流注。王老认为其病机关键:一为肾精气亏虚;二为热毒瘀阻互结;三为邪伏营血,流注全身。故最终弥漫气血,充斥三焦,外而皮肉筋骨、四肢百骸,内而脏腑经络皆可受其侵蚀,病变繁多,症状百出。故滋阴补肾,清热解毒、凉血和络为其治疗原则。处方用药上王老擅用六味地黄丸滋补肾阴,犀角地黄汤清热凉血散瘀。犀角采用水牛角替代,水牛角清心、凉血、解毒,配生地黄一以凉血止血,一以养阴清热。芍药、牡丹皮既能凉血又能散瘀,凉血与活血散瘀并用。忍冬藤清热解毒通络。加鸡血藤、秦艽、威灵仙、当归、姜黄活血舒筋,通络止痛。药后经络通,热毒清,病情缓减。

3. 脱发

林某某,女,26 岁。

2012 年 9 月 7 日初诊:

脱发 2 月余,毛发渐渐稀疏,伴腰痛,头晕不著,尤耳鸣,记性减退,夜寐不谧,纳食馨,夜尿 1~2 次,大便偏干。舌淡红,苔薄,脉细弦。脱发,肝肾亏虚,精血不足,心肾不交。拟补肝肾,益精血,交通心神。黄芪 20g,当归 10g,白芍 10g,熟地黄 15g,山萸肉 10g,茯神 15g,女贞子 10g,枸杞子 15g,制首乌 15g,黑芝麻 10g,桑椹子 20g,炒枣仁 20g,菟丝子 15g,肉苁蓉 15g,栝楼仁 15g,柏子仁 10g。14 剂。

2012 年 9 月 24 日二诊:

前症改善,肾其华在发,"发乃血之余",故脱发者,多属肾精血亏虚,上奉不足所致。黄芪 20g,当归 10g,熟地黄 15g,白芍 15g,女贞子 10g,枸杞子 10g,沙苑子 15g,菟丝子 15g,制首乌 15g,黑芝麻 10g,天麻 10g先煎,柏子仁 10g,茯神 15g,炒枣仁 20g,肉苁蓉 15g,茯苓 10g。14 剂。

2012 年 10 月 14 日三诊:

脱发已明显减少,腰痛、耳鸣偶作,夜寐安谧,纳食馨,二便可。舌淡红,苔薄,脉细弦。精血得到补充,奉养有源。续原法加减。黄芪 20g,当归 10g,熟地黄 15g,白芍 15g,川芎 10g,女贞子 10g,枸杞子 10g,沙苑子 15g,菟丝子 15g,制首乌 15g,黑芝麻 10g,桑椹子 20g,杜仲 10g,炒枣仁 20g,茯苓 10g。14 剂。

按语:

肾之华在发,发为血之余,故脱发习以滋肾益精、补养气血入治。非黄芪四物汤、左归丸之类莫属。女贞子、枸杞子、沙苑子、菟丝子、桑椹子诸子并用,补肾生发。制首乌、黑芝麻荣发黑发。炒枣仁、茯神、柏子仁养心安神、交通心肾。肉苁蓉、补肾益精润肠通便。

4. 癌瘤

髓瘤(多发性骨髓瘤)

罗某某,女,57 岁。

2011 年 11 月 15 日初诊:

多发性骨髓瘤 IgA 型(CT 片示:多发骨质破坏)。症见腰背胸胁疼痛,胸闷心忡气短,两膝疼痛,四肢发麻,夜寐一般。纳食尚馨,大便偏干。舌淡红,苔薄黄,脉细弦。中医诊断:髓瘤。髓瘤之疾,肾精气亏虚为本,瘀毒内阻,经络失利,殃及督脉,内及脏腑,罹患四肢。拟补肾益精以生髓,泄毒化瘀通络以祛邪。黄芪 20g,熟地黄 15g,山茱萸 10g,山药 20g,丹参 10g,虎杖 15g,茯神 15g,白参 10g^{先煎},怀牛膝 10g,补骨脂 10g,半枝莲 20g,桑寄生 15g,郁金 10g,鸡血藤 15g,白花蛇舌草 10g。10 剂。

2011 年 12 月 1 日二诊:

腰背胸胁疼痛,胸闷心忡均有改善。劳则气短,膝痛已不著,足仍发麻,夜寐一般,纳食、二便调。舌淡黯红,苔薄白,脉细弦。原法出入。黄芪 20g,熟地黄 15g,山茱萸 10g,山药 15g,茯神 15g,丹参 10g,柴胡 10g,白芍 10g,郁金 10g,枳壳 10g,怀牛膝 10g,延胡索 10g,虎杖 15g,川楝子 10g,半枝莲 20g,桑寄生 15g,补骨脂 10g,栝楼皮 10g。10 剂。

2011 年 12 月 15 日三诊:

病症改善明显,唯近日腰背疼痛较著。舌淡红,苔薄黄,脉浮。上方去补骨脂加杜仲 15g。10 剂。

2012 年 2 月 22 日四诊:

现症见腰背胁肋疼痛。头不晕、心忡、气短间现,夜寐不谧,纳食尚馨,大便偏干结。舌淡红,苔薄黄,脉细弱。治宜补肾益精,泄毒化瘀,疏通督脉。黄芪 20g,葛根 20g,片姜黄 10g,熟地黄 15g,山茱萸 10g,茯苓 15g,丹参 10g,虎杖 15g,半枝莲 20g,桃仁 5g,红花 5g,川芎 10g,牛膝 10g,延胡索 10g,补骨脂 10g。10 剂。

2012 年 3 月 14 日五诊：

腰背胸胁疼痛显著减轻,双下肢乏力麻木酸痛已不明显,神疲。舌淡红,苔薄白,脉细弦。原法出入。黄芪 30g,熟地黄 15g,山茱萸 10g,山药 15g,丹参 10g,威灵仙 10g,薏苡仁 20g,鸡血藤 15g,牛膝 10g,虎杖 15g,茯神 15g,半枝莲 15g,补骨脂 10g,葛根 20g,首乌藤 20g,桃仁 5g,红花 5g。10 剂。

按语：

多发性骨髓瘤,据其主症属中医癌瘤之一"髓瘤",因肾精气亏损,骨空髓减复兼瘀血内阻,酿毒变生为瘤而成,髓瘤既生则进一步耗损精髓,破坏骨络而成。故治宜补肾益精以生髓,清热泄毒化瘀以祛邪。参芪左归汤加减(王老验方,组成：白参 10g,黄芪 30g,当归 10g,熟地黄 20g,山药 10g,山萸肉 10g,龙眼肉 10g,龟板 10g,鹿角胶 10g,白芍 10g,菟丝子 15g,枸杞子 15g,红枣 10g)。癌瘤之类王老善用半枝莲、白花蛇舌草、虎杖等泄毒化瘀。

脑瘤(脑胶质瘤)

陶某某,男,47 岁。

2012 年 4 月 9 日初诊：

头晕头痛间现 2 年,有时恶心欲呕,目眩,耳鸣耳闭,记忆力明显下降,背腰疼痛,颈胀不适,背腰疼痛。夜寐梦扰,易醒。大便偏稀,日解 1～2 次。舌淡红,苔薄白,脉弦细。头颅 CT 示：左顶叶病灶,胶质瘤可能性大。中医病名脑瘤。其病机为肾精亏虚,髓海不足,脑中气血逆调,痰瘀邪毒互结。拟补肾益精以荣脑,豁痰化瘀以祛邪。熟地黄 10g,山茱萸 10g,山药 20g,泽泻 10g,天麻 10g^{蒸兑},法半夏 10g,白术 10g,茯苓 10g,黄芪 30g,地龙 10g,陈皮 10g,姜黄 10g,三七 3g^{研末冲},枸杞子 15g,僵蚕 10g,炒枣仁 15g,山慈菇 10g,半枝莲 15g。14 剂。

2012 年 4 月 23 日二诊：

前方药后,头晕头痛、目眩、耳鸣、颈背腰疼痛诸症减缓。舌淡红,苔薄黄,脉弦细。原法有效,效不更张。上方去地龙,加赤芍 10g,桃仁 10g。14 剂。

2012 年 5 月 13 日三诊：

药后相安,病臻稳定,头晕痛等症已基本消除。舌淡红,苔薄黄,脉弦细。仍以补肾益精治其本,豁痰化瘀消毒散结治其标,原法循序。黄芪 20g,天麻 10g^{蒸兑},法半夏 10g,白术 10g,茯苓 10g,白芥子 5g,陈皮 10g,全蝎 4g,生地黄 15g,山茱萸 10g,姜黄 10g,山慈菇 10g,三七 3g^{研末冲},葛根 20g,白芷 15g,虎杖 15g,僵蚕 10g。14 剂。

181

按语：

病作眩晕，《内经》说"诸风掉眩，皆属于肝"；张景岳言"无虚不作眩"；朱丹溪曰"无痰不作眩"；王清任更倾向"因瘀致眩"之说，王教授综诸家之说，认为脑瘤形成之病机关键是：肾虚髓减，乃发病之本；脑中气血逆调，痰瘀互结，酿毒而变生成瘤，为发病之标。因此补肾益精以荣脑，豁痰化瘀以祛邪，方用六味地黄丸合半夏白术天麻汤加减。病疑脑瘤，非一般痰瘀阻滞，必用山慈菇、半枝莲、虎杖及白芥子、全蝎等泄毒化瘀豁痰之品。

宫颈癌术后瘘（宫颈癌手术及放化疗术后直肠阴道瘘）

范某某，女，45岁。

2012年3月14日初诊：

宫颈癌手术并放化疗后一年半。刻下以大便软溏不畅通，从阴道而排泄，日解4～5次；肛门坠胀，小腹胀痛，无矢气，纳食少，神疲乏力气短。舌淡红，苔剥薄白，脉弱。慢性放射性肠炎，宫颈癌手术及放化疗术后，直肠阴道瘘。久泻，或大肠胀。肝脾失调，脾虚失健。拟抑木扶土，健运中州，佐金抑木，兼以通便，"通因通用"，不可因便溏而用塞。杏仁10g，紫菀10g，白参10g^{先煎}，百合15g，苏叶5g，枳实10g，白芍10g，炙甘草3g，熟大黄10g，川厚朴10g，柴胡10g，黄芩10g，广木香5g，青皮10g，陈皮10g，槟榔10g。7剂。

2012年3月20日二诊：

前方药后曾见大便从肠道排出，阴道排便亦获通畅。舌淡黯红，苔薄黄，脉弦缓。仍为肺失治节，肝脾失调。再拟开肺、疏肝、理脾、通肠。杏仁10g，紫菀10g，全栝楼20g，百合15g，苏叶5g，柴胡10g，枳实10g，白芍10g，熟大黄10g，炙甘草3g，青皮10g，陈皮10g，广木香5g，槟榔10g，川厚朴10g。7剂。

2012年3月28日三诊：

前方药后有时大便可从肛门排出，肛门作胀、腹胀显减。纳食馨，神疲气短改善。舌淡红，苔薄黄，脉弦缓。原法继续。上方加黄芩10g，桔梗10g。7剂。

2012年4月5日四诊：

目前大便从前后阴排出，腹胀、肛门胀减缓，神疲改善，纳食甚馨，口不渴。舌淡黯红，苔薄黄，脉弦缓。原法循序。杏仁10g，百合15g，苏叶5g，全栝楼20g，柴胡10g，黄芩10g，川楝子10g，延胡索10g，白芍10g，炙甘草3g，熟大黄5g，广木香5g，槟榔10g，青皮10g，陈皮10g，枳实10g，川厚朴10g。7剂。

2012年4月18日五诊：

阴道-直肠瘘患者。原大便纯从阴道排出,腹胀痛,肛门作胀甚著,几经宣通肺气,疏泄肝木,理脾行气,润肠通便之剂,大便从二阴排出,腹胀、肛门坠胀已显著改善。纳食馨,精神佳,夜寐谧。舌淡黯红,苔薄黄,脉弦缓。疑难杂症,获疗效,患者欣喜不已。杏仁10g,百合15g,紫菀10g,全瓜蒌20g,柴胡10g,黄芩10g,白芍10g,枳实10g,川厚朴10g,熟大黄5g,广木香5g,槟榔10g,青皮10g,陈皮10g,炙甘草3g,川楝子10g,延胡索10g。7剂。

2012年4月25日六诊:

原先腹痛需注射吗啡方能缓解,经治后腹胀痛已除。肛门仍坠胀,大便从前后二阴排出。舌淡红,苔薄黄,脉弦缓。原法出入,增加淡渗、宣肺、益气之品。党参10g,桔梗10g,杏仁10g,茯苓10g,泽泻10g,紫菀10g,苏叶5g,柴胡10g,黄芩10g,木香5g,槟榔10g,青皮10g,陈皮10g,枳实10g,熟大黄5g,炙甘草3g。7剂。

2012年5月2日七诊:

病症趋于缓解。舌淡黯红,苔薄黄,脉弦缓。上方加川厚朴10g,熟大黄改10g。10剂。

2012年5月14日八诊:

药后相安。腹微胀痛,便后缓解,肛门稍作胀,二者均较前明显改善。大便软通畅,日解1～2次。尤其称道者大便纯由阴道排出转而由前后二阴排出,且以肛门排出为主。舌淡红,苔薄黄,脉弦缓。再拟抑木扶土,开肺理脾巩固。百合15g,苏叶5g,杏仁10g,紫菀10g,柴胡10g,黄芩10g,防风10g,白术10g,槟榔10g,广木香5g,青皮10g,陈皮10g,白芍15g,熟大黄5g,枳实10g,桔梗10g,炙甘草3g,10剂。

按语:

本病仍作"大肠胀"论治,王行宽教授认为,其病虽在大肠,然与肝失疏泄,脾失健运,肺失治节,小肠失于分清泌浊密切相关,终而致使大肠传导失司,故主张肝、脾、肺、肠并治,尤其崇尚开肺气之说,"开肺气以宣通","开上焦肺气,上窍开泄,下窍自通";佐金抑木,方中不离百合、苏叶、杏仁、紫菀、桔梗等;"通因通用",方用小承气汤易熟大黄。王孟英谓:"肝气逆则诸气皆逆;治节不行则一身之气皆滞",何梦瑶又曰:"木疏土则脾滞以行……肝得金之敛降则木无疏散之虑。"均为指导本病治疗之原则。

卵巢癌术后胃痛(卵巢癌手术并化疗后胃痛)

符某,女,21岁。

2011年11月8日初诊:

卵巢癌手术并化疗后 10 月许,其期间先后发生肠梗阻 4 次,腹胀痛,无矢气,不排便,呕恶,经治已缓解。目前症状:胃痛间现,嗳气,纳食馨,口不渴,大便成形,日解 1 次为主,色微黑。舌淡红,苔薄黄,脉弦缓。西医诊断:卵巢癌手术及化疗后,慢性胃炎,粘连性肠梗阻。拟疏肝、开肺、和胃、醒脾、润肠。杏仁 10g,百合 15g,紫菀 10g,苏叶 5g,柴胡 10g,黄芩 10g,丹参 10g,炙甘草 3g,虎杖 15g,全栝楼 20g,枳实 10g,白芍 10g,郁金 15g。14 剂。

2011 年 11 月 25 日二诊:

服药以来,未见腹胀痛,纳食、二便均可。舌淡红,苔薄黄,脉弦缓。六腑以通为用。前方从多脏调燮之理,亦在于此。杏仁 10g,全栝楼 20g,紫菀 10g,百合 15g,苏叶 5g,柴胡 10g,黄芩 10g,白术 10g,白芍 10g,丹参 10g,虎杖 10g,广木香 5g,桃仁 10g,炙甘草 3g。14 剂。

2011 年 12 月 12 日三诊:

药后相安。目前胃肠症状已消除,仅微汗出,余无不适。舌淡红苔薄黄,脉弦缓。原法加敛汗之品。黄芪 15g,浮小麦 20g,杏仁 10g,全栝楼 20g,百合 15g,柴胡 10g,黄芩 10g,枳实 10g,白芍 10g,广木香 5g,虎杖 10g,桃仁 10g,炙甘草 3g。14 剂。

2011 年 12 月 28 日四诊:

上腹微胀,无嗳气,小腹无胀痛,大便成形,日解 1～2 次。舌淡红,苔薄黄,脉弦缓。原法调整,减少润肠,增强行气之品。黄芪 20g,苏叶 5g,百合 15g,柴胡 10g,黄芩 10g,杏仁 10g,枳实 10g,白芍 10g,白术 10g,栝楼仁 10g,广木香 5g,砂仁 5g,虎杖 10g,桃仁 5g,炙甘草 3g。14 剂。

前方药后诸症悉减。随访 3 个月病情稳定。

按语:

病在胃肠,腑气以通为顺。疏肝开肺和胃醒脾润肠,多脏调燮,综合治理为大法。因起于癌瘤手术并化疗后,活血化瘀清泄热毒如丹参、虎杖之用有别于其他一般胃肠病治疗。本案重开肺气,杏仁、百合、紫菀、苏叶等药,一以佐金抑木,一以肺肠表里同治。

结肠癌肝肺转移(结肠癌,肝肺转移)

李某某,男,40 岁。

2012 年 3 月 5 日初诊:

结肠癌,肝肺转移行化疗后,目前大便成形,日解 1 次,通畅,腹不胀痛,肝区亦不疼痛,纳食一般,口渴不苦,不咳,吐白黏痰无夹血,胸不闷痛。舌黯瘀苔薄,脉弦滑。大肠瘀毒虽潜伏,然移易肝肺,病灶已迁徙,而其症状尚未显现。拟方肝、肺、脾并治。清热化瘀泄毒兼攻。百合 20g,柴胡 10g,杏仁 10g,虎杖 15g,丹参 10g,黄芩 10g,枳实 10g,蒲公英 10g,浙贝母 10g,栝楼皮 10g,郁金 10g,山慈菇 10g,半枝莲 20g,白花蛇舌草 20g,甘草 5g,白芍 10g。10 剂。

2012 年 4 月 23 日二诊:

大便如常,腹不胀痛,不咳,吐清痰,纳食馨,夜寐梦扰。舌质黯红,苔薄黄,脉小弦,仍从肝、肺、脾并治。清热豁痰,疏肝理脾,泄毒化瘀兼施。上方加茯苓 15g。10 剂。

2012 年 5 月 7 日三诊:

胃肠症状不显,微咳,吐白黏痰,无胸闷痛及气短,神易疲,纳食馨,舌淡黯红,苔薄,脉细弦。原法出入。桑白皮 10g,黄芩 10g,浙贝母 10g,栝楼皮 10g,柴胡 10g,白芍 10g,白术 10g,茯苓 10g,杏仁 10g,天竺黄 10g,北沙参 15g,百合 15g,山慈菇 10g,郁金 10g,炙甘草 5g。10 剂。

2012 年 6 月 18 日四诊:

微吐清痰,无胸闷痛及气短,右胁肋不适,纳食、二便均可。舌淡红,苔薄黄,脉小弦滑。再拟肝肺并治,痰瘀毒兼清。桑白皮 10g,黄芩 10g,柴胡 10g,法半夏 10g,栝楼皮 10g,浙贝母 10g,陈皮 10g,山慈菇 10g,白术 10g,茯苓 10g,青皮 10g,旋覆花 10g,甘草 3g,半枝莲 15g,黄芪 15g。10 剂。

2012 年 7 月 23 日五诊:

药后相安,目前胃肠症状不著,不咳,吐涎痰微黏,口渴不苦,纳食尚馨。舌质黯红苔薄,脉弦细。再拟原发酌加豁痰之品。百合 20g,柴胡 10g,杏仁 10g,黄芩 10g,丹参 10g,浙贝母 10g,瓜蒌皮 10g,法半夏 10g,陈皮 10g,山慈菇 10g,虎杖 15g,白术 10g,白芍 10g,谷芽 10g,麦芽 10g,甘草 3g,半枝莲 15g。10 剂。

2012 年 9 月 6 日六诊:

大便软溏,日解 1～2 次,小腹偶作胀痛,肠鸣,无胸胁疼痛,胃亦无胀痛,纳食一般,口干不苦,不咳,吐泡沫涎痰,无咯血,神疲欲寐,夜寐易醒。舌淡黯红,苔薄白,脉弦缓。肠癌,肝脾失调,湿热瘀毒互结为癌毒着于肠。肺与大肠相表里,肝脾相互关联,脾病易于涉肝,故病程既久,癌毒移易肝肺。故宜抑木扶土,清肺化痰,泄毒化瘀,尤为关键。防风 10g,白术 10g,白芍 15g,青皮 10g,陈皮 10g,虎杖 15g,败酱草 15g,香附 10g,山慈菇 10g,薏苡仁 20g,葛根 20g,黄芩 10g,法半夏 10g,浙贝母 10g,茯苓 20g,广木香 5g,大腹皮 10g,炙甘草 3g,白花蛇舌草 15g,九香虫 10g。10 剂。

按语：

癌瘤之证，痰瘀毒互结所生。先着于某脏某腑，继则可移易其他脏腑。治之之法，攻邪为要，化痰祛瘀泄毒必不可少，必山慈菇、虎杖、白花蛇舌草、半枝莲之属。王老治疗该类疾病，一般不用峻下猛攻，也不用速补，用药平和，以平为期。注重护脾胃、保胃气。本案结肠癌肝肺转移，已历时半年，病情尚属稳定，患者痛苦较少，后续结果尚待进一步治疗观察。